동서양의 심신수련과 21세기 과학이 만나는

건강명상

동서양의 심신수련과 21세기 과학이 만나는

건강명상

70가지 명상법으로 몸과 마음 업그레이드하기

박영만 지음

북코리아

추천의 글

박영만 박사는 구도자와 수련가로 살아왔으며 철학, 명상, 영성 등을 넓고 깊게 탐구해오고 있다. 박 박사가 쓴 『건강명상』은 동서양의 명상과 인문학 그리고 현대과학을 종횡무진 누비며, 명상법들을 체계적이며 일목요연하게 제시한다. 이 책은 21세기 지구촌 수련문화와 전인건강을 비추는 맑고 밝은 햇살이다.

금장태(서울대학교 교수)

박영만 박사는 저의 오랜 벗입니다. 벗이 쓴 『건강명상』은 동서양의 심신수련과 간학문적(interdisciplinary) 연구, 그리고 자신의 평생수련체험을 창의적으로 아우르며, 다양한 명상법을 시처럼 간결하게 제시합니다. 아울러 이 책의 수련사진에서 보는 벗의 아름다운 몸은 명상예술입니다. 이 책은 벗이 저에게 준 또 하나의 벗입니다.

허종렬(서울교육대학교 교수)

전인교육은 지성(IQ), 창의성(CQ), 감성(EQ), 도덕성(MQ), 영성(SQ), 전인건강 등을 포함합니다. 세계적으로 명상이 학교, 병원, 직장, 수련센터 등으로 확대되고 있는 이즈음에 박 박사님의 『건강명상』은 전통적이며 동시에 창의적인 21세기 버전으로서 전인교육 전반을 돕는 좋은 자료입니다. 지구촌 명상문화의 새 지평에서 이루어내신 박 박사님의 지도적 역할에 존경의 마음을 표합니다.

송민영 박사
(부천대명초등학교 교감, 가천의과학대학교 강사, 한국홀리스틱교육학회 부회장)

머리말

명상은 '참나(眞我)'를 찾아 가꾸는 일이다. 21세기에 우리는 '한 손에는 인터넷, 한 손에는 명상'을 필요로 한다. 인터넷으로 정보의 바다를 항해하고, 명상으로 삭막한 정보의 세계에서 심신을 그느르고 참으로 사람답게 산다.

명상을 가르치는 학교가 늘고 있으며 학생들은 명상으로 집중력과 창의력을 높인다. UN본부에는 '명상 방'이 마련되어 마음의 평화와 세계 평화를 도모한다. 중국과 미국을 비롯한 동서양의 많은 병원에서 명상은 심신 건강을 위해서 탁월한 효력을 발휘하고 있다. 명상은 직장인들과 할리우드 배우들의 스트레스 해소와 몸매관리에도 일등공신이다.

이 책은 동서고금의 명상, 인문학과 현대과학, 그리고 필자의 수련체험이 만나 씌어졌으며 총 70가지 명상법을 체계적이며 간결하게 제시한다. 이 중 대다수는 수천 년의 역사를 통해서 또는 오늘날 학교와 병원 등에서 그 효과가 검증된 것이며, 그 일부는 필자가 미국과 한국의 대학교와 수련센터에서 독창적으로 가르치고 있는 것이다.

명상은 인생 최고의 벤처이며 세계인이 서로 공유해야 할 최선의 문화 컨텐츠다. 바쁠수록 삶의 숨표를 찾아서 명상하자! "명상은 그 중심은 어디에도 있으나 그 경계는 어디에도 없어 무한히 넓은 경이롭고 아름다운 대지大地다." 여기에 서면 지금도 가슴이 설렌다. 오라, 명상의 대지로!

끝으로, 꿈결에 만나는 하늘나라 어머님(남연옥)과 이 땅에서 성실히 살고 계시는 아버님(박종대), 그리고 맑고 밝고 따뜻한 전인건강全人健康, holistic health의 길을 걷는 뭇 님들께 이 책에 감사와 사랑을 담아 드립니다.

책 요약

본 책은 동서고금의 명상을 5범주로 나누고 나아가 총 70가지 명상법들을 체계적이며 간결하게 제시한다. 그리하여 누구나 참나[眞我]를 찾아 가꾸며 몸과 마음을 업그레이드할 수 있도록 돕는다.

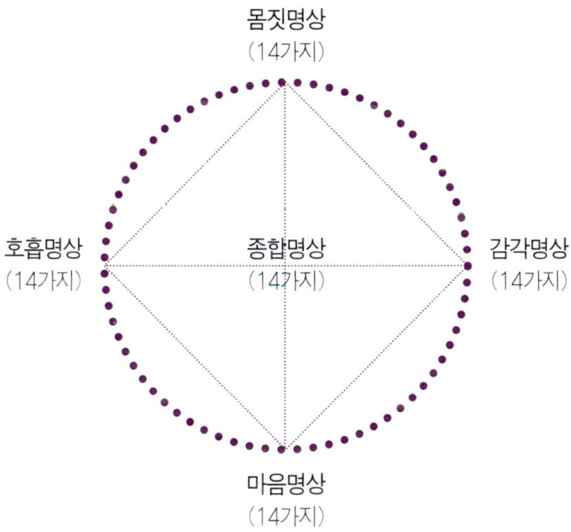

5범주의 명상들은 위의 그림처럼 유기적으로 연결되어있으며 상보相補・상입相入한다. 종합명상은 몸짓, 호흡, 감각, 그리고 마음을 종합적으로 아우른다. 일반적으로 명상은 종합명상적 성격을 띤다. 그런데 종합명상 중에서 걷기명상처럼 몸짓이 강조되면 '몸짓명상'이 되고, 단전호흡처럼 호흡이 강조되면 '호흡명상'이 되고, 소리명상처럼 감각이 강조되면 '감각명상'이 되고, 좌선坐禪처럼 마음이 강조되면 '마음명상'이 된다.

차례

PART 4 마음명상 193

PART 5 종합명상 249

1. 명상이란?

명상이란 '참나眞我(the true Self)'를 찾아 가꾸는 체험이다. 나아가 명상은 심신의 건강과 천지인의 창조적 어울림을 지향한다. 시적 이미지로 말하자면, 명상은 시원한 나무그늘이며 아늑한 숲이다. 명상은 하늘처럼 맑고 밝으며 봄볕처럼 다정하고 평화스럽다. 그리고 명상은 별처럼 고요하고 초롱초롱하다.

누구나 명상으로 초대되었다. '홀로 수련'과 '더불어 수련'이 모두 중요하다. 무소의 뿔처럼 홀로 나아가는 의지와 산골에서 홀로 피는 꽃의 고즈넉함을 지니자. 다른 한편, 좋은 벗과 더불어 수련하자. 가로수도 두 줄로 함께 자랄 때 잘 자란다. 좋은 지도자와 책은 나침반 역할을 한다.

쾌적하고 공기 좋은 곳에서 적절한 시간에 수련하자. 평생 수련하자. 버섯이나 호박은 6개월이면 다 자란다. 참나무는 100년 동안 시나브로 자라나서 높고 아름다운 자태를 드러낸다.

성명쌍수性命雙修(마음과 몸을 같이 닦음)하자. 곧 마음과 몸(좀 더 세분하여 몸숨맘, 몸숨골맘, 몸숨감맘, 또는 몸숨기골감맘삶)을 아우르자. 아우름(어울리게 함, 조율－필자의 정의)에 기초한 본 책의 70가지 명상은 유기적으로 연결되어 있으며 상보相補·상입相入한다.

정혜쌍수定慧雙修(명상과 지혜를 더불어 닦음)하고 삼학(명상 공부 생활)의 균형을 이루자. 아우름과 균형의 중심에는 '참나'가 있다. '참나'는 명상의 알파와 오메가로서 명상할 때 심신을 지휘하며 동시에 그 열매다.

필자가 체험한 명상의 효과

1998년 12월 크리스마스 시즌에 뉴욕에서 2인조 권총강도가 필자에게 총을 들이대며 돈을 요구했다. 그런데 강도들이 흥분하고 필자는 차분했다.

2. 명상과 과학 · 의학

의학은 현대의학과 보완대체의학(complementary and alternative medicine)으로 양분된다. 보완대체의학은 ① 마음과 말을 사용하는 치유, ② 에너지와 물질을 사용하는 치유로 양분된다. 한편, 미국의 국립위생연구소(NIH)는 보완대체의학을 ① 식이·영양, ② 심신 요법, ③ 생체전자기장, ④ 전통요법 및 민간요법, ⑤ 생물학적 치료, ⑥ 손 치유(manual healing methods), 그리고 ⑦ 약초요법으로 구분한다.

심신요법에는 명상, 신신수련, 심리치유, 기도와 정신적 치유, 감각·예술치유, 바이오피드백(biofeedback), 최면, 심상요법 등이 있다. 특히 명상과 심신수련은 전인건강을 위해 세계 의료기관에서 탁월한 효력을 발휘하고 있다. 명상은 "명상 → 마음과 뇌를 비롯한 신경계의 변화 → 기혈수 흐름과 호흡이 원활해짐 → 몸 전체의 건강(항상성유지, 면역기능과 자연치유력 증강)"으로 이어진다. '기혈수'에서 수는 혈을 제외한 체액을 가리키는 것으로서 림프, 호르몬, 뇌척수액, 세포액 등을 포함한다.

참고로, 세계보건기구(WHO)는 "[전인]건강이란 병에 걸리지 않거나 다치지 않은 상태일 뿐만 아니라 정신적, 육체적, 사회적 그리고 영적으로 완전한 웰빙(well being, 안녕, 참살이)상태다"라고 정의한다.

독서토론 **명상의 효과**

『치유명상: 당신의 자연치유력을 활성화하라(Meditation As Medicine: Activate the Power of Your Natural Healing Force)』(Khalsa, 2002). 명상은 시상하부, 뇌하수체, 송과선과 그 밖의 내분비선을 활성화하고, 교감신경흥분으로 생기는 스트레스반응을 상쇄하는 부교감 이완반응을 야기한다. 더욱이 정적 명상에 동적 운동을 더하면 뇌와 몸을 효과적으로 활성화하고 치유한다. meditation과 medicine에서 'med'는 어원적으로 '치유'의 뜻을 지닌다.

3. 명상과 교육

교육은 체계적이고 의도적으로 인간변화를 지향한다. 교육의 내재적 3요소는 심신수련(명상포함), 공부, 실천이다. 교육의 외재적 4요소는 학생, 교사, 커리큘럼, 환경이다. 환경이란 학교 사회 세계 등을 포함한다.

교육의 구성

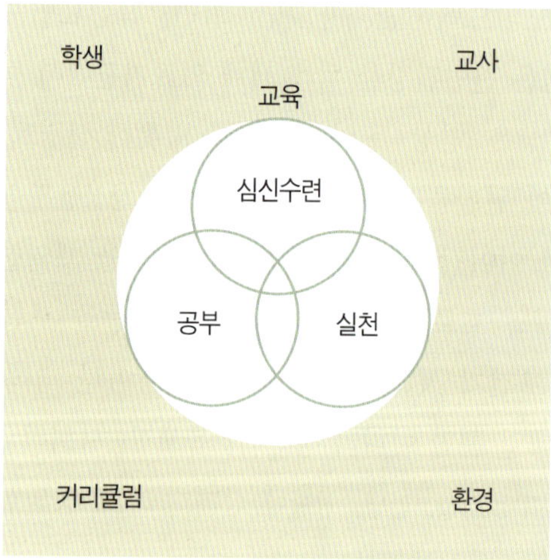

독서토론

아이잭은 『세계화의 두 얼굴(Globalization Gap)』(2004)에서 양극화를 해결하기 위해 교육격차를 줄여야 한다고 주장한다. 교육의 일부인 심신수련은 전인건강과 창조적 삶의 토대가 되고 노령화 사회의 생산적 복지를 위해서도 필수다. 어떻게 심신수련을 학교, 병원, 마을 등으로 효과적으로 확대할 수 있을까?

4. 명상과 철학

동서양의 주요 철학이나 종교는 전인교육을 주장해왔고, 전인교육은 명상을 포함한다. 이들의 수련체계는 현대교육의 수련체계(또는 교육체계)와 일맥상통하며 상보적이다.

수련체계 1

	2중 수련체계	3중 수련체계
현대교육	자아실현, 사회화 · 생태화	심신수련(HQ, SQ), 공부 · 탐구(IQ, CQ), 실천 · 봉사 (EQ, MQ)
유가	수기(修己), 치인(治人)	거경(居敬), 궁리(窮理), 역행(力行)
도가	도를 체득, 덕을 실천	선도, 공부, 현덕(玄德)
불가	상구진리, 화화중생	정(定), 혜(慧), 계(戒)
요가	대자유, 도덕적 의무	라자 · 하타요가, 지혜요가, 카르마요가
기독교 · 이슬람 교육	하느님형상 회복 하느님나라 실현	소망 · 기도 · 명상 · 예배, 공부 · 믿음, 사랑 · 평화 · 나눔

2중 수련체계는 '심신의 어울림+천지인 어울림'으로도 요약된다. 사회화란 인간사회와 어울리는 것이고 생태화란 자연생태계와 어울리는 것이다. 유가의 가르침은 수기치인 또는 내성외왕內聖外王(내적으로 성인이 되고 외적으로 왕이 됨)으로 요약된다. '王'에서, 평행선 3개는 천지인을 의미하고 수직선은 천지인을 잇는 것을 의미한다. 따라서 왕이란 천지인을 어울리게 하는 사람이다. 상구진리上求眞理(위로 진리를 구함)와 하화중생下化衆生(아래로 중생을 교화함)은 대승불교의 이상理想인 보살도菩薩道의 요약이다.

1990년대에 들어오면서 지성(IQ)뿐만 아니라 감성(EQ), 도덕성(MQ), 영성(SQ) 등을 논하면서 전인교육이 강조되었다. 이와 더불어 창의성(CQ)과 전인건강(HQ: holistic health quotient)도 중시된다. 거경, 선도, 정定, 라자요가 등은 명상(을 포함하는) 수련이다. 참고로, 세계 65억 인구 중에 20억 이상이 기독교인이고 13억 이상이 이슬람교인이다. 기독교와 이슬람교는 뿌리가 같은 종교다. 기독교학교나 교회에서 기독교 교육이 실시되고 있다. 연세대학교, 서강대, 이화여대, 프린스턴대학교, 하버드대학교, 예일대학교 등은 기독교정신으로 세워진 학교다. 이슬람권에서는 이슬람교육이 보편적으로 실시되고 있다.

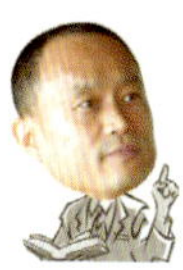

명상의 즐거움과 새 창조

명상은 참나眞我를 찾아 가꾸고, 나아가 참우리를 찾아 가꾼다. 삶의 한복판에서 명상하라, 더불어 춤추고 노래하라! 세상과 역사를 새롭게 창조하라!

PART 1

몸짓명상

도입: 몸이란?

1. 몸은 신비롭다

몸은 소우주로서 대우주만큼이나 신비롭다. 몸은 우주의 축소판이요 함축 파일이다. "세상에서 가장 황홀한 체험이 신비체험이다. 모든 참된 예술과 참된 과학이 신비감에서 비롯된다."(아인슈타인) 신비한 몸을 건강하고 아름답게 가꾸는 것은 '풍요로운 영혼을 지닌 자의 창조적 흔적이다.'(소크라테스)

2. 몸의 역사

빅뱅(big bang) 가설에 의하면, 약 150억 년 전에 빅뱅(대폭발)으로 우주가 탄생했고, 수십억 년 전에 태양계가 형성되었고 한참 후 지구가 형성되었다. 약 30억 년 전에 지구상에 식물이 등장하여 광합성 작용을 하며 지구를 녹색 잎으로 덮어갔다. 수억 년 전에 최초의 척추동물이, 그리고 수천만 년 전에 최초의 영장류가 등장했다. 수백만 년 전에 인류의 먼 조상이 나타나 직립보행을 시작했다. 수십만 년 전에는 호모 사피엔스(Homo sapiens, 지혜가 있는 사람)가 등장했다. 그 뒤를 이어 지금 우리가 살고 있다.

3. 몸의 구조와 기능

우주와 마찬가지로 소우주인 몸도 다차원적이며 유기적이다.

몸과 우주의 구조

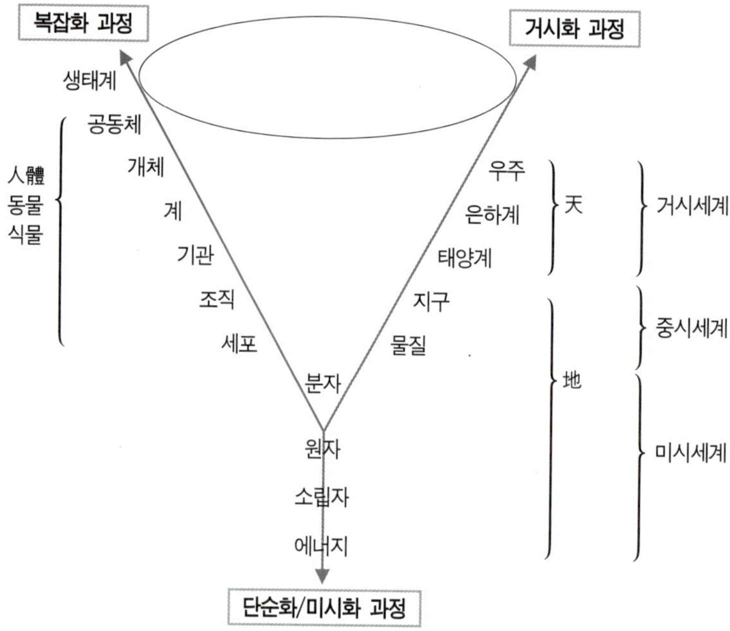

몸을 집합적으로 이해하면 다음과 같다.

몸 ∋ 계 ∋ 기관 ∋ 조직 ∋ 세포 ∋ 분자(6대 영양소) ∋ 원자 ∋ 소립자 ∋ 에너지

'∋'는 포함한다는 의미이다. 명상은 몸과 우주의 전 차원과 어울린다. 예컨대, 만트라명상은 미시세계에까지 미세한 진동을 일으키며 새 질서를

창조한다.

몸의 기초단위는 세포다. 세포가 모여서 조직을 이룬다. 조직은 같은 종류의 세포들이 결속되어 있는 것으로 상피조직, 결합조직, 근육조직, 신경조직의 4가지 형태가 있다. 기관은 둘 이상의 조직이 모인 복합체로서 좀 더 복잡한 기능을 수행한다. 예컨대, 위는 기관이다. 유사한 기능을 수행하는 기관이 모여 계통(system)을 이룬다. 몸에는 10가지의 계통이 있다. 피부계, 골격계, 근육계, 신경계, 내분비계, 순환계, 호흡계, 소화계, 비뇨계, 그리고 생식계가 그것이다.

4. 운동 (또는 몸짓)

운동에는 근골계(600여 개의 근육과 206개의 뼈)를 중심으로 생식계만 제외하고 몸 전체가 관여한다. 예컨대, 신경계가 감각정보에 의거해서 운동명령을 내리면 근골계가 이를 수행한다. 호흡계는 산소를 근육에 공급한다. 소화계에서 섭취되고 순환계에 의해서 근육에 운반되어 온 영양분은 산소와 만나 에너지를 만든다. 피부계는 물리적 ·화학적으로 외계로부터 신체를 보호하는 동시에 전신의 대사代謝에 필요한 생화학적 기능(피부호흡, 땀흘리기, 체온조절 등)을 영위한다. 내분비계에서 분비되는 호르몬들은 생명작용과 운동에 관여한다. 예컨대, 테스토스테론은 근육의 성장을 촉진한다. 비뇨기계는 운동노폐물을 배출한다.

운동에는 근운동과 근골운동이 있다. 근운동은 뼈의 도움 없이 근육(내장근, 괄약근, 눈꺼풀 등)의 수축과 이완으로 일어나는 운동이다. 근골운동은 근육의 수축이완이 관절을 비롯한 뼈를 움직여 일어난다. 걷기가 그 예이다.

운동은 목적에 따라 건강운동, 일상생활, 경제활동 등으로 나누어진다. 건강운동은 그 목적과 방법에 따라 좁은 의미의 건강운동(health exercise), 신체적 레크리에이션(physical recreation), 스포츠 경기(athletics) 등으로 구분된다. 좁은 의미의 건강운동에는 늘줄이기(스트레칭), 유산소운동, 근력운동(무산소운동), 기운동(기공), 그리고 뇌운동이 있다.

5. 몸과 마음

몸과 마음이 '연주'하는 것이 사람이요 삶이다. 몸과 마음을 합하여 '뫔'이라고 하면 어떨까? 몸과 마음을 좀 더 세분하면 몸숨골맘 또는 정기뇌신이 된다. 뇌와 기는 마음과 몸의 연결점이다. 뇌는 심신기관(psycho-somatic organ)이며 기는 심신에너지(psycho-somatic energy)다.

심신상관도 1. 삶을 중심으로

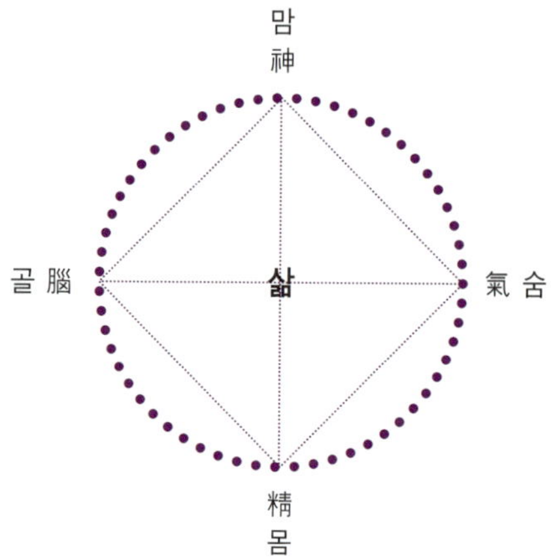

6. 명상이 심신에 미치는 영향

몸짓명상이나 여타의 명상은 몸숨골맘에 좋은 영향을 미친다.

심신상관도 2. 명상이 심신에 미치는 영향

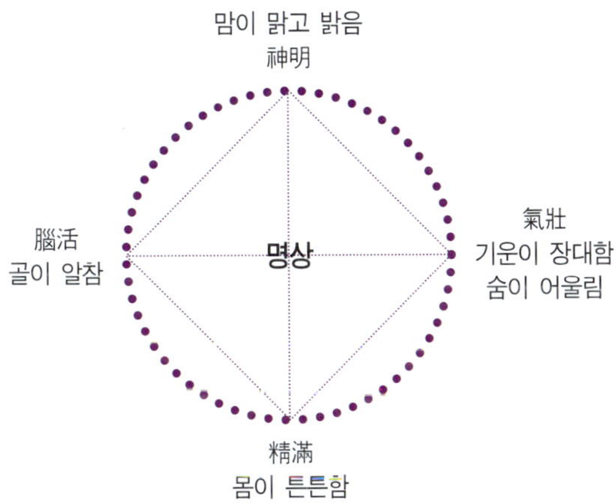

명상은 잡념을 몰아내고 기혈수 순환을 원활하게 하여 몸을 씻고 몸에 영양공급하여 "정만精滿(몸의 생명력이 충만) → 기장氣壯(기가 장대함) → 뇌정활腦靜活(뇌가 맑고 고요한 가운데 활기참) → 신명神明(또는 심명心明, 마음이 밝아짐)"으로 이어진다. 신명에서 더 나아가면 합도合道, 천인합일, 또는 천지인 어울림을 체험한다. 역으로, "합도의 경지에서 → 신명神明을 다하여 운동에 집중 → 뇌활(뇌정활) → 기장 → 정만"의 패턴도 가능하다. 정만精滿은 몸의 10계(system)가 모두 좋아지는 것으로서 체격과 체력(운동체력과 방어체력)의 향상을 의미한다.

참고로, '마음이 가는 곳에 기도 따라간다(心到氣到)'(기공 격언). 『동의보감(內景篇. 血)』에 의하면, "혈血은 기氣의 배필이 된다. 기는 혈을 이끄는 것으로, 기가 돌면 혈도 따라 돌고 기가 멈추면 혈도 멈춘다. 기가 따뜻하면 혈은 매끄럽게 돌고 기가 차가우면 혈은 잘 돌지 못한다."

7. Part 1의 구성

Part 1에서 우리는 다음 그림과 같은 5범주의 몸짓명상을 수련한다. 그리하여 위에서 말한 심신의 변화와 더불어 참나를 찾아 가꾼다. 참나는 명상의 지휘자이며 동시에 그 열매다.

몸짓명상이란 운동을 통한 명상 또는 움직이는 명상을 의미한다. 운동에 호흡과 마음을 실으면 명상의 차원이 열린다. 5가지의 건강운동들은 서로 상보(相補)·상입(相入)한다. 운동할 때 5가지의 건강운동들이 동시에 일어날 수도 있다. 이를 종합운동이라고 부를 수 있다.

몸짓명상 5범주

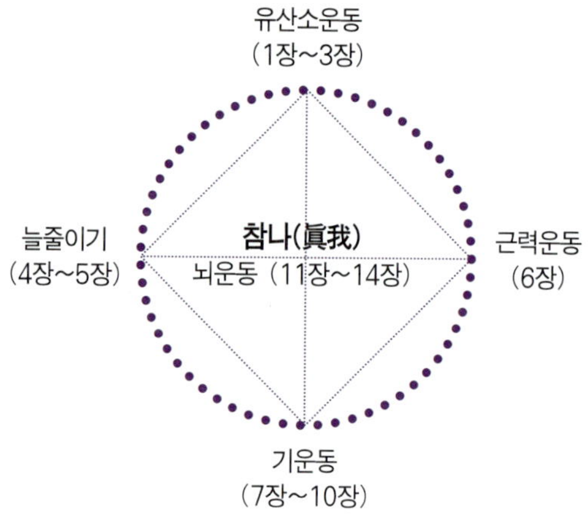

등산은 종합운동의 한 예다. 한편 종합운동을 할 때 예컨대 심폐기능이 특히 강조된다면 이를 '유산소운동'이라고 부른다.

참고로, 위와 같은 '상보상입'의 원리와 '종합과 강조'의 원리는 호흡명상들, 감각명상들, 또는 마음명상들에도 적용된다. 특히 뇌운동은 종합몸짓명상적 성격을 띠거나 나아가 종합명상적 성격을 띨 수 있다.

1. 걷기명상

이해하기

이 책에 나오는 70가지 명상은 모두 '이해하기'와 '수련하기'로 구성된다. 이해하면 수련이 잘된다. 정혜쌍수定慧雙修(명상과 지혜(학문)를 더불어 닦음)하자. 명상은 좀 더 우뇌적이고, 학문은 좀 더 좌뇌적 활동이다. 따라서 정혜쌍수하면 전뇌全腦를 활용하게 된다.

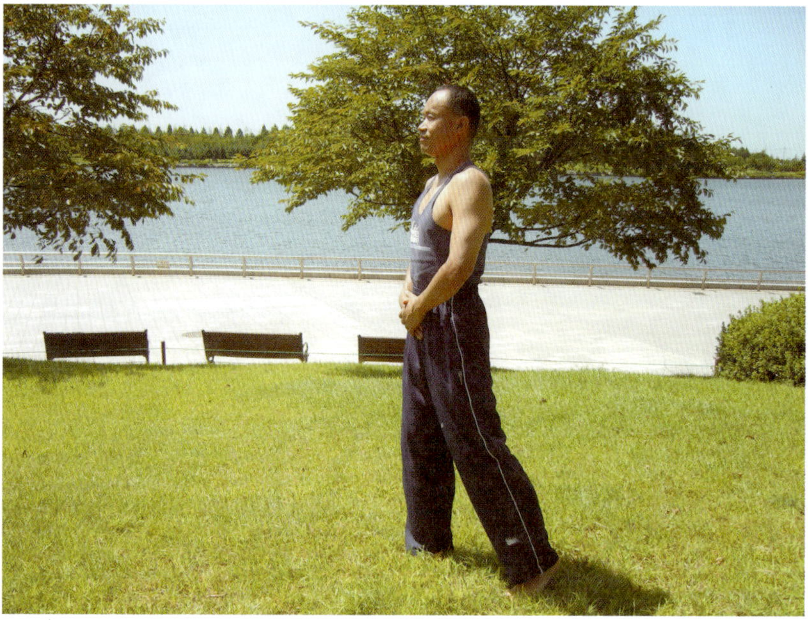

필자가 호수공원 잔디에서 걷기명상을 하고 있다. 참고로, 이 책에 실린 필자의 수련사진들은 2006년 여름에 찍은 것들이다.

움직임에 호흡과 마음을 실으면 명상이 된다. 우선 걷기명상부터 시작하자. 걷기는 문명의 이기로 움직임이 적어진 현대인을 위한 복음이다. 산천초목이 어우러진 지구는 걷기 좋은 행성이다. 약 200만 년 전에 인류의 먼 조상인 호모 에렉투스가 직립보행直立步行을 시작했다. 고대인들은 성스러운 대지를 걸으며 바람소리 물소리에도 명상했다. "어디에 있든지 아름답게 걸어라."(나바호족의 금언)

사람은 움직임을 통해서 존재하며 자신과 세상을 인식하며 진화해간다. "걸으면 행복해진다. 그리고 건강해진다."(찰스 디킨슨) 걷기는 다이어트의 여왕이며 머리도 맑게 한다. 고요히 걸으면 '참나'를 만난다.

수련하기

❶ 그냥 걸어라

자연으로 나가
마음을 비우고 하늘을 마시며
넓은 대지를 그냥 자꾸 걸으면
직립보행 200만년 역사의
생명력이 느껴진다.
걷기는 명상의 다른 이름이요,
'참나(眞我)'로 사는 길이다.

❷ 자유인으로 걸어라

아래의 글은 틱낫한의 시를 필자가 편집 · 가필한 것이다.

빛에 사랑의 기운을 가득 실어

흙에 입맞춤한다는 기분으로 내딛는다.
마음은 미래에 머물지 않는다.
마음을 발바닥까지 끌어 내려라, 삶은 여기에 존재한다.
서두르지 말라. 걷고 있는 사람은 현재에 산다.
과거와 미래가 발목을 잡는다면 이는 망령이다.
대지의 힘을 온 몸에 실어라.
한걸음 한걸음 자유인으로 걸어라.

❸ 오솔길을 산책하자

자연 산책은 원초적 생명력과 안식을 가져다 주며 근원적 인간성을 회복시킨다. 발에서부터 고관절과 골반까지 땅 속으로 뿌리내리듯 깊고 여유롭게 걷는다. 대지의 부름에 응답하는 발걸음에 묻어나는 땅의 느낌이 좋다. "내 아버지는 산길을 걷는 것을 교회에 가는 것과 마찬가지로 여기셨다." (헉슬리)

대지를 몸으로 느끼며 자연을 벗한다. 주변을 둘러보며 눈길 닿는 곳에서 자연의 촉감을 느끼자. 갈 곳이 따로 없다. '지금 여기'가 갈 곳이다. 여기에서 방황한다면 거기 가서도 마찬가지다. "모든 고귀한 상념은 걸으면서 얻게 된다. 땅에 충실하라. 초인은 땅의 의미이다."(니체) 아름다운 상념과 더불어 숲으로 걸어 들어가면, 어느새 싱그러운 자연도 내 마음의 소로를 산책해 들어오고 내 몸은 녹색 향기를 뿜어낸다.

2. 달리기명상

이해하기

달리면 명상이 절로 된다. 『나는 달린다』를 지은 요시카 피셔(독일의 외무부 장관)는 심장이 터져 나갈 것 같은 극한의 상태를 견디면서 온 몸이 행복감에 젖는다고 했다. 스포츠 선수들도 열심히 운동하다가 종종 명상의 경지에 오른다. 『우리는 왜 달리는가?: 자연의 역사(Why We Run: A Natural History)』(2002)를 지은 하인리히(생물학 교수)에 의하면, 달리기는 자연스러운 일이다. 안 달리면 우리 몸은 부사연스러운 상대에 빠진다. 달리기는 문화이며 마음이다. 달리면 마음과 만난다.

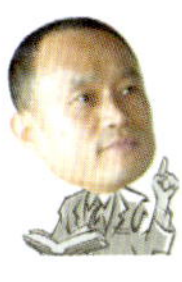

무리하지 말자. 『달리기에 대한 완벽한 책(The Complete Book of Running)』을 써서 유명해진 짐 팍스는 어느 날 무리하게 달리다가 죽었다.

수련하기

❶ **준비운동**. 준비운동은 늘줄이기, 마사지, 선기 등을 포함한다. 특히 발을 잘 마사지하자. 발은 복잡한 구조물이다. 온몸에 있는 뼈 중의 과반수가 손발에 있다. 발은 26개의 뼈, 33개의 관절, 19개의 근육, 그리고 107개의 인대로 구성되어 있다. 천천히 걸으면서 숨과 마음을 가다듬

는다.

❷ **달리기**. 공기 좋고 쾌적한 공원, 들, 강가, 바닷가, 산, 또는 학교운동장에서 자연과 벗하며 운동하자. 서서히 달리기 시작한다. 호흡의 리듬을 타고 달린다. 고독한 달리기에서 호흡은 친구역할을 한다. 숨이 차오르고 근육이 최선을 다하는 상태에서 잡념은 사치품이 된다. 힘찬 에너지의 분출은 근심을 몰아낸다. 몸에서는 행복 호르몬이 분비되고 '달리는 자의 의식고양상태(runner's high)'를 체험한다. 달리는 몸이 행복하다. 어느 순간에 '나'는 사라지고 '달리기'만 남아 절로 달린다. '생명의 활기(élan vital, 생生철학자 베르그송의 말)'를 체험한다.

❸ **마무리운동**. 천천히 걸으며 춤추듯이 몸을 이리저리 움직인다.

❹ **나눔과 기록**. 달리기의 체험을 친구와 나누거나 일기에 기록한다.

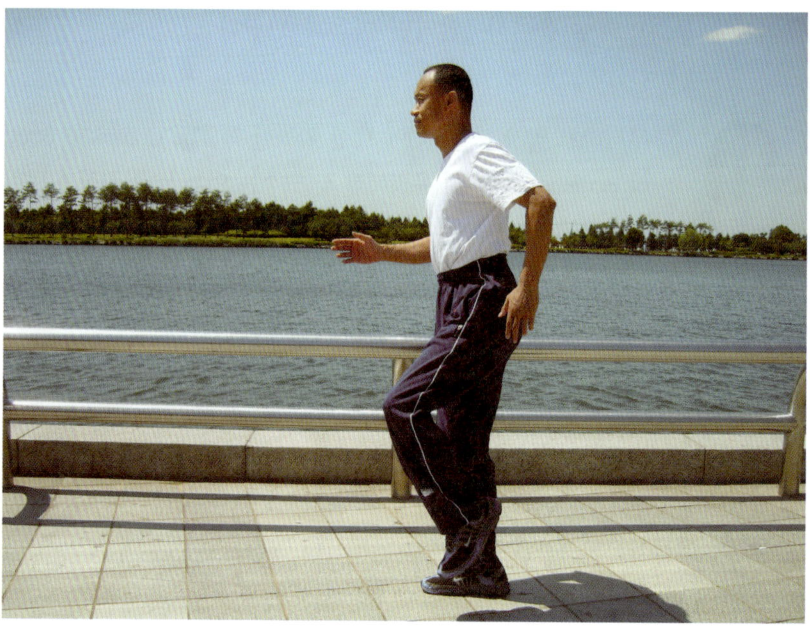

달리기 명상

수련체험은 다양한 방식(언어, 그림, 음악, 몸짓 등)으로 표현된다. 날마다가 아니더라도 일주일에 한두 번 정도 수련일기를 쓰면서 자신을 돌아보며 수련의 방향을 잡자.

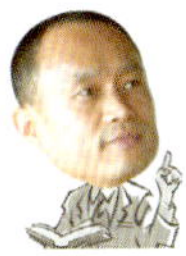

1. 헬스클럽 트레드밀(러닝머신)에서 달릴 때 TV를 보지 말고 몸을 느끼며 몸과 대화하자. 그러면 몸이 사랑받는 연인처럼 살아난다.
2. 헬스클럽에서 달리기, 근력운동, 그룹운동(group exercise) 등을 할 때 환기가 잘 되고 공기가 맑은지를 살펴라. 환기가 잘 안 되고 공기가 탁하며 미세먼지와 세균이 많고 산소가 부족하면 건강을 해친다.
3. 실내운동만 하지 말고 야외에 나가서 호연지기를 기르며 운동하는 것을 잊지 말자.

3. 댄스명상

이해하기

춤은 동서고금의 공통 문화유산이다. 춤이란 몸을 매체로 삼아 내면의 체험을 율동적으로 표현하며 나아가 새 체험을 만들어가는 행위이다. 춤에 몰입하면 명상이 되며 가무상신歌舞降神의 신바람이 분다.

'춤은 삶의 경험이다.'(라반) '춤은 움직이는 생체언어(saying as moving)이다.'(프랄라이) 춤은 토마스의 '완전한 순간(perfect moment)', 매슬로우의 '정상 체험(peak experience)', 현상학자나 실존철학자들(퐁티, 사르트르, 마르셀, 부버)의 '구체화된 주체적 몸(embodied subjective body)'을 체험하게 한다.

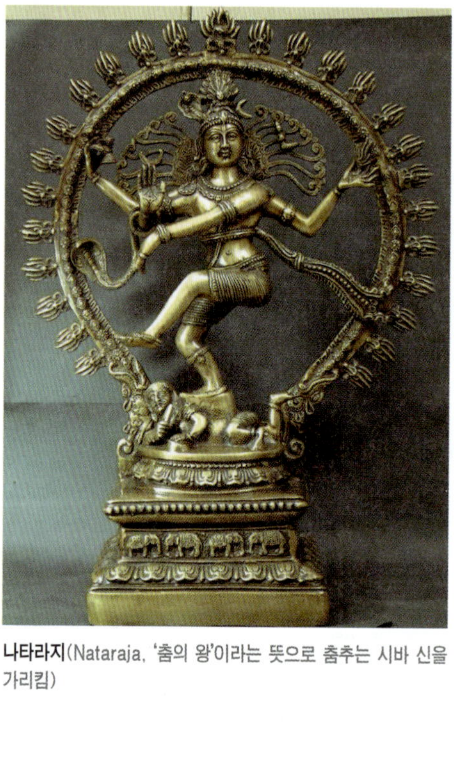

나타라지(Nataraja, '춤의 왕'이라는 뜻으로 춤추는 시바 신을 가리킴)

수련하기

1. 준비: 나타라지를 명상하자

나타라지는 춤추는 시바 신의 상징으로서 수억 인도인들의 친구다. 인도의 3대 신은 ① 창조신 브라마, ② 유지신 비슈누, ③ 파괴신 시바다. 이들은 삼위일체를 이루어 우주를 경영한다. 그런데 시바는 파괴의 신이면서 동시에 창조의 신으로 간주되기도 한다.

둥그런 우주는 나타라지의 춤에 의해서 운행된다. 우주도 하나의 춤이다. 우주를 감싸고 있으며 나타라지의 왼손에 들린 불꽃은 역동적 에너지를 상징한다. 나타라지의 오른 손에 들린 북은 시간의 리듬이다. 이 리듬

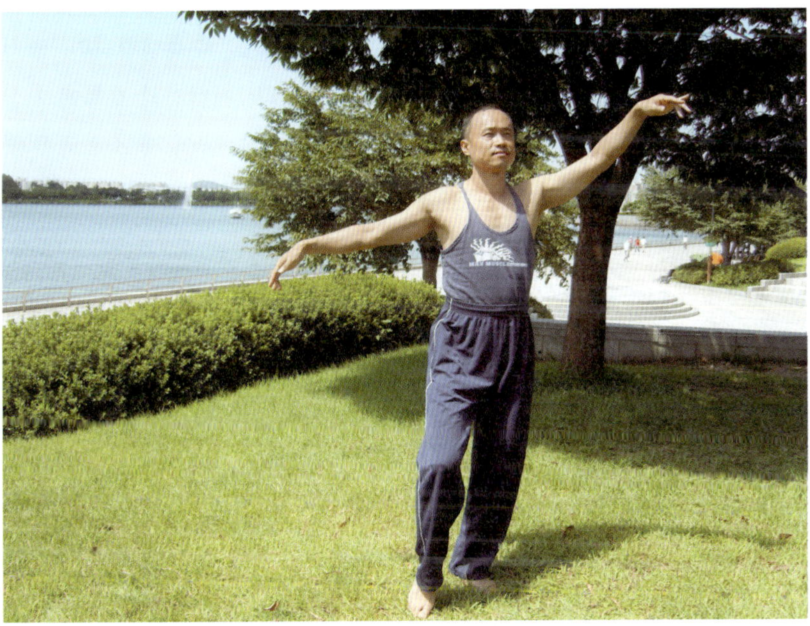

댄스명상

을 타고 나타라지의 머리카락이 생동감있게 너울거리며 우주공간으로 퍼져나간다. 나타라지가 밟고 선 것은 '아기'이다. 아기는 에고(ego, 아집, 小我)를 상징한다. 아집을 극복해야 다이내믹한 우주적 춤(cosmic dance)에 동참할 수 있다.

2. 댄스

❶ **동적 단계**. 몸을 풀면서 자연스럽게 움직이기 시작하자. 나타라지처럼 에고를 밟고 우주의 춤에 동참하자. 인도에서는 신의 창조를 '릴라(leela, 놀이)'라고 부른다. '노는 사람(Homo ludens)'이 되자.

평소의 춤 솜씨를 발휘해도 좋다. 나아가 자유롭고 새롭게 춤추자. 막사발 같은 막춤도 소박해서 좋다. 직선이나 곡선으로 움직이고, 굽히고 돌리고 틀고 말며, 물결치고 흔들며, 꼬고 붙이고, 수축팽창하며, 당기고 민다. 잠재의식에 억압된 에너지가 해방된다. 에너지의 흐름에 자신을 맡긴다. 바람 불고 물 흐르듯 그렇게 존재한다. 춤이 제 스스로 일어난다. 걷고 뛰고, 떨고 털고 구르며, 웃고 울고, 말하고 노래하는 뮤지컬 배우가 되어도 좋다.

❷ **동중정의 단계**. 부드럽게 춤추며 고요히 춤을 관하자. 무슨 일이 일어나고 있는가?

❸ **정적 단계**. 바닥에 눕는다. 동動과 정靜의 진폭이 느껴진다. 몸과 마음을 식힌다. 한껏 움직인 몸을 이완하며 긴장을 풀자. "내 몸은 긴장을 풀고 있다."라고 암시한다. "벗(몸)이여 이제 긴장을 풀어도 좋다오!"라고 권유한다.

지구의 품에 안긴다. 평화스럽다. 평화체험이 몸과 마음에 스며들고 평화스러운 뇌가 만들어진다. 평화의 기운, 생명의 기운이 가이아에 충만하다. 참고로, 20세기에 등장한 '가이아(Gaia: Mother Earth, 그리스 신화에 나오는 대지의 여신)' 과학이론에 의하면, 지구는 생물권과 대기권, 대양과 토양까지를 포함하여, 모두가 하나의 거대한 생명체를 이룬다.

❹ **정중동의 단계**. 고요한 가운데 걷는다. 미세한 천지기운이 동動함을 상상하며 느낀다. 에너지의 바다에서 모든 것이 출렁이며 어울린다. 새 창조가 시작된다. 삶 속에서 평화를 창조한다.

3. 마무리

서로 마사지해 주며 체험을 나눈다.

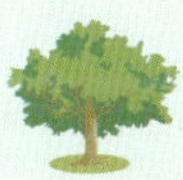

미디어를 통해 본 명상의 현주소

1. 눈을 감으면 내가 보인다(중앙일보 2006. 1. 6)
   새해는 명상으로 시작하자. 명상은 최소 비용·시간으로 최대의 효과를 얻는 웰빙 건강법이다. 특히 스트레스가 많고, 집중력이 필요한 사람에게 명상은 훌륭한 심신 이완요법이다. 명상만큼 쉽게 시작하면서도 효과적인 방법도 없다. 멍하게 겨울 하늘을 쳐다보는 것도 명상이다.
2. 스트레스 관리도 능력이죠(매일경제 2005. 0. 2)
   우리나라에서도 많은 CEO들이 명상 또는 심신수련을 한다.
3. '신나는 공부'(동아일보 2004. 7. 6)는 온가족이 함께 여름방학 계획을 세우며 날마다 스트레칭, 요가, 명상, 운동, 체험활동 등을 할 것을 권한다.

4. 미국의 『타임(Time)』지(2003. 8. 4)는 커버스토리로 '명상의 과학'을 다루었다.
"명상은 그 효과가 과학적·임상적으로 증명되면서 미국문화의 주류로 들어왔다. 명상은 마음을 안정시키고 뇌파를 변화시키며 치유하고 건강을 증진한다. 명상은 다양한 사람들의 관심을 끌고 있다. 예컨대, Hilary Clinton(미국 전 대통령 클린턴의 아내), Gore 미국 전 부통령 부부, 연방무역위원회의 변호사들, CEO들, 배우들 등. 명상은 병원, 학교, 회사, 명상센터, 교도소 등에서도 그 효력을 발휘하고 있다."

4. 늘줄이기

이해하기 1

늘줄이기(streducing)는 필자가 만든 용어다. 이는 늘리기(stretching)와 줄이기(reducing)를 합한 말이다. 참고로, 엘리베이터(elevator, 올라가는 기계)라는 말도 이분법적 사고가 낳은 반쪽자리 용어다. 승강기昇降機(올라가고 내려가는 기계)라는 말이 더 타당하다.

운동에 호흡과 마음을 실으면 명상이 된다. 마음을 싣는다는 것은 '4가지 마음 아우름'을 적용하는 것이다. 곧 ① 운동에 마음 모으기(정신통일), ② 운동하며 마음 비우기, ③ 운동하며 마음 깨우기, 또는 ④ 운동하며 마음 펼치기(상상, 이미지 트레이닝 등)을 의미한다.

온몸을 3차원 전 방향으로 늘리고 줄이자. 이로써 단시간에 몸을 풀면서 혈액순환을 왕성하게 하여 '정만 → 기장 → 뇌활 → 신명'의 효과를 맛본다. 그물처럼 연결된 근육과 피부가 꿈틀대는 느낌도 좋다.

수련하기 1. 달, 물레방아, 멧돌, 휘돌리기

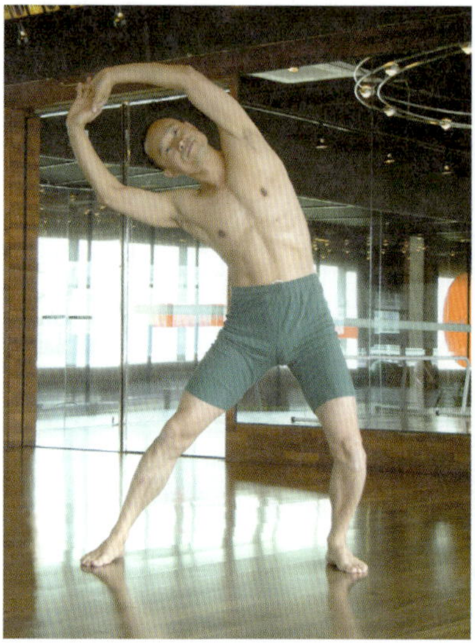

달1

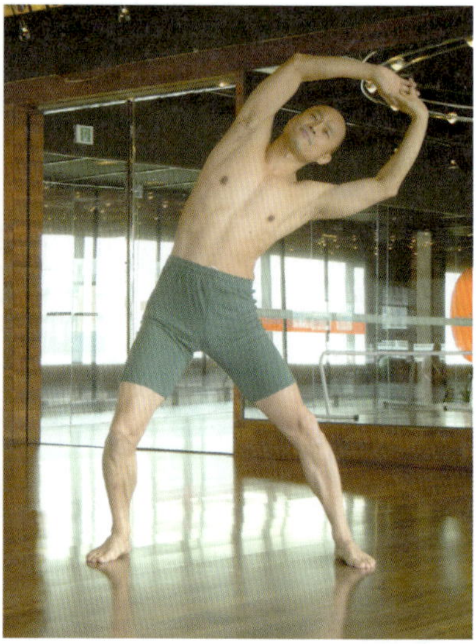

달2

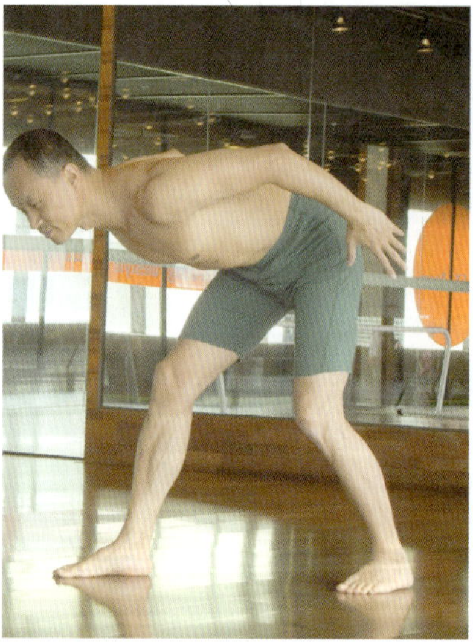

물레방아

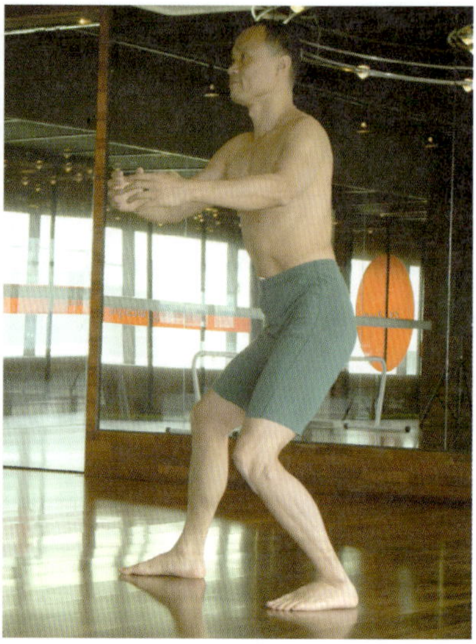

멧돌

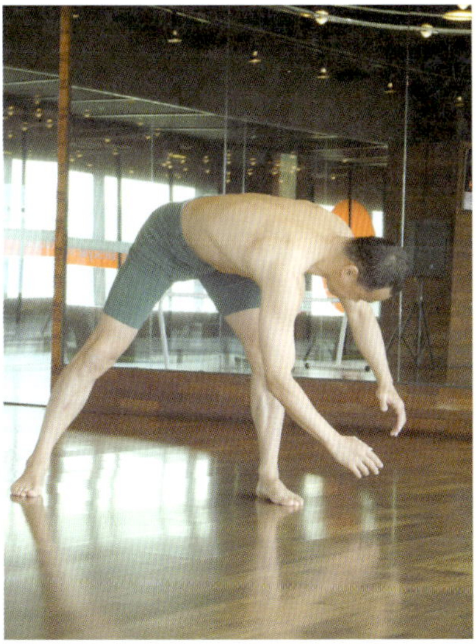

휘돌리기1

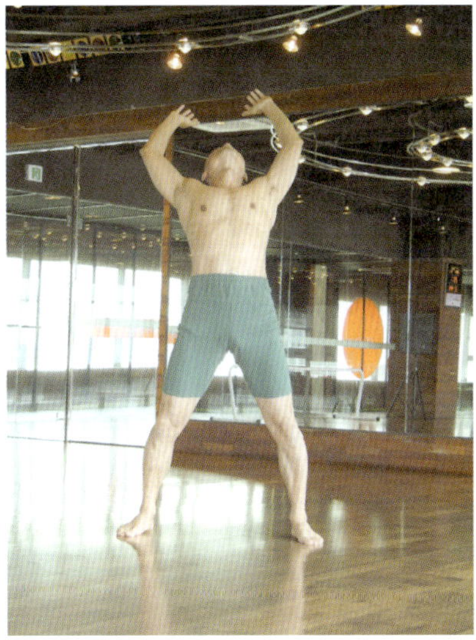

휘돌리기2

❶ **달**. 몸을 좌우로 기울여 달 모양을 만든다. 몇 차례 반복한다. 달 동작이 끝나면 자연스럽게 서서 잠시 휴식한다. 이 때 호흡의 물결을 타고 이완하면서 잡념을 털어버린다. 잡념이 다시 찾아와도 너무 신경 쓰지 말고 계속 수련한다. "만약 당신이 실수해서 스텝이 얽혀버린다고 해도, 탱고를 그저 계속 추세요."(If you make a mistake, get all tangled up, just tango on!) 이는 영화 『여인의 향기』에서 장님이 된 퇴역 장교(알 파치노 분)가 아름다운 여인과 탱고를 추면서 말하는 대사다.

❷ **물레방아**. 상체가 물레방아 돌아가듯 앞으로 내려왔다가 올라간다. 몇 차례 반복한다. 자연스럽게 서서 휴식한다.

❸ **맷돌**. 양손으로 맷돌 손잡이를 잡고 맷돌을 돌리듯이 돌린다. 이 때 엉덩이를 비롯해서 온 몸을 돌린다. 몇 차례 반복한다. 자연스럽게 서서 휴식한다.

❹ **휘돌리기**. 상체(팔과 몸통)를 휘돌린다. 작게 휘돌리기 시작하여 점점 크게 휘돌린다. 휘돌리는 방향을 바꾼다. 하체도 한 쪽 다리 씩 휘돌릴 수 있다. 몇 차례 반복한다. 자연스럽게 서서 휴식한다.

이해하기 2

1. 운동의 메커니즘과 원리

❶ **운동(늘줄이기, 유산소운동, 근력운동)의 메커니즘**은 다음과 같다. 〈에너지 → 근육의 수축 · 이완 → 관절 · 척추를 중심으로 신체부위를 3D6D로 '굽돌틀' → 무수한 자세와 동작〉
'굽돌틀'은 '굽히거나 펴기, 돌리기, 틀기'를 의미한다. 참고로, 늘줄이기는 관절의 가동범위가 큰데 반해, 근력운동은 늘줄이기의 관절가동범위 내에서 움직이되 덤벨 등으로 근육에 과부하를 준다.

❷ **'123다' 운동원리**. 운동 메커니즘에서 다음과 같은 원리를 캐낼 수 있다. 1 (에너지) → 2 (근육의 수축 · 이완) → 3 (3D6D 굽 · 돌 · 틀 운동) → 다양한 동작. 이를 '123다' 운동원리라고 부르자.

❸ **'3D6D**(3차원 6방향) **굽돌틀 운동**(또는 간략히 3D6D 운동)'은 3차원과 6방향으로 신체부위를 굽돌틀하여 다양한 직 · 곡선 운동을 만들어내는 것이다. 3D = 3차원(3 dimensions). 6D = 6방향(6 directions, 상하전후좌우). 좀 더 구체적으로, '3D로 운동'은 '정단면, 종단면, 횡단면, 정 · 종 · 횡단면 사이의 면들, 또는 이들과 평행한 면들 위에서 몸의 일부를 이용하여 원이나 직 · 곡선을 그리는 것'이라고 정의한다. '6D운동'은 '몸의 일부를 6방향 또는 6방향 사이의 모든 방향으로 움직이는 것'이라고 정의한다. 몸의 다양한 부위의 3D6D운동이 순열 조합을 이루면

기공, 요가, 무술, 댄스, 체조, 스포츠 등의 무수한 자세와 동작이 만들어진다. 자세가 명사라면 동작은 동사이고, 자세가 스냅사진이라면 동작은 비디오다. 곧 동작을 미분화하면 자세가 되고, 자세를 적분하면 동작이 된다.

❹ **모든 자세나 운동의 궤적은 XYZ 직교좌표축 상에 표시된다.** 예컨대, 기마자세는 고관절·무릎·발목의 각도나 위치 곧 (x, y, z) 직교좌표로 표시된다. 벨리댄스(belly dance)의 회전궤적도 XYZ 직교좌표축 상에 3차원 그래픽으로 그려진다. XY면은 정단면(frontal plane)으로서 몸을 앞쪽과 뒤쪽으로 나눈다. YZ면은 종단면(sagittal plane)으로서 몸을 좌우로 나눈다. ZX면은 횡단면(transverse plane)으로서 허리를 옆으로 반듯이 가로질러 상체와 하체를 나눈다.

몸과 XYZ 직교좌표축

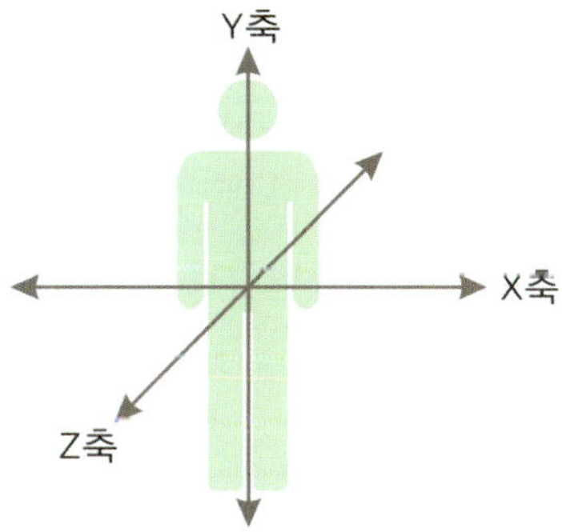

2. 몸짓부위

몸짓의 주요부위를 다음과 같이 구분할 수 있다.

❶ **몸짓7부위** = 척추 + 6대 관절(견주완고슬과, 肩肘腕股膝踝, 어깨 팔꿈치 손목 고관절 무릎 발목).

❷ **몸짓11부위** = 7부위 + 손 + 발 + 머리 + 골반.

❸ **몸짓22부위** = 머리 + 몸통(척추, 견갑골, 쇄골, 가슴, 배, 등, 허리, 옆구리, 골반) + 팔(견, 주, 완, 상완, 전완, 손) + 다리(고, 슬, 과, 대퇴, 하퇴, 발).

견갑골과 쇄골은 상지대上肢帶를 이루어 상지(팔)를 몸통에 연결한다. 골반은 하지대를 이루어 하지(다리)를 몸통에 연결한다.

수련하기 2. 다양한 자세와 동작들

3D6D운동으로 무수한 동작이 만들어진다. 그 예를 몇 가지 들면 아래 사진과 같다. 참고로, 선도, 기공, 요가, 체조, 무용동작, 필라테스, 병원 재활치료 등에 공통으로 쓰이는 동작들이 많다. 공통 동작들과 더불어 각 종목마다 독특한 동작들을 체득하면 좋다. 다시 말해 동작의 보편성과 특수성, 또는 통일성과 다양성의 조화를 꾀하자. 여러 인터넷 사이트들에 수많은 동작들이 공개되어 있다.

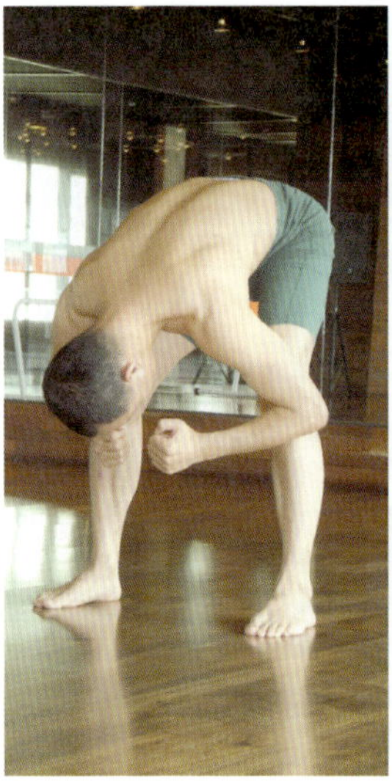

서서 전굴

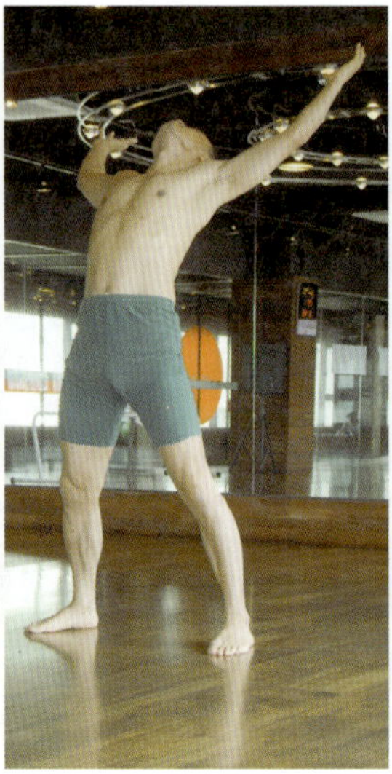

서서 후굴

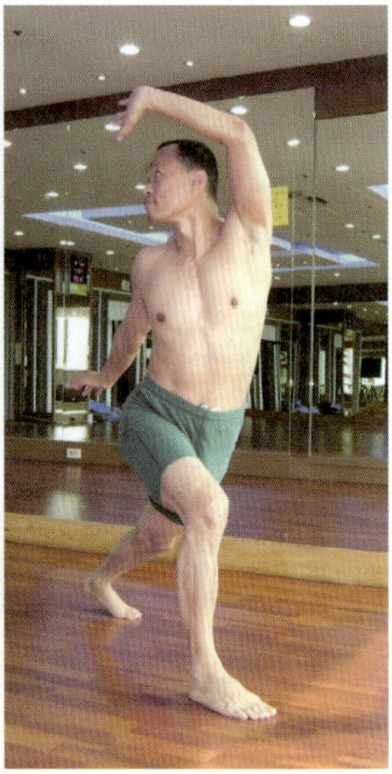

궁보에서 몸통 틀기

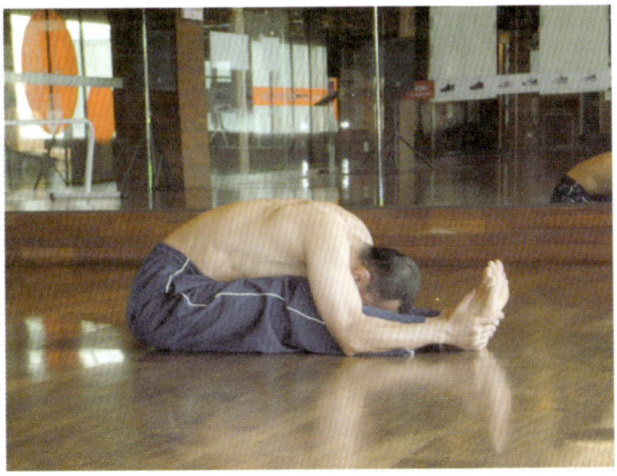

앉아서 전굴

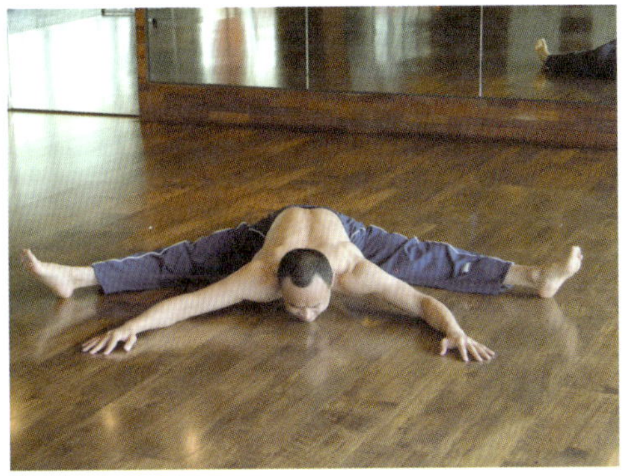

앉아서 다리 벌리고 전굴

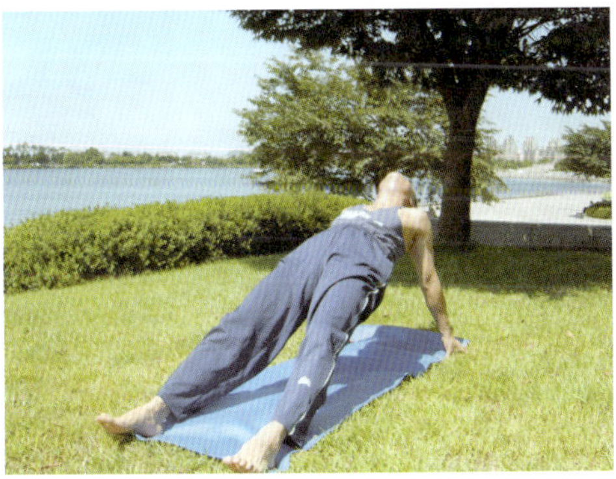

손가락 짚고 후굴

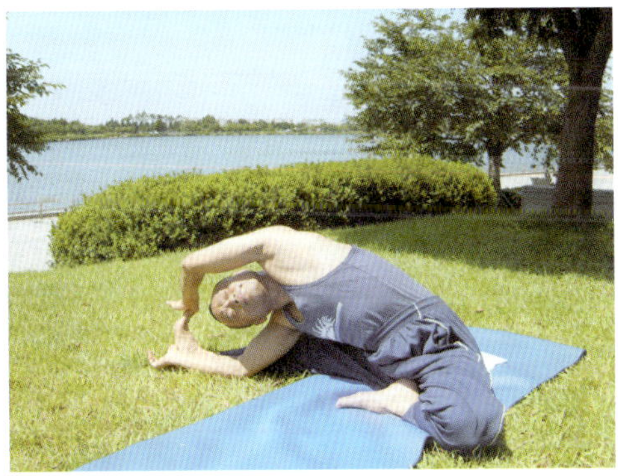

상체 우로 기울기

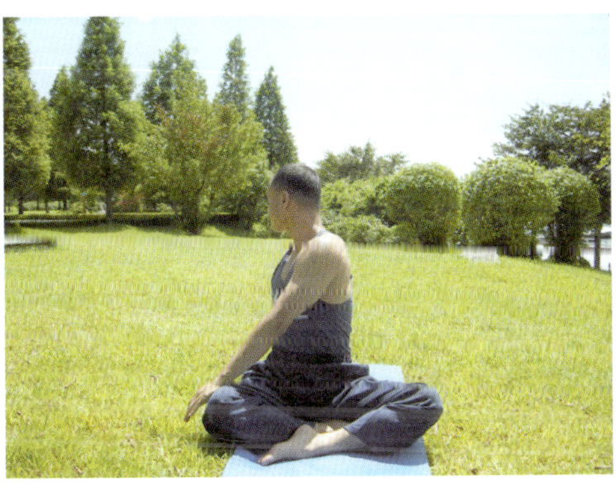

몸통 틀기

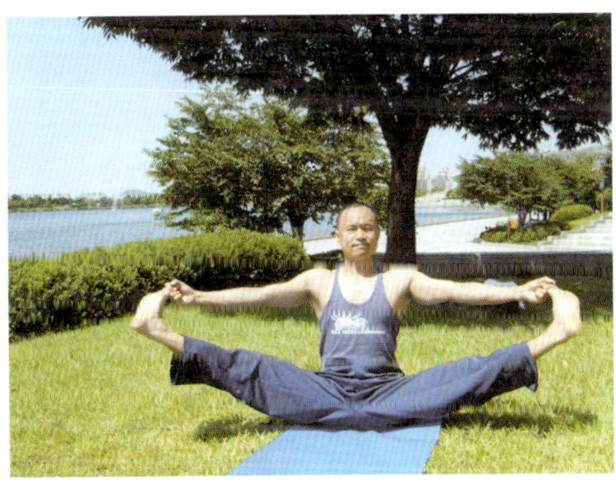

다리 들어 벌리기

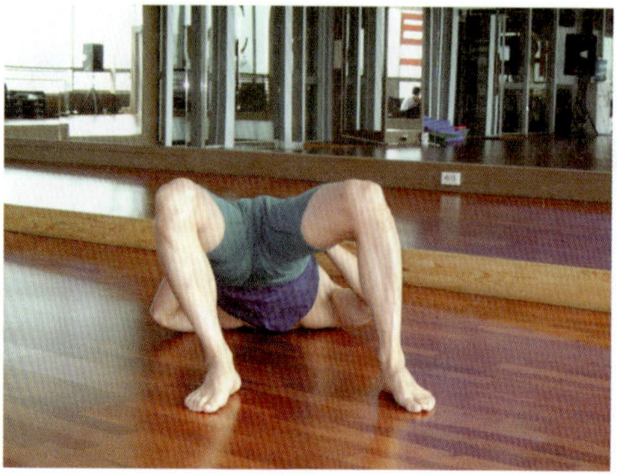

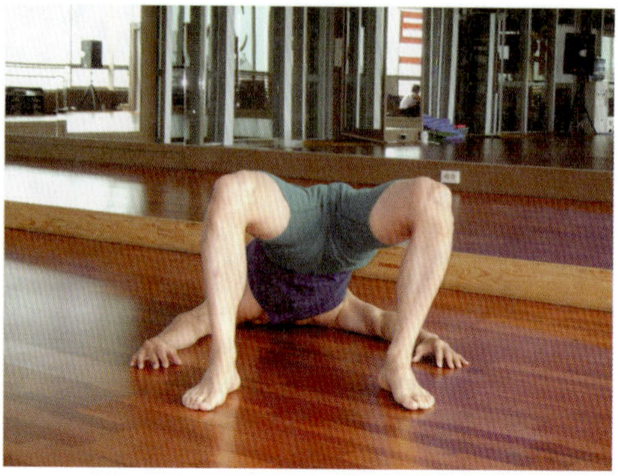

어깨 다리(shoulder bridge)에서 힙 돌리기 1, 2

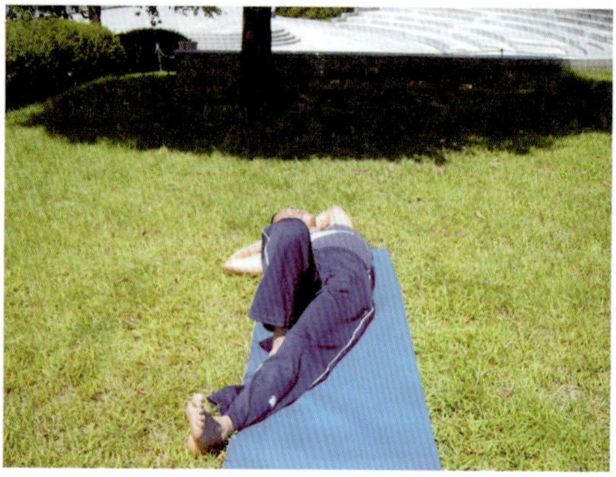

상하체 우로 기울기

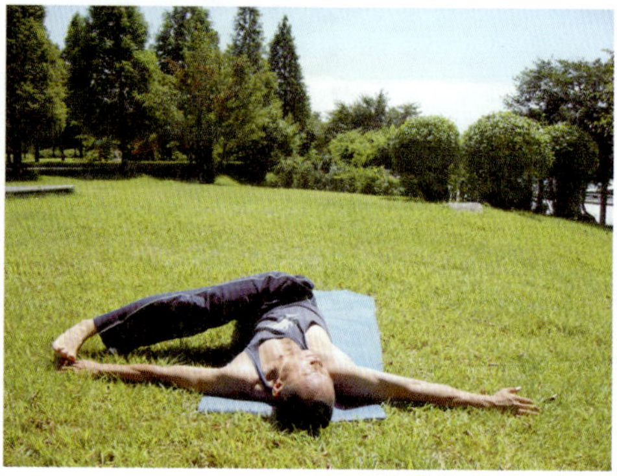

다리 돌리며 힙과 몸통 틀기

5. 도인체조와 하타요가

이해하기

도인체조(도가의 심신수련법인 선도수련의 일부)와 하타요가는 다양한 자세, 동작, 호흡법 등을 발전시켰다. '해맞이'는 하타요가의 대표적 동작시리즈다. '달맞이'와 '별맞이'는 필자가 선도, 요가, 체조 등을 종합하여 만든 것이다. 해맞이가 몸의 전·후굴을 강조한다면, 달맞이는 몸의 좌·우기울기를 강조한다. 별맞이는 상체를 횡단면으로 돌리는 동작이 들어있다. 해맞이 달맞이 그리고 별맞이를 하면 온몸 삼차원운동이 된다.

동작을 이어 계속적으로 하면 늘줄이기뿐만 아니라 유산소운동이 된다. 각 동작을 변형 발전시켜도 좋다. 아름다운 동작은 '몸으로 허공에 그리는 그림(picture of the body)' 또는 '몸으로 쓰는 시(poetry of the body)'가 된다.

동작에 호흡과 마음을 실으며 시·공을 '요리'하자. 호흡과 동작의 리듬과 더불어 기혈순환이 원활해지고 바디 라인이 살아나는 것을 느끼자. 몸짓에서 오는 감각을 느낀다. 자극이 강하게 오는 부위로 숨 쉰다고 생각하며 현재의 느낌에 머문다. 몸의 한계와 가능성을 존중하며 탐색해나가자. 호흡과 진행 속도, 그리고 각 단계마다 머무르는 시간을 자신에게 맞게 스스로 조절하자. 참고로, 힘쓰거나 가슴이 수축되는 동작에서 날숨 쉬는 것이 일반적이다.

해맞이 12동작

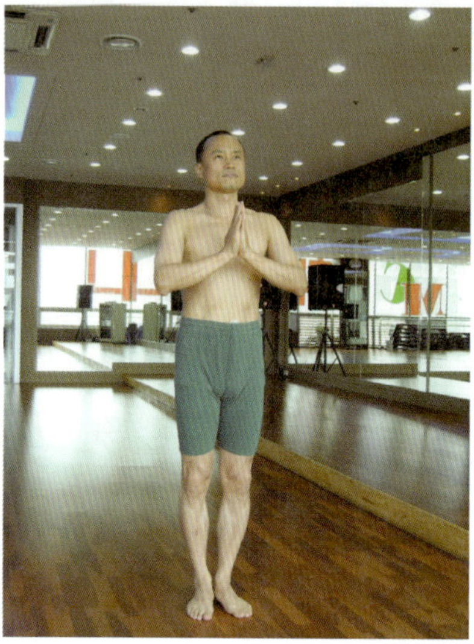

해맞이 1, 12

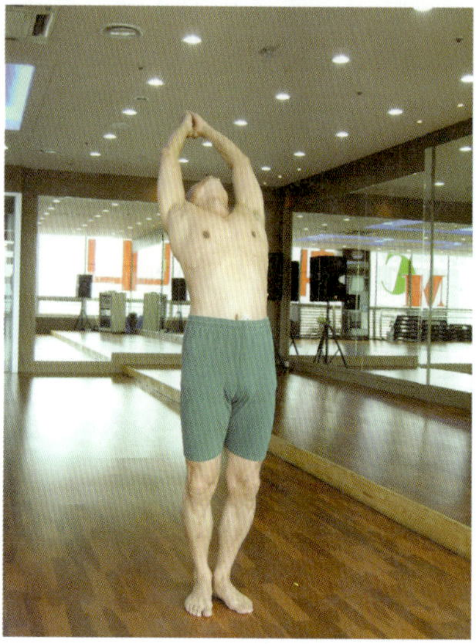

해맞이 2, 11

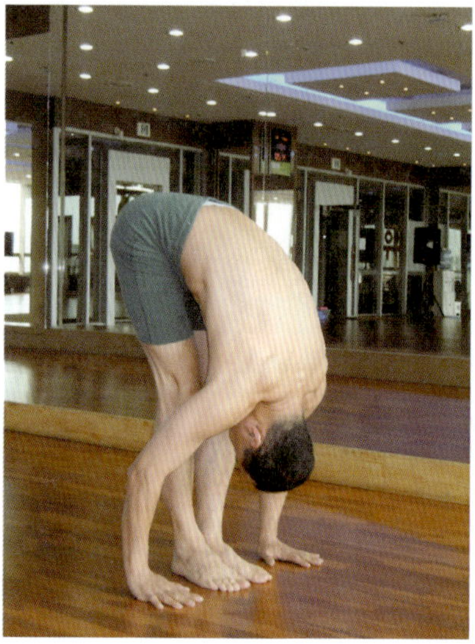

해맞이 3, 10

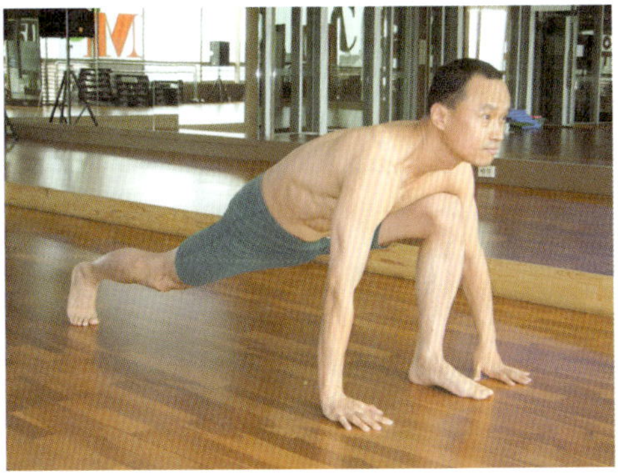

해맞이 4

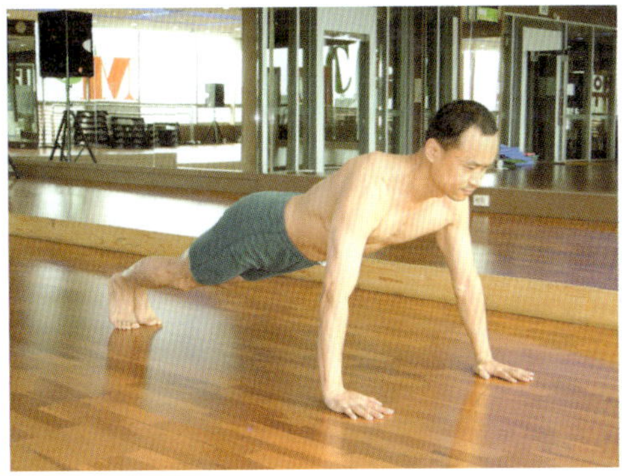

해맞이 5a

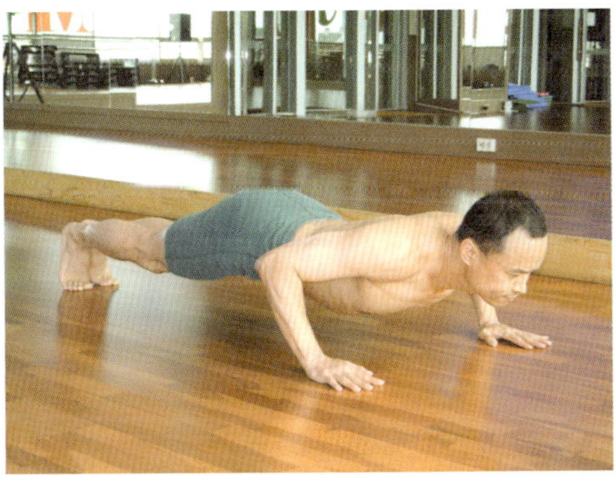

해맞이 5b

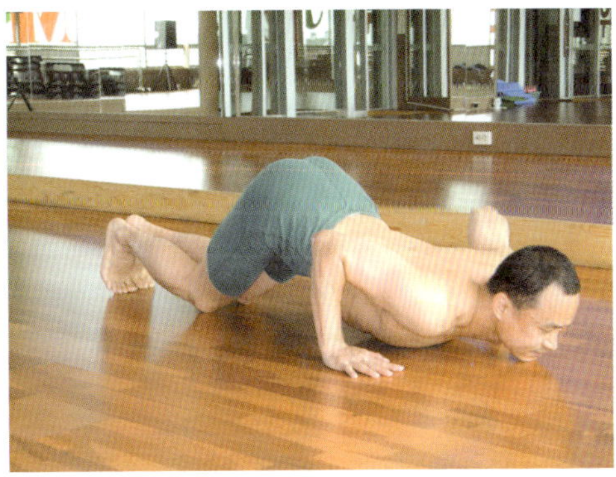

해맞이 6

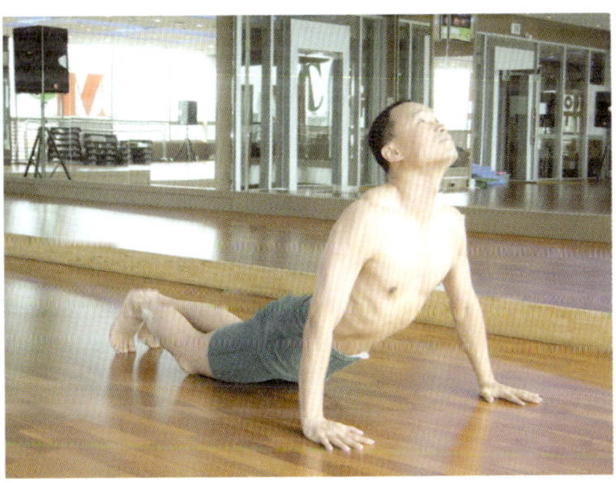

해맞이 7a (코브라)

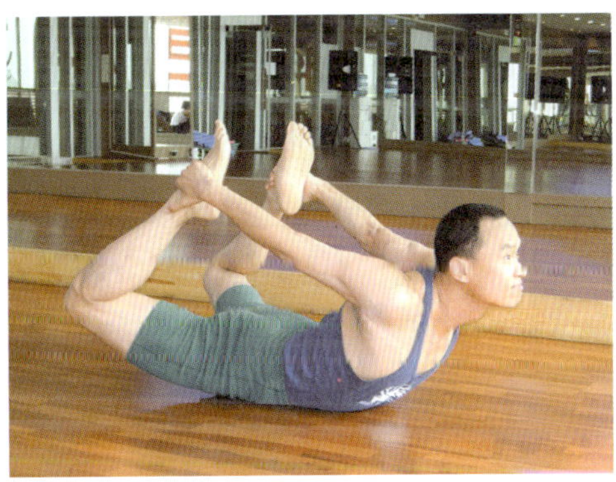

해맞이 7b (활)

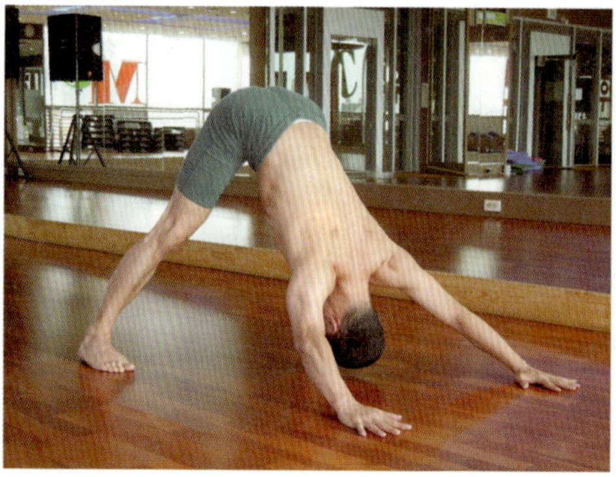

해맞이 8

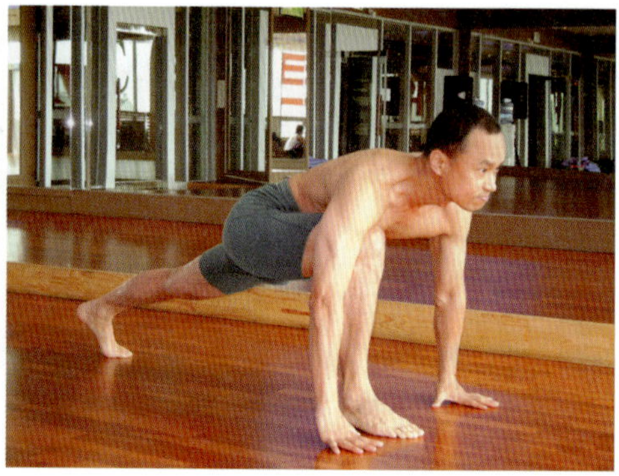

해맞이 9

수련하기 1. 해맞이

❶ **서서 합장**. 공기 좋고 쾌적한 곳에서 여유로운 마음으로 차려 자세로 서서 합장한다.

❷ **해맞이(후굴)**. 두 손을 머리 뒤쪽으로 쭉 뻗어 올리며 상체를 뒤로 젖힌다.

❸ **땅 짚기(전굴)**. 상체를 앞으로 구부려서 양손바닥이 양발의 측면에 닿는다.(들숨에 가슴과 머리를 들어 앞을 보며 날숨에 내려도 좋다.)

❹ **궁보(弓步, 활걷기, lunge)**. 오른 다리를 쭉 펴서 뒤로 빼고 왼 무릎은 활처럼 유연하게 구부린다. 양손과 한 발이 나란히 위치한다. 머리를 아래로 숙였다가 어깨 위로 쭉 뻗는다.

❺ **엎드려뻗쳐**. 왼 다리를 쭉 펴서 뒤로 빼고 팔굽혀펴기 자세를 취한다. 잠시 후 팔꿈치를 약간 굽히며 상체를 조금 내린다. 버티면서 숨을 몇

번 쉬어도 좋다. 또는 팔굽혀펴기를 몇 번 해도 좋다.

❻ W. 가슴을 땅에 대고 양 무릎을 당겨서 엉덩이가 하늘을 향하게 한다.

❼ **코브라**. 상체를 젖혀서 코브라자세를 취한다. 나아가 '활' 자세까지 취해도 좋다.

❽ **개**. 양 발바닥을 바닥에 댄 상태에서 엉덩이를 들어 올려 개가 아래를 향한 자세를 취한다.

❾ **궁보**. 4번의 반대다. 곧 왼다리는 뻗고 오른 무릎은 구부린다.

❿ **해에게 인사**. 3번과 같다.

⓫ **해맞이**. 2번과 같다.

⓬ **서서 합장**. 1번과 같다.

달맞이 12동작

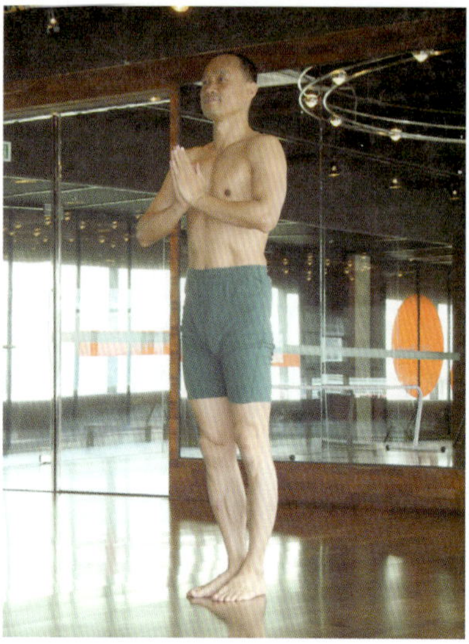

달맞이 1, 12

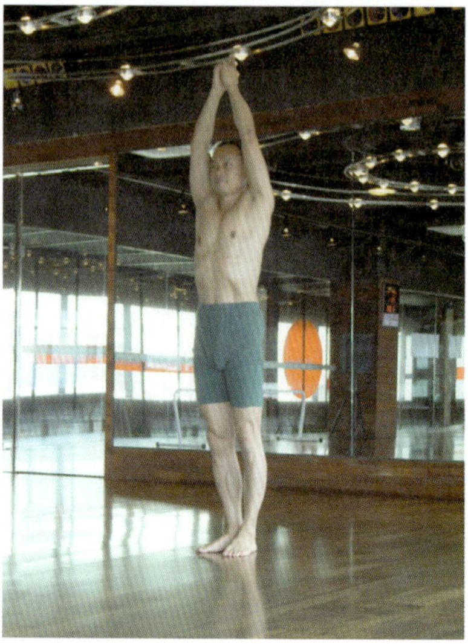

달맞이 2, 11

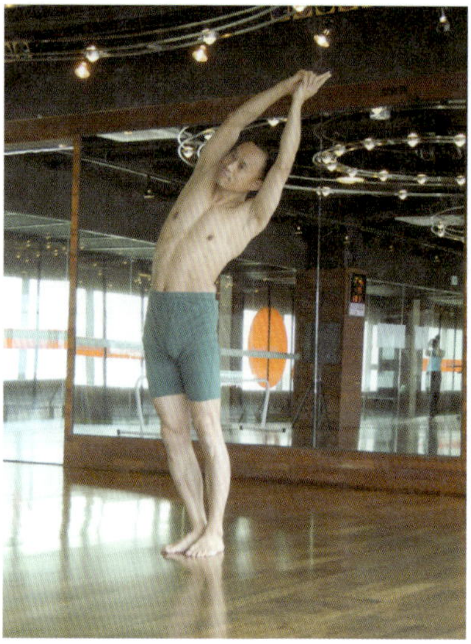

달맞이 3, 10

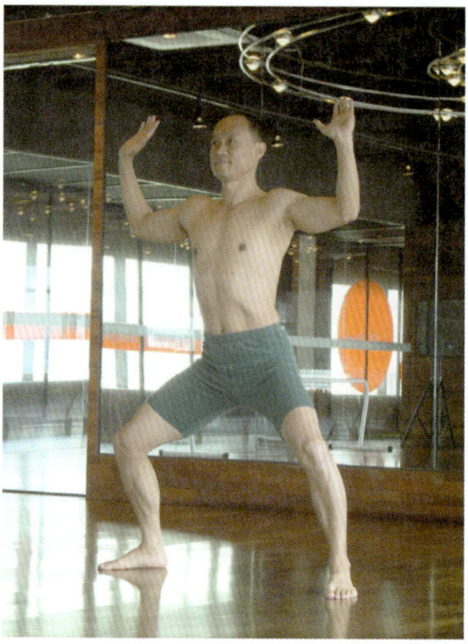

달맞이 4, 9

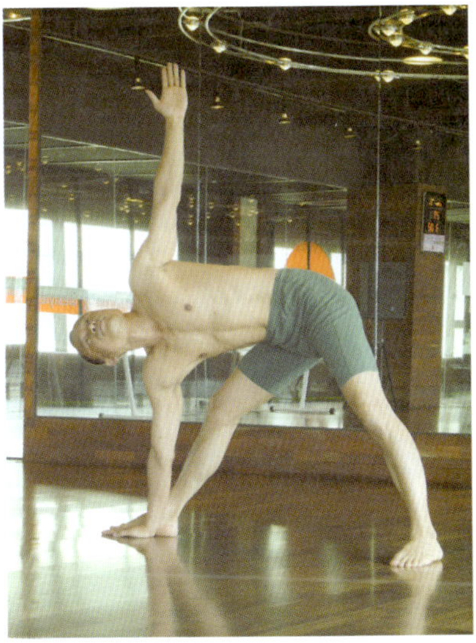

달맞이 5a

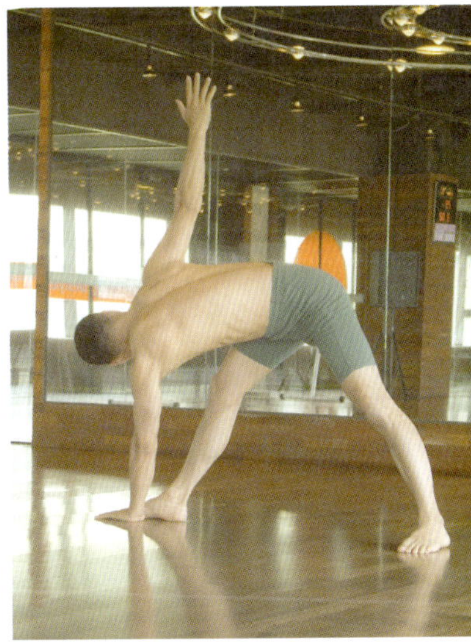

달맞이 5b

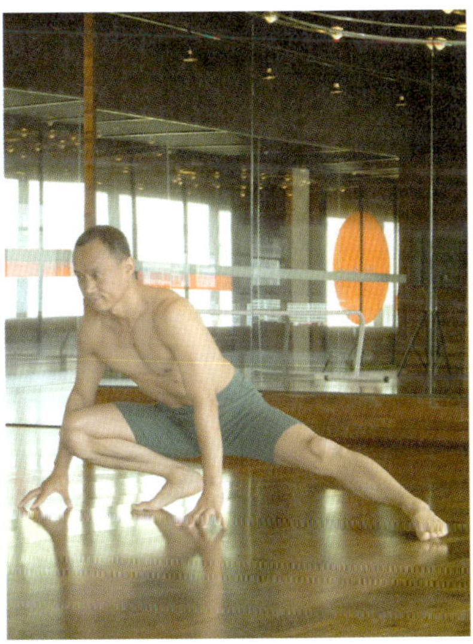

달맞이 6

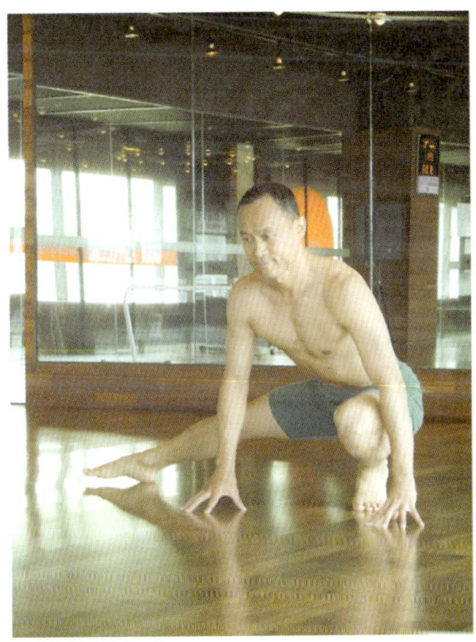

달맞이 7

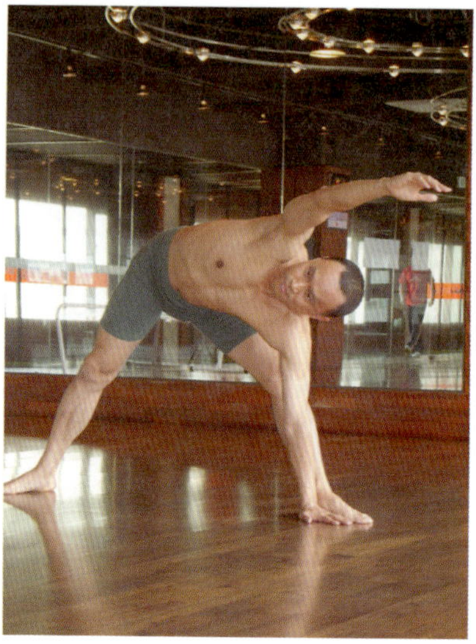

달맞이 8a

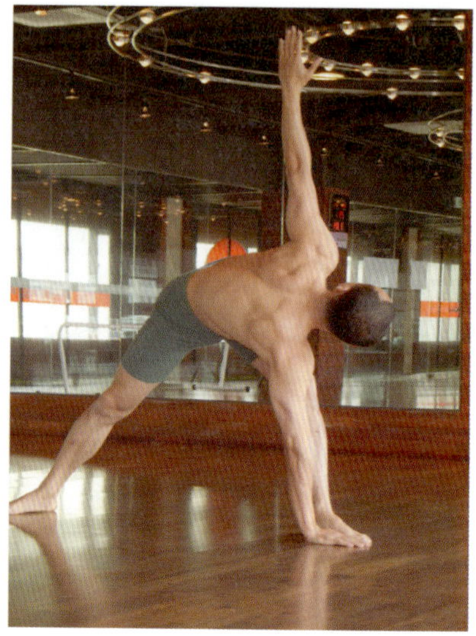

달맞이 8b

수련하기2. 달맞이

❶ **서서 합장**. 양발을 모으고 선다. 양손을 가슴 앞에서 합장한다.

❷ **사원(temple)**. 양손을 사진에서처럼 모은 채 양팔을 위로 쭉 뻗어 올린다.

❸ **초승달**. 팔과 상체를 좌우로 기울이면서 초승달과 그믐달을 만들고 나서 템플 자세로 원위치 한다.

❹ **하늘밀기**. 온달장군이 되어 기마자세로 하늘을 밀어 올린다.

❺ **삼각형**. 삼각형 자세를 취하고 나서 비튼 삼각형 자세를 취한다.

❻ **옆 궁보**. 오른 다리를 굽히고 왼다리는 편다. 엉덩이를 내려 오른 발꿈치

쪽으로 이동한다.

❼ **옆 궁보**. 힙을 왼 발꿈치 쪽으로 옮기면서 6번과 좌우 다리를 반대로 한다.

❽ **삼각형**. 삼각형 자세를 취하고 나서 비튼 삼각형 자세를 취한다.

❾ **하늘밀기**. 4번과 같다.

❿ **초승달**. 3번과 같다.

⓫ **사원**. 2번과 같다.

⓬ **서서 합장**. 1번과 같다. 까치발 들기를 몇 번 해도 좋다. 그런 후 고요히 서서 잠시 명상한다.

별맞이 12동작

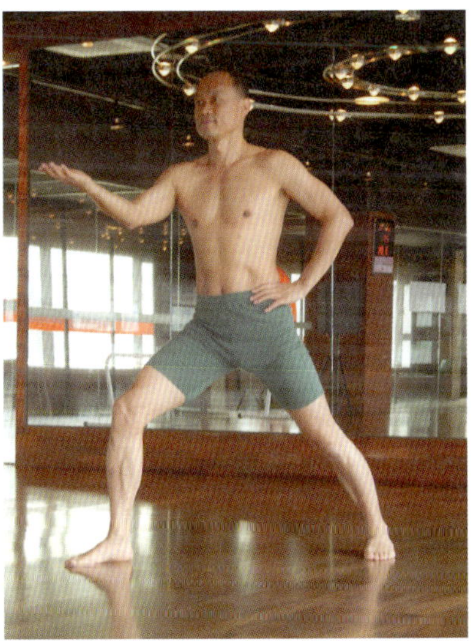

별맞이 1a, 12a

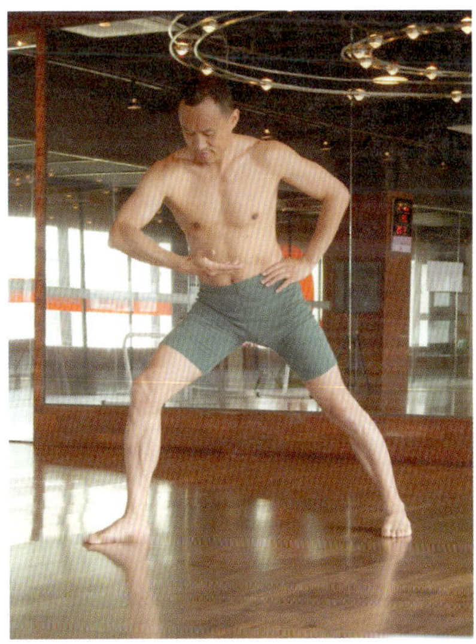

별맞이 1b, 12b

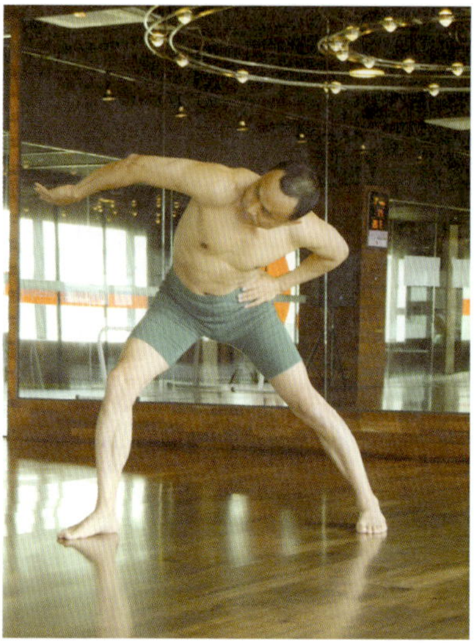

별맞이 1c, 12c

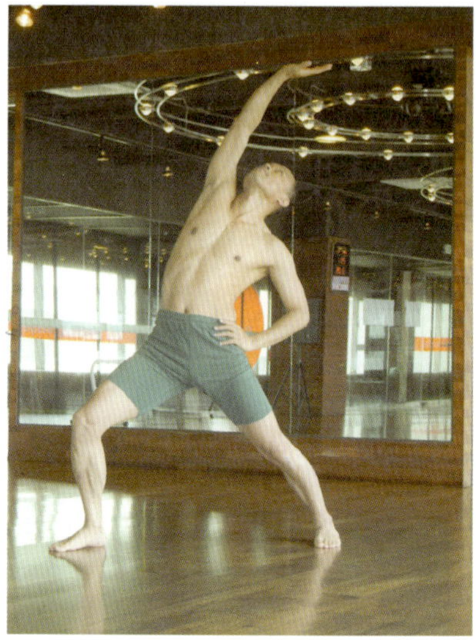

별맞이 1d, 12d

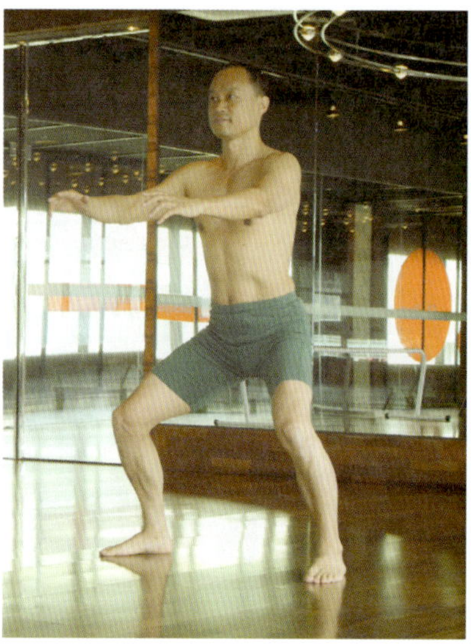

별맞이 2, 11

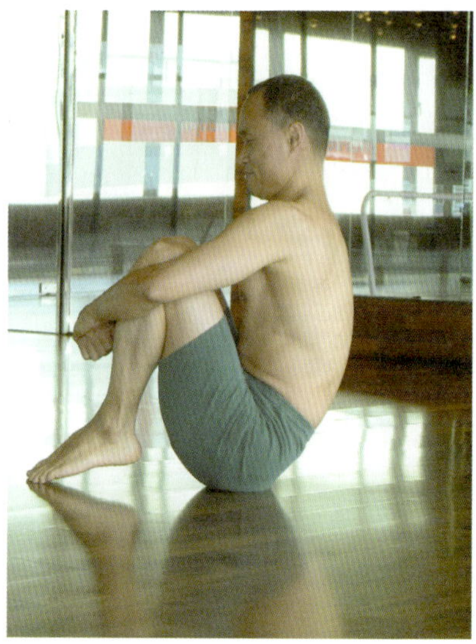

별맞이 3a, 10b

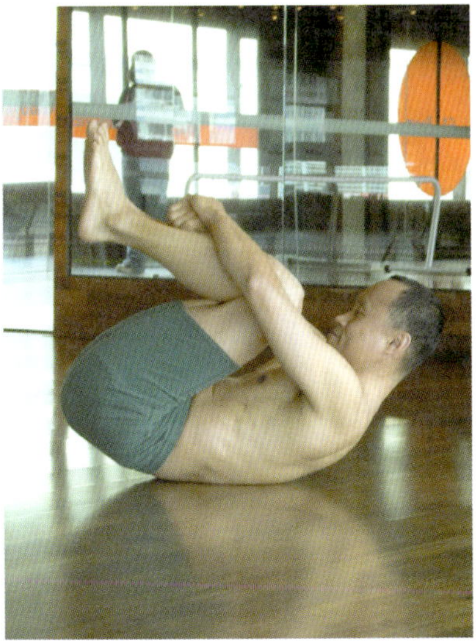

별맞이 3b, 10a

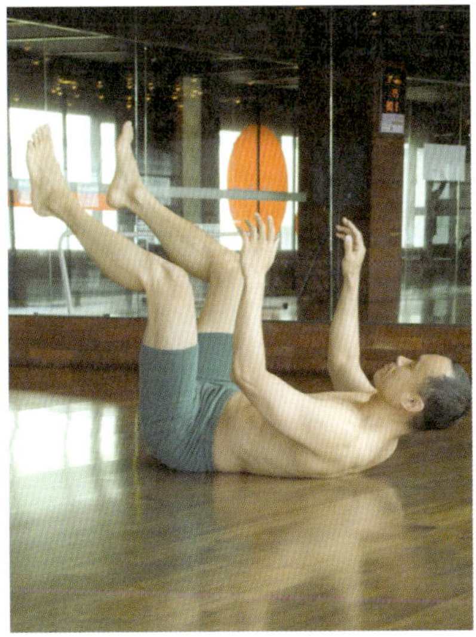

별맞이 4

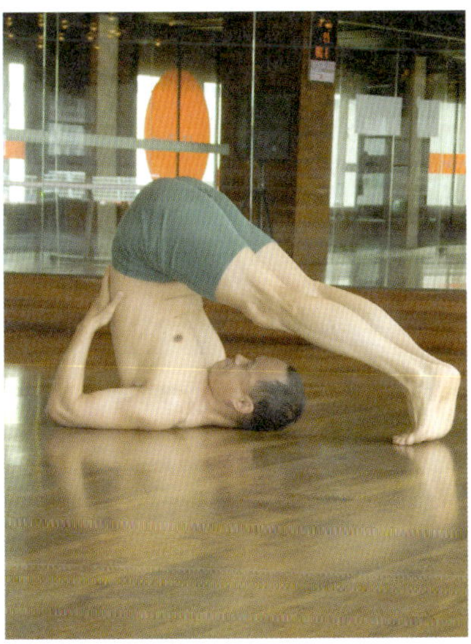

별맞이 5

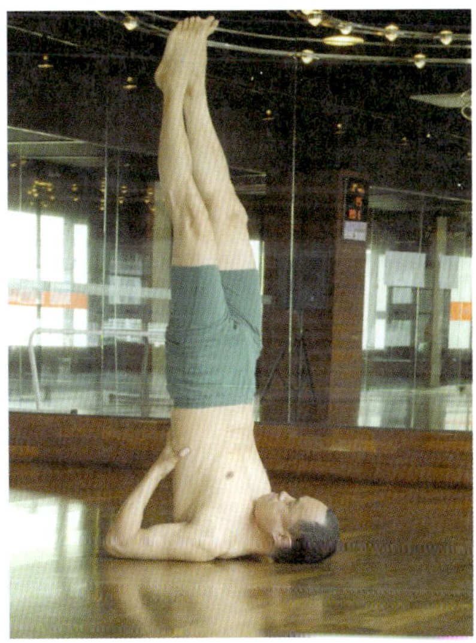

별맞이 6

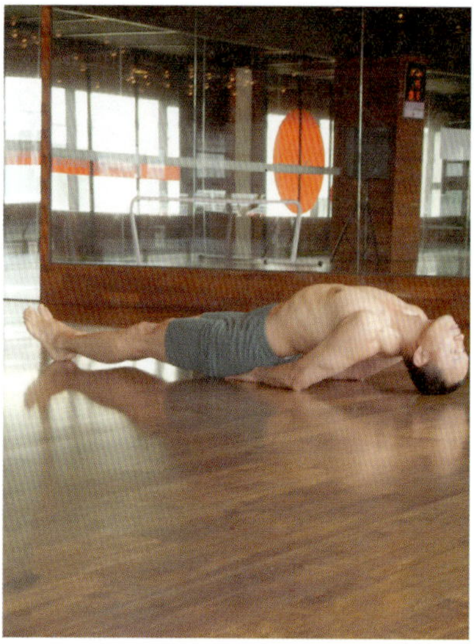

별맞이 7

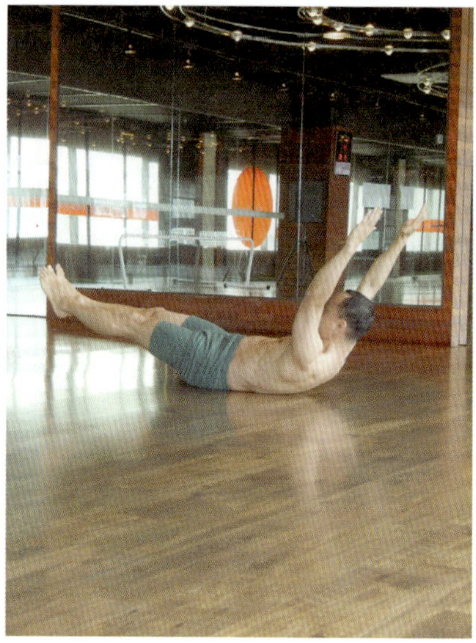

별맞이 8

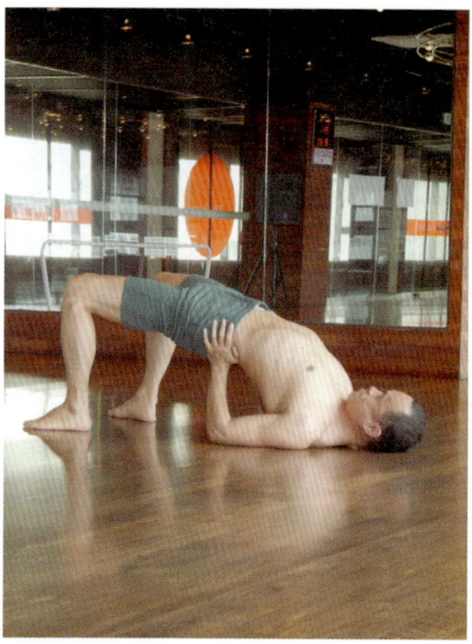

별맞이 9a

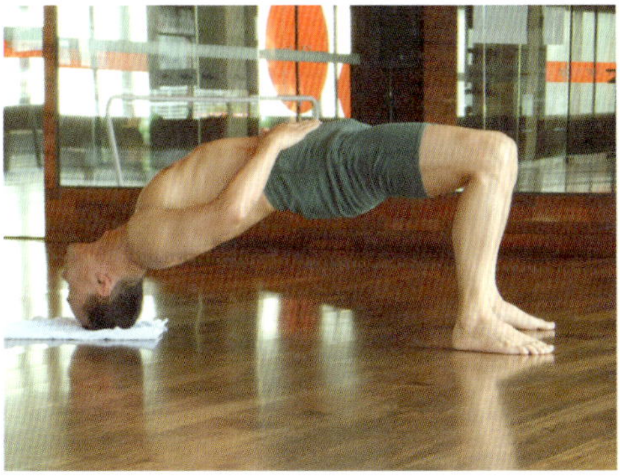

별맞이 9b

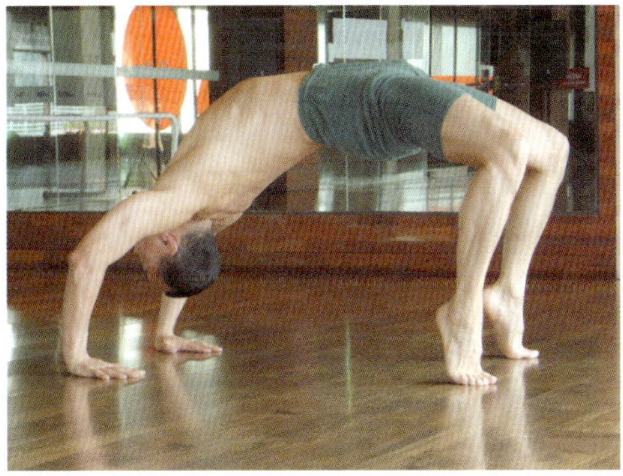

별맞이 9c

수련하기 3. 별맞이

❶ **활보에서 별 돌리기**. 별들이 총총한 밤에 마당에 멍석을 깔고 활보(lunge)로 선다. 손바닥 위에 작은 별이 있다고 생각하고 손, 팔, 그리고 몸통을 더불어 돌리며 별을 하늘로 올려 보낸다.

❷ **기마자세**

❸ **굴렁쇠**. 쪼그려 앉아 몸을 동그랗게 말아서 수차례 앞뒤로 구른다.

❹ **별맞이**. 등대고 누워 동심으로 별을 본다. 손발을 하늘로 들어 올려 별에게 흔든다. '천상열차분야진도'(1395년)라는 천문도를 그린 유방택처럼 별을 사랑하자. 그러면 말간 별들이 가슴에 쏟아진다.

❺ **쟁기**. 쟁기자세에서 하늘의 별을 본다.

❻ **어깨서기**. 어깨서기에서 하늘의 별을 본다. 또는 머리대고 거꾸로 서기를 해두 좋다

❼ **물고기**. 물고기가 되어 은하수를 헤엄친다고 상상한다.

❽ **나룻배**. 은하수에서 뱃놀이 한다.

❾ **구름다리**. 은하수에 구름다리를 놓는다. '어깨 다리(shoulder bridge)' '머리 다리(head bridge)' 또는 '아치(arch)' 자세를 취한다.

❿ **굴렁쇠**. 3번과 같다. 별이 되어 구른다.

⓫ **기마자세**. 2와 같다.

⓬ **활보에서 별 돌리기**. 1과 같다.

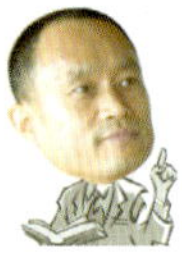

1. 맞춤수련하자

기성복이 아니라 맞춤옷을 지어 입듯이. 숨의 길이와 운동속도를 자신에게 맞춘다. 요가강사의 "숨 들이쉬고...내쉬고..." 하는 획일적 구령을 안 따라도 된다. 어떤 수련장에서는 녹음테이프에서 흘러나오는 5초 단위의 주문에 수련자들이 호흡을 맞추는데 이것도 비합리적이다. 또한 곡예에 가까운 요가동작을 따라할 필요도 없다.

2. 치유요가

증상별 치유요가를 할 때에 (예컨대, 허리 치유요가를 할 때에) 허리 동작뿐만 아니라 다양한 동작으로 몸 전체의 신기혈수 순환을 돕는 것이 좋다.

6. 파워명상

이해하기

파워명상이란 근력운동(무산소운동, power up exercise, strength training, 또는 weight training)을 통한 명상이다.

근육에 대한 기초를 짚고 넘어가자. 근육은 소화 흡수된 영양소 안의 화학에너지를 운동에너지로 변환하는 장치이다.

영양소 + 산소 → 이화작용 (질량감소가 생기면서 그만큼의 에너지가 발생한다)

근육의 제일 중요한 기능은 수축이다. 근수축은 크게 동적수축과 정적수축으로 양분된다. 동적수축은 근육의 길이가 변하는데 반해, 정적수축은 근육의 길이가 변하지 않는다.

근육은 3종류로 나뉜다. ① 뼈대근(skeletal muscles)은 뼈대를 움직이는 운동장치다. 뼈대근은 목, 어깨, 등, 가슴, 배와 허리, 엉덩이와 골반, 팔, 다리 등의 근육으로 나뉜다. ② 내장근은 내장을 움직인다. ③ 심근은 심장을 움직인다.

근력운동의 효과는 뼈대근을 비롯하여 몸 전체에 직간접으로 미친다. 근력운동은 근력과 근지구력을 향상시키며 탄력 있는 몸매를 만든다. "근육이 탄력 있고 결이 분명한 사람은 오래 산다."(동의보감) 근육이 발달하면 기초대사량이 높아지므로 몸이 날씬해진다. 근력운동을 하면 심폐기능도 어느 정도 향상된다. 근력운동은 근육조직을 짜는듯하여 혈액과 림프 순환을 촉진하며, 경우에 따라 내장을 자극하기도 하며, 골밀도를 높인다. 발달된 근육은 뼈를 잘 보호하고 자세를 바르게 한다. 근육은 에너지(糖)를 저장하고 있다가 뇌를 비롯한 몸이 필요로 할 때 공급한다.

수련하기

❶ **삼중 아우름 (三調)**. 삼중 아우름은 몸·숨·맘을 아우르는 것으로서 모든 운동이나 수련의 기본이다.

1. **맘 아우름(調心)**. 정신통일한다. 일심으로 숨 쉬고 운동하자. 근육에 마음을 집중하자. 마음이 가는 곳에 기혈순환이 따른다. 생명력을 느낀다. 근육에 있는 심부감각을 통해서 근육의 수축 이완을 느낀다. 근골의 움직임이나 힘의 흐름에 집중한다. 운동에 몰입하여 번잡한 '자신'을 잊고 '운동'만 남아도 좋다. '운동'이 근심걱정을 다스린다. 광합성에서 얻은 태양 같은 힘의 분출이 몸을 정화하고 '참나'를 밝힌다.
2. **숨 아우름(調息)**. 호흡은 운동 중에 계속된다. 준비 자세로 돌아갈 때 들숨 쉬고, 힘쓰며 마무리자세로 가는 과정에서 날숨 쉰다. 호흡과 더불어 고요하면서도 활기찬 미소를 피운다면 금상첨화다.
3. **몸 아우름(調身)**. 바른 자세와 동작을 취한다. 근육의 수축과 이완 (또는 긴장과 이완)을 율동적으로(rhythmically) 조율한다.

❷ **휴식**. 근육의 긴장을 풀고 세트 사이의 30초 휴식을 여유롭게 즐기자. 근육긴장과 근육이완의 차이를 느낀다. 천천히 걸으며 운동부위를 가볍

게 늘줄이기 하면 근육을 통과하는 혈류량이 증가하므로 운동 노폐물이 잘 제거 된다. 휴식을 마치고 다시 운동을 시작하기 전에 희맑은 '자신' 에게 돌아와 심호흡한다.

❸ **근력운동의 과정**은 보통 다음과 같다. 준비운동 → 본 운동 → 정리운동 → 휴식. 본 운동의 일예는 다음과 같다. 팔굽혀펴기1st 세트(10회) → 30초 휴식 → 팔굽혀펴기 2nd 세트 → 30초 휴식 → 팔굽혀펴기 3rd 세트 → 1분 휴식 → 다른 근력운동으로 넘어간다.

❹ **근력운동 3가지**

1. **서로저항 근력운동** : '서로저항 근력운동'은 필자가 만든 운동법으로서 운동기구 없이 어디서나 전신의 근육을 단련할 수 있다. 이는 맨손 근력운동의 일종이다.

서로저항 근력운동의 예

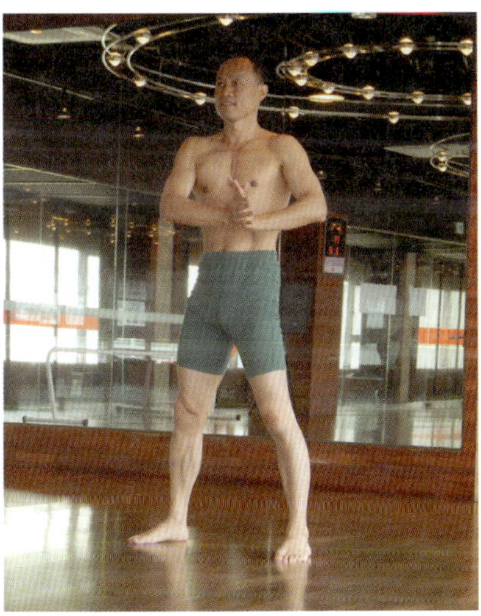

① 손과 손 대고 서로 밀기
② 한 손으로 밀고 다른 손으로 저항하면서 조금씩 밀리기

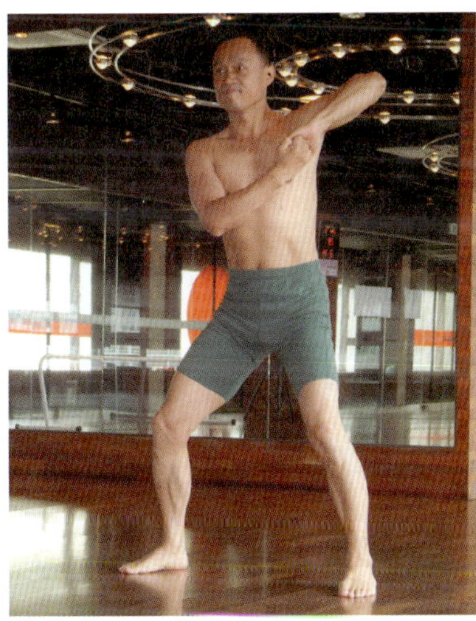

① 손과 손 잡고 서로 당기기
② 한 손으로 당기고 다른 손으로 저항하면서 조금씩 끌려가기

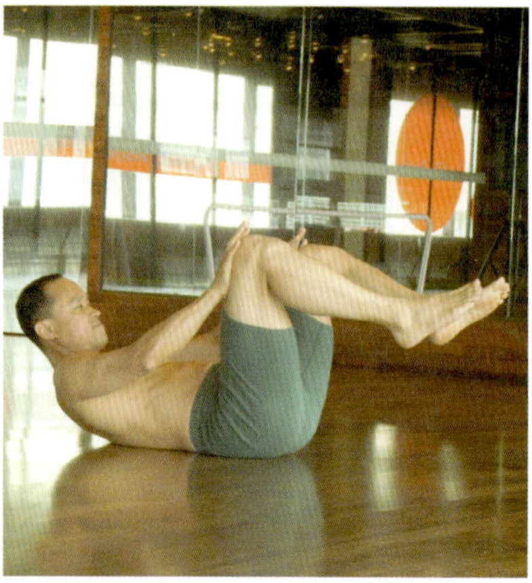

① 손과 무릎 대고 서로 밀기
② 밀고 밀리기

2. 맨손 근력운동 : 맨손 맨몸으로 전신의 근육을 단련할 수 있다.

맨손 근력운동의 예

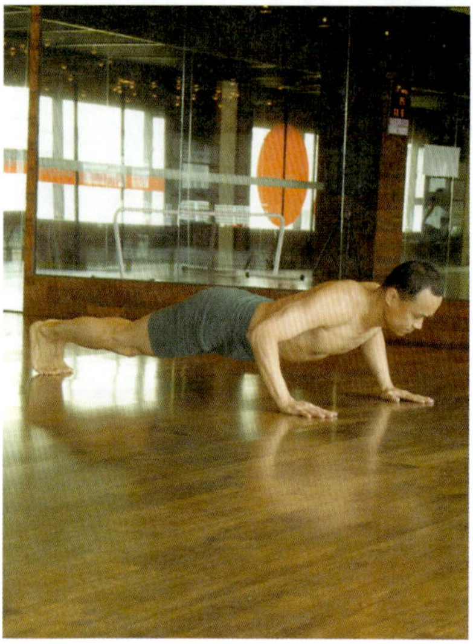

팔굽혀펴기

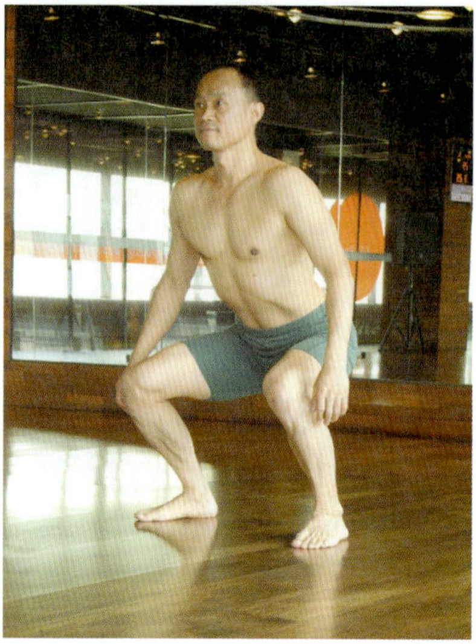

스쾃(squat)

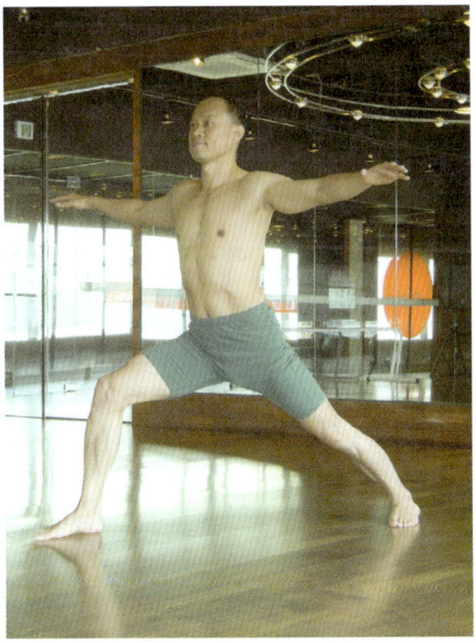

런지(lunge)

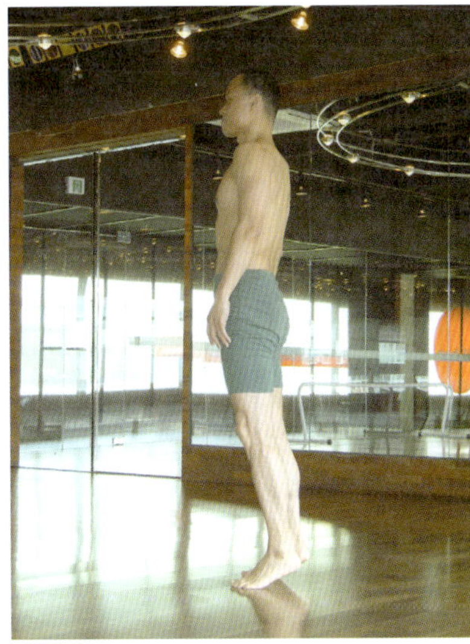

까치발 들기

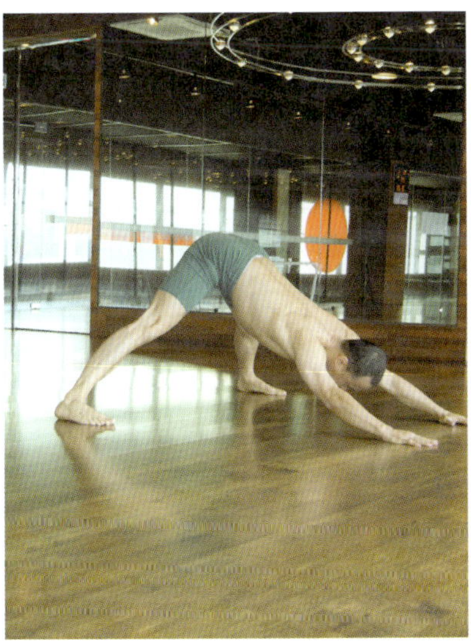

팔굽혀펴며 풍차돌리기 1

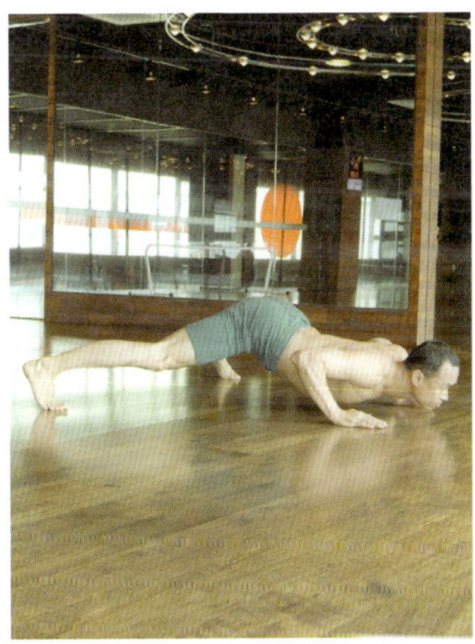

팔굽혀펴며 풍차돌리기 2

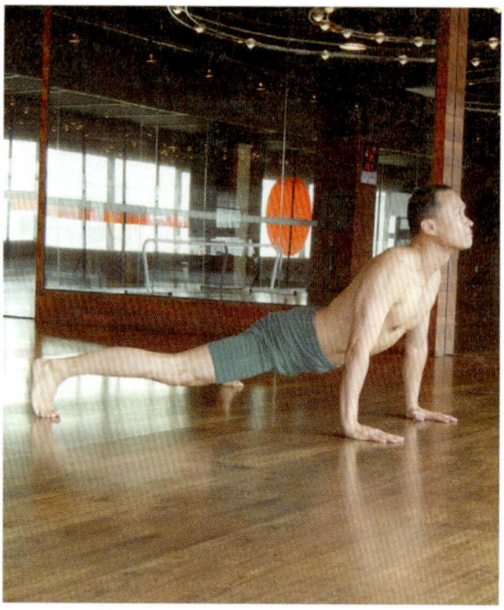

팔굽혀펴며 풍차돌리기 3

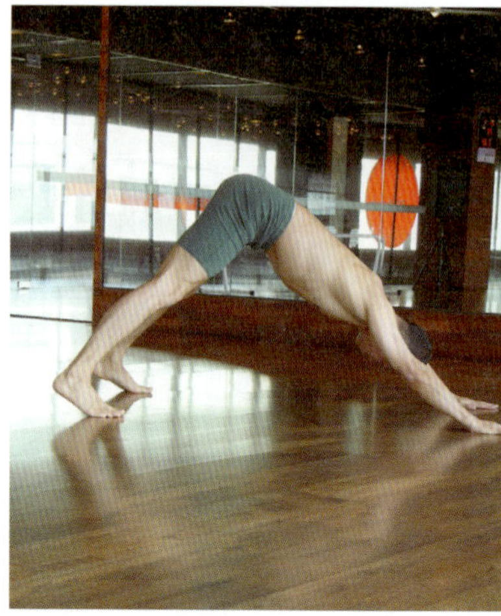

팔굽혀펴며 풍차돌리기 4

3. 기구 근력운동

기구 근력운동의 예

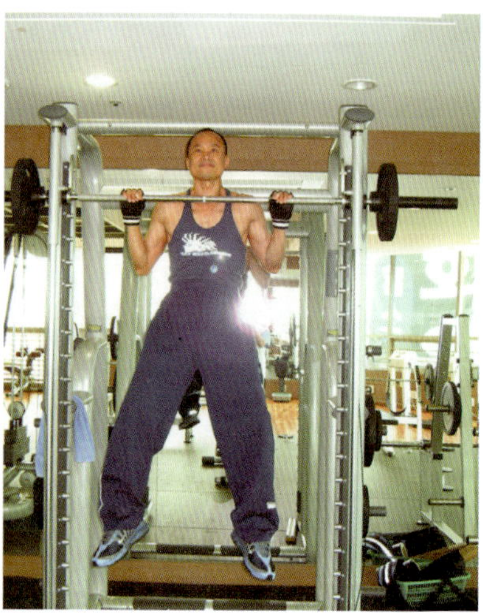

턱걸이

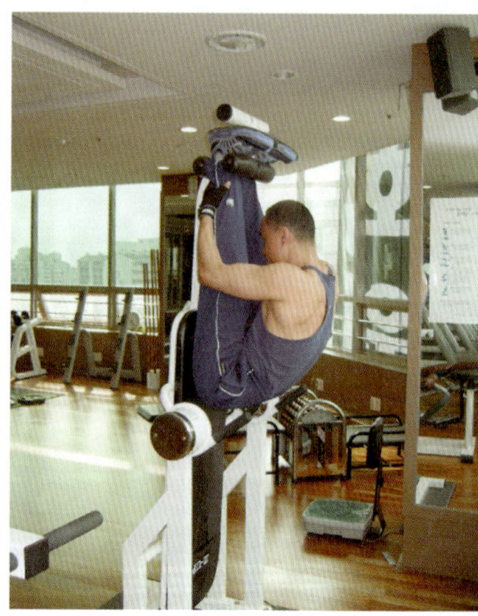

복근운동

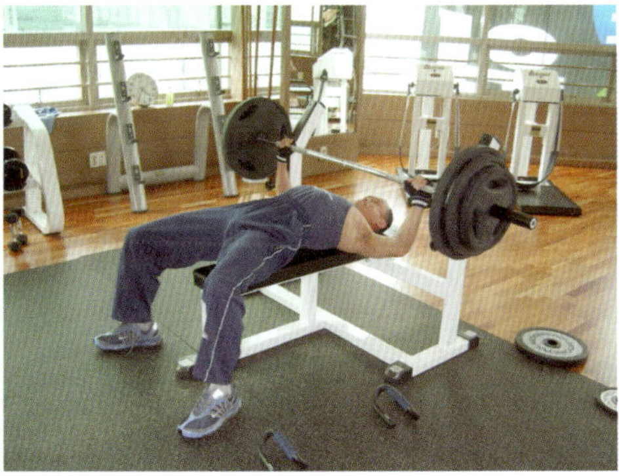

벤치 프레스

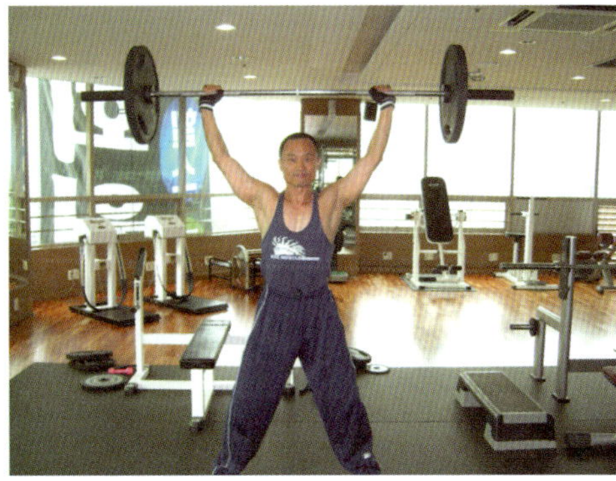

역기 들기

독서토론

근력운동

몇 달 동안 아래 책들을 옆에 놓고 참고하면서 운동하자. 1. 『근력운동 해부학(Strength Training Anatomy)』(Delavier, 2001)은 다양한 근력운동 중에 활동하는 근육과 뼈를 해부학적 3차원그림으로 보여준다. 이 책은 우리말로 번역되어 있다. 2. 『여성 근력운동 해부학(Women's Strength Training Anatomy)』(Delavier, 2003).

몸매 다듬기

1. "적절히 먹고 알맞게 운동하자." 이것이 점점 뚱뚱해지는 지구를 구하기 위한 세계보건기구(WHO)의 전략이다. 영양, 운동, 휴식의 균형을 이루자.
2. 한국전통식단이 세계적 건강식으로 부상하고 있다.
3. 건강운동 5가지(유산소운동, 근력운동, 늘줄이기, 기공, 뇌운동)를 골고루 해야 날씬하고 탄력 있는 몸매와 아름다운 표정이 만들

어진다. 참고로, 어떤 운동을 하든지 그때 사용되는 에너지원은 국소 부위가 아니라 몸 전체의 탄수화물이나 지방 또는 단백질이다. 따라서 윗몸일으키기를 한다고 뱃살만 빠지는 것은 아니다. 마찬가지로 복부 지방만 빼는 요가동작이 따로 있는 것도 아니다.

4. 왜곡된 이미지를 피하자. 과도하게 부푼 근육이나 너무 마른 몸은 건강미가 아니다.
5. 20세기의 미녀 오드리 햅번은 죽기 전에 다음과 같은 말을 자식에게 남겼다. "매혹적인 입술을 가지려면 친절한 말을 하라. 아름다운 눈을 가지려면 사람들의 좋은 면을 보아라. 날씬한 몸매를 원한다면 음식을 나누어라." 그녀는 노년에 아프리카에서 굶주리는 아이들을 돌보았다.
6. 두뇌활동이 미인을 만든다. 두뇌는 몸이 사용하는 총 에너지의 수십 퍼센트를 사용한다. 걸으며 사색하기, 독서하고 토론하기 등의 두뇌활동은 몸을 날씬하게 다듬으며 지혜로운 얼굴빛을 선사한다.

7. 건강기공

이해하기

기공氣功이란 '기 수련'을 의미한다. 기는 우주만물의 근원적 에너지이며 생명에너지다. 도인들은 천하가 오직 기로 가득하다고 느꼈고(通天下一氣), 맹자도 천지간에서 호연지기浩然之氣를 길렀다.

기공은 목적에 따라 명상기공, 건강의료기공, 그리고 무술기공으로 나뉜다. 또한 기공은 내(기)공과 외(기)공으로, 또는 정공靜功(정적인 자세로 수련)과 동공動功(움직이며 수련)으로 나뉘기도 한다. 외공은 내부의 기를 외적으로 방사하여 무술동작을 익히거나 치유와 건강증진을 도모한다. 참고로, 몸짓명상은 동공이고, 호흡·감각·마음 명상은 동공 또는 정공의 형태를 취할 수 있다.

다른 심신수련과 마찬가지로 기공도 몸숨맘아우름(三調)을 중시한다. 예컨대, ① 정신통일한다. ② 리드미컬하게 호흡하며 산소와 더불어 기를 마신다. ③ 기운을 활용하여 물처럼 부드럽게 동작한다. 이때 근력은 최소 최적으로 사용한다.

건강기공

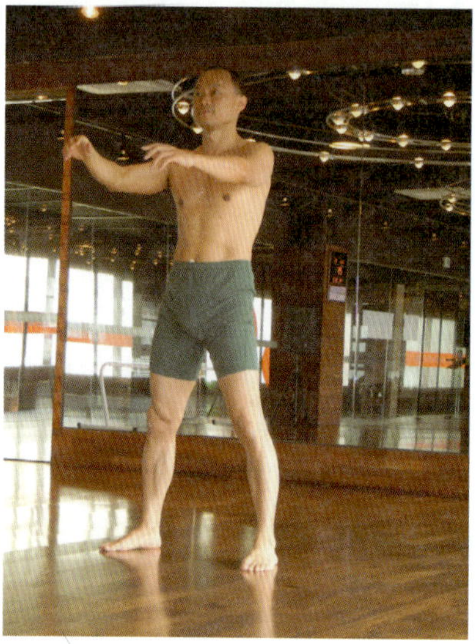
건강기공 1

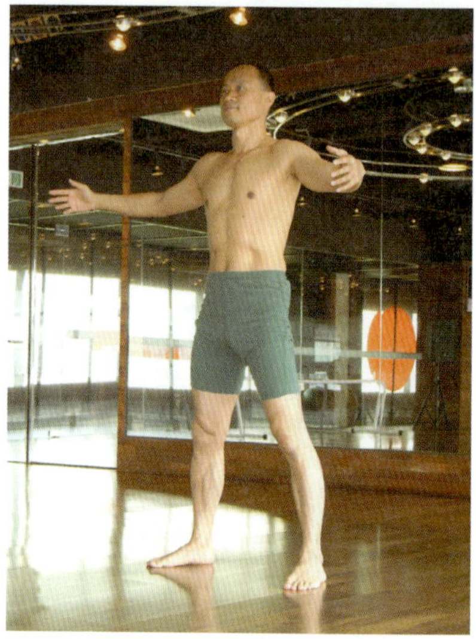
건강기공 2a

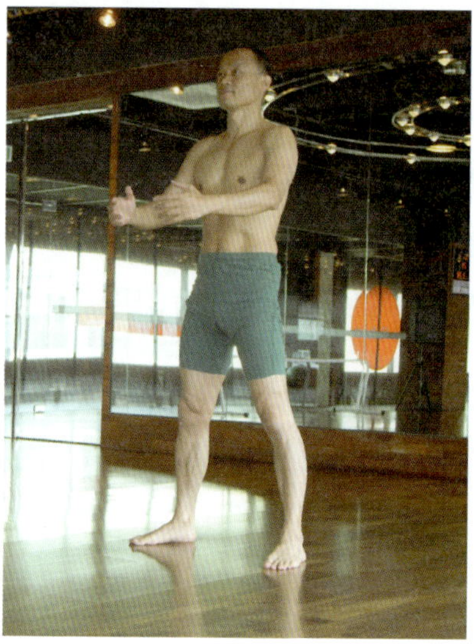
건강기공 2b

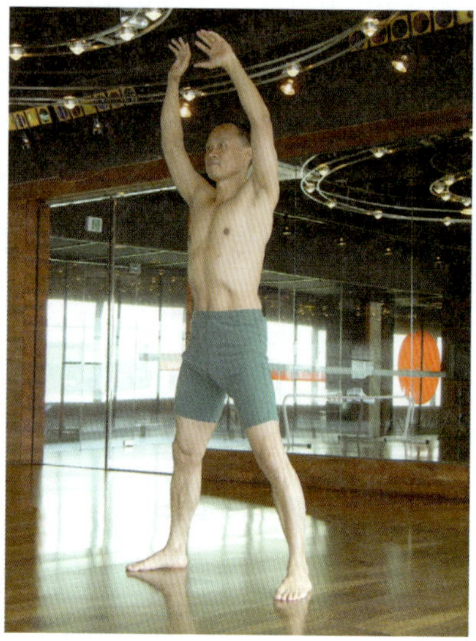
건강기공 3a

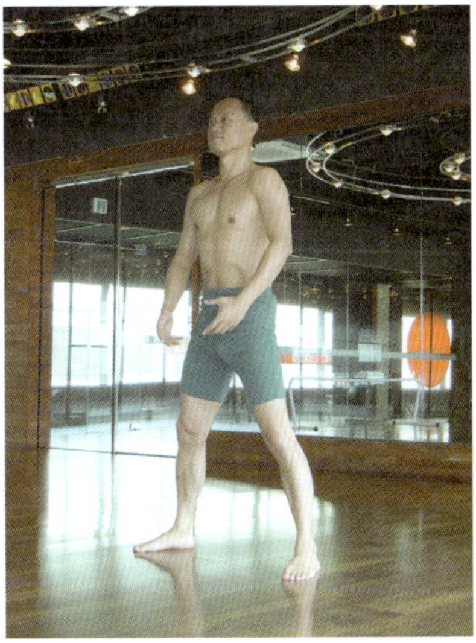

건강기공 3b

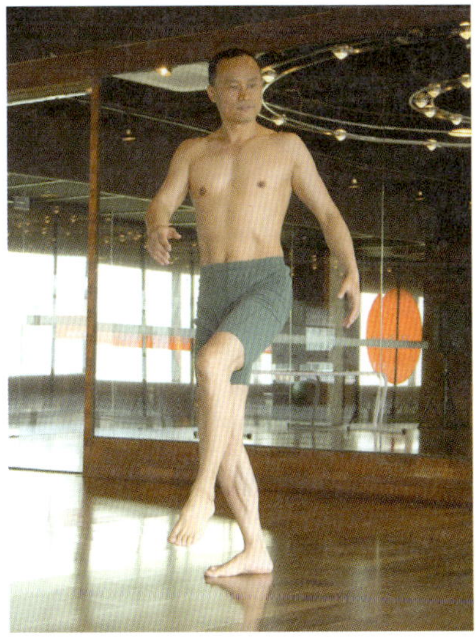

건강기공 4a

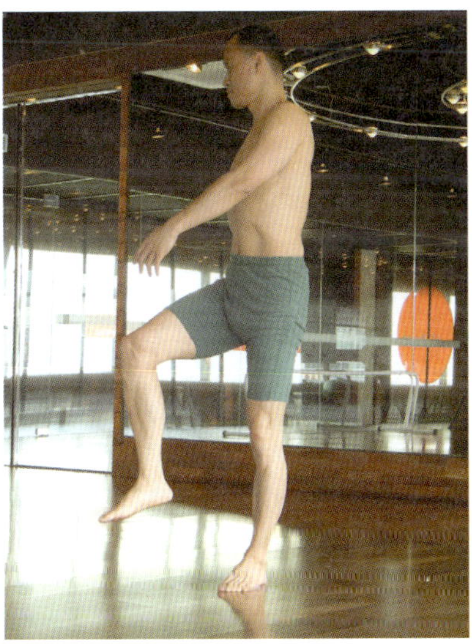

건강기공 4b

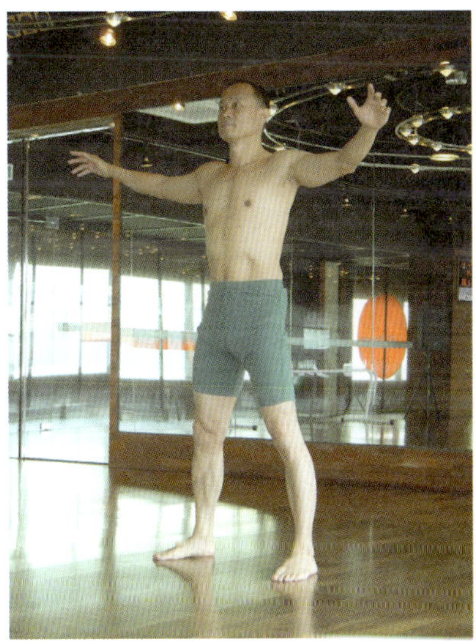

건강기공 5a

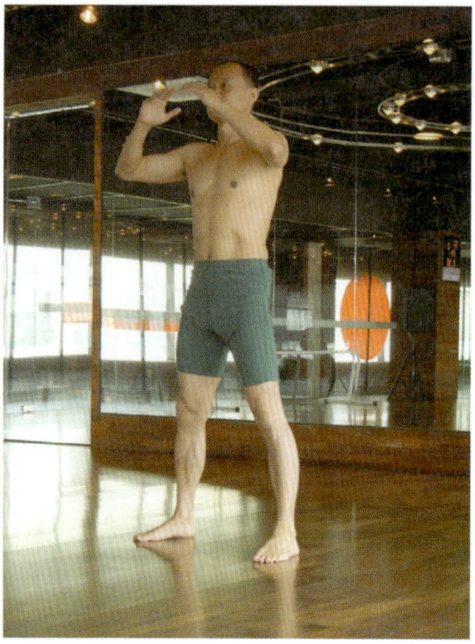

건강기공 5b

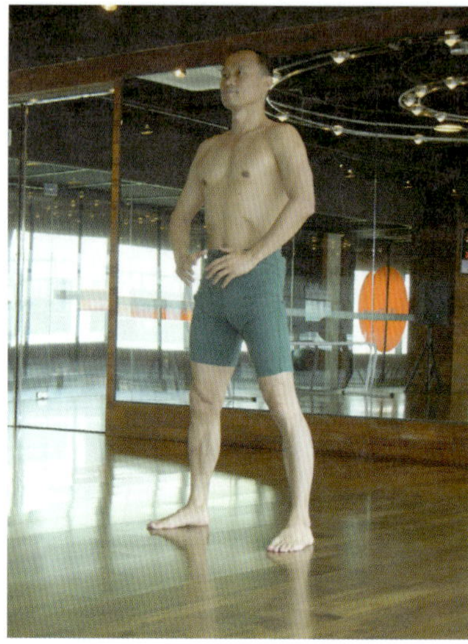

건강기공 5c

수련하기

공기 좋고 쾌적한 곳에서 여유로운 마음으로 몸을 푼다.

❶ **천지**天地. 여인처럼 부드럽게 손을 들어 올리고 내리기를 반복한다. 하늘과 땅으로 오르내리는 손의 움직임에 따라 기氣가 움직이는 것을 느낀다.

❷ **개합**開合. 양손을 좌우로 크게 벌렸다가 중심으로 모으기를 반복한다. 기의 흐름이 크게 퍼졌다가 중심으로 집중하는 느낌이 든다.

❸ **한가위**. 양손을 머리 위로 올리고 내리기를 반복한다. 한가위 둥근달이 떠오르는 느낌이다.

❹ **봄나들이**. 지천에 핀 아름다운 꽃을 둘러보는 소녀처럼 나긋나긋하게

허리를 좌우로 틀며 걷는다.

❺ **수공**收功. 얼굴 앞에서 합장한 후 양손을 내리며 기를 한아름 모아 단전에 담아 갈무리한다.

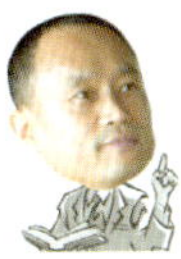

중국 기공

중국 기공의 기원은 황허문명이 태동한 기원전 3000년 또는 그 이전으로 거슬러 올라간다. 그 무렵 토기에 기공수련 하는 사람이 그려져 있다. 긴 세월을 흐르면서 기공은 철학 천문학 예술 의가 도가 불가 유가 무가(武家) 등과 교류하였고, 오늘날 기공의 종류는 수백 수천 가지가 된다. 이는 인도의 요가가 수백 수천 가지인 것에 비견된다.

중국정부는 1950년대에 다양한 이름의 심신수련법들을 기공이라는 이름으로 통일하여 국민건강법으로 채택했다. 1950년대부터 정책적으로 건강의료기공 측면에서 기공학(學)을 강조한 중국정부는 1979년 이후 2차례의 기공 대토론을 통해 다음과 같이 결론지었다. 기공이란 기의 흐름을 정상적으로 유도하여 심신의 건강을 지향하는 동양체육학의 집대성이다. 기공의 삼조(三調)는 경락(經絡)을 열고 몸 내외의 기를 잘 조화시켜 심신 긴장완화, 진기촉진, 도덕수양, 지력과 특수능력개발, 그리고 질병예방을 통한 무병장수를 꾀한다.

8. 치유기공

이해하기

치유기공은 중국과 미국 등 세계각지에서 호응을 얻고 있다. 경희의료원 한방병원에도 기공클리닉이 있다.

치유기공

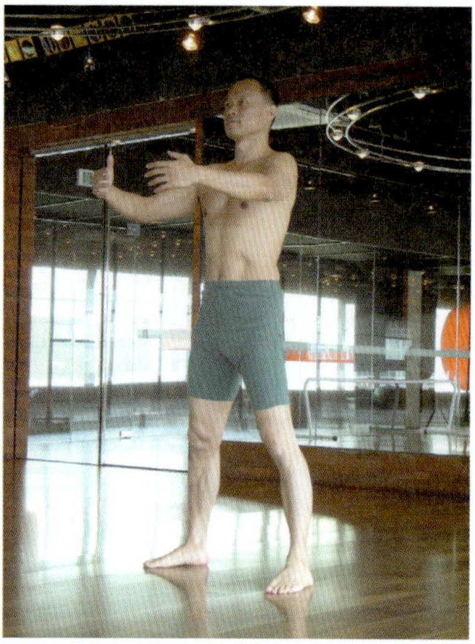

치유기공 1

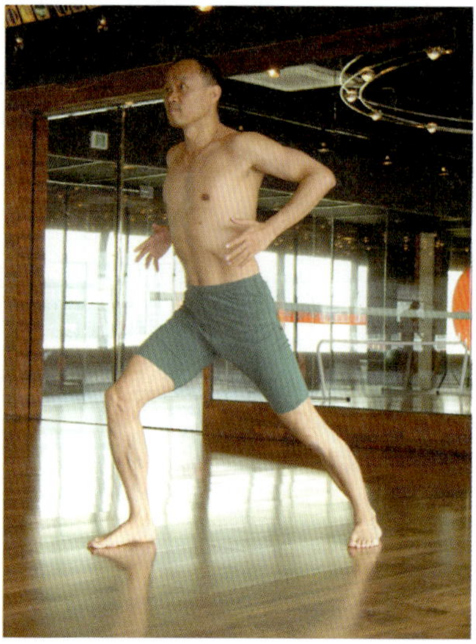

치유기공 2a

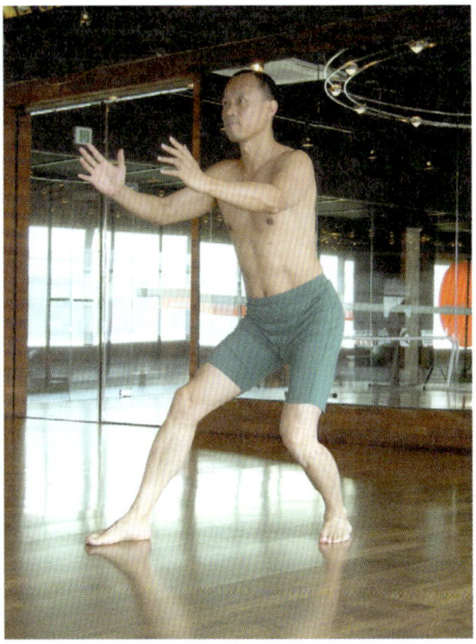

치유기공 2b

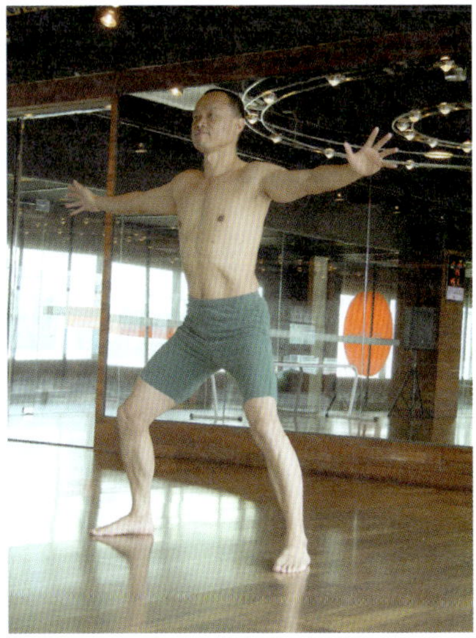

치유기공 3a

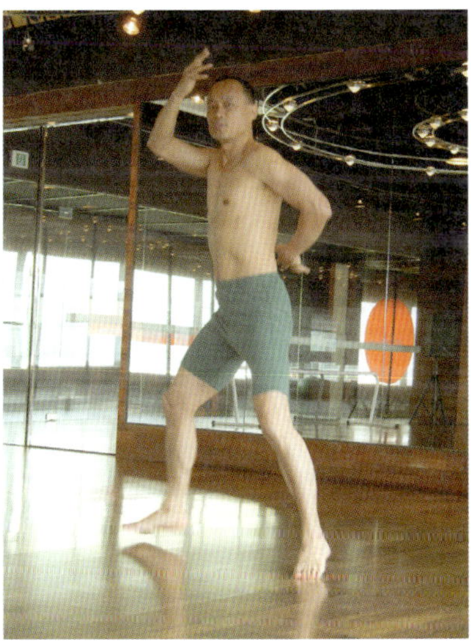

치유기공 3b

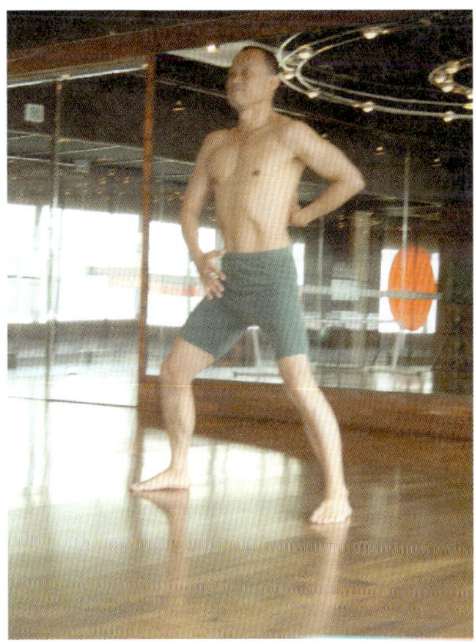

치유기공 3c

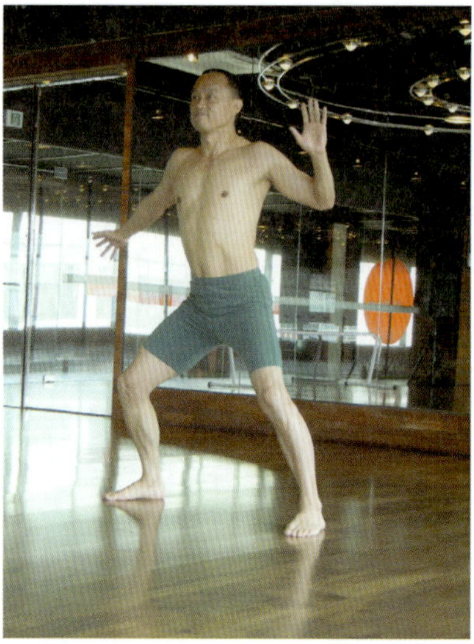

치유기공 3d

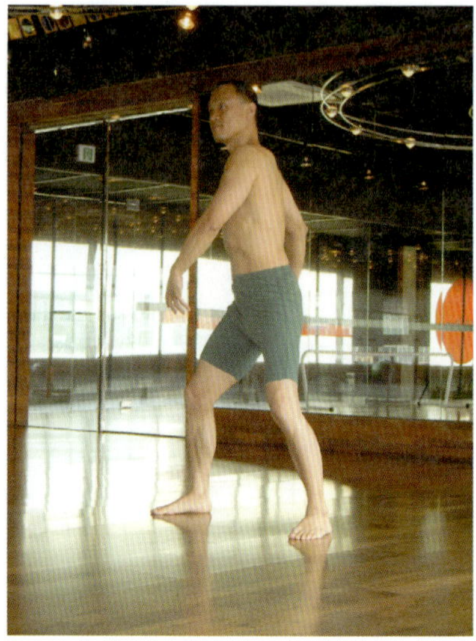

치유기공 4a

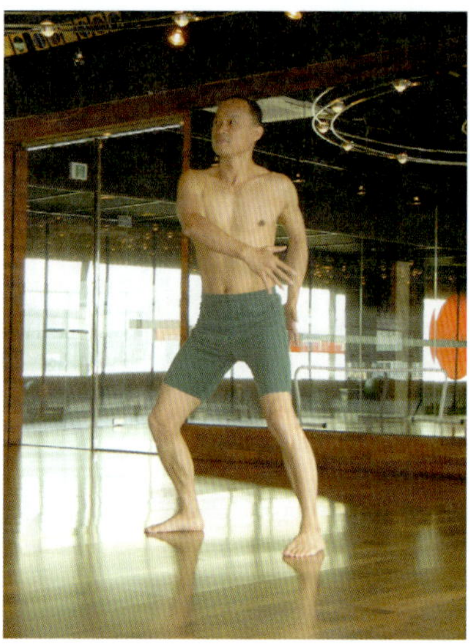

치유기공 4b

수련하기

쾌적하고 공기 좋은 곳에서 여유롭게 몸을 푼다. 필자가 개발한 삼차원 치유기공 6단계를 아래에 소개한다.

❶ **항아리 껴안기**. 항아리를 껴안는 자세로 서서 단전호흡하며 정신통일 한다. 손끝과 손끝을 타고 에너지가 흐른다. 항아리가 우주처럼 확장되어 기운의 장을 형성하고 '나'는 그 안에 서 있다. 큰 나무를 껴안는다고 생각해도 좋다. 도와 합일한다. 합도合道의 우물에서 맑은 기운(淸氣)을 길어 올린다. 그 기운을 활용하여 ❷❸❹의 동작을 한다.

❷ **양손을 종단면(상하전후)으로 돌리자**. 사진과 같이 자세를 취하고 양손을 옆구리를 스치며 돌린다. 이 때 무게중심과 더불어 몸이 앞뒤로 왕복운동한다. 동작과 단전호흡의 리듬을 맞춘다. 양 손바닥에서 기운을 내뿜어 내장을 마사지한다. 이런 방식으로 머리와 골반에도 기운을 넣는다.

❸ **양손을 정단면(상하좌우)으로 돌리며 기운을 뿜어댄다**. 이 때 무게중심과 더불어 몸이 좌우로 왕복운동한다. 기운을 피부와 근골, 내장과 뇌, 조직과 세포에 불어넣는다. 합도의 경지에서 나오는 손동작은 빛 기운을 발한다. "모든 것이 도道로 돌아올 때, 심지어 금덩이라도 그 가치를 잃는다. 그러나 도가 모든 것으로 돌아올 때에, 심지어 조약돌이라도 빛을 발한다."

❹ **양손을 횡단면(전후좌우)으로 돌리며 기운을 뿜어댄다**. 양손을 몸통둘레, 머리둘레, 그리고 다리둘레로 돌리자. 이 때 몸통과 다리를 좌우로 틀어준다. ❷❸❹를 통해 몸의 3차원(가로 세로 높이, 곧 X Y Z 축)이 만들어 내는 기본 면(종단면 정단면 횡단면)에서 고루 기를 불어넣은 셈이다

❺ **항아리 껴안기**. 도道에서 나왔으니 이제 다시 도道로 돌아간다.

❻ **가볍게 걷는다**.

9. 릴랙스기공

이해하기

릴랙스기공은 방송공放松功을 의미한다. 방송放松 = 이완(relax). 우리는 몸에 불필요한 힘을 주고 있다는 사실을 잘 모르는 경우가 있다. 릴랙스기공은 심신을 이완되고 내기內氣를 기르며 상허하실上虛下實(상체는 힘을 빼고 하체는 견실함)을 유지하며, 스트레스성 질환(두통, 무기력, 피곤)과 그 밖의 만성질환 치료에 도움을 준다.

현대 심신의학은 다음과 같은 메커니즘을 발견했다.

① 몸과 마음을 이완(relax)하면 → 뇌에서 베타엔돌핀(β-endorphin)이라는 호르몬이 분비 → 이 호르몬이 신경을 자극 → 온몸이 쾌감을 느끼고 면역력과 신체기능이 활성화된다.

② 반면에, 뇌가 스트레스 정보 입수 → 신경계의 명령 → 호르몬 분비 → 물질대사 촉진(예컨대, 심장박동 · 혈압 · 혈당 상승) → 스트레스 원인에 대응하는 에너지를 공급한다 → 위기상황에 대처하여 도망 또는 싸움(flee or fight)을 선택

이런 현상이 장시간 계속되면 면역력이 저하되고 뇌세포가 파괴되고 해마의 노화가 촉진된다. 해마의 노화는 기억력 감퇴, 기억상실증으로 이어질 수 있다.

릴랙스 기공

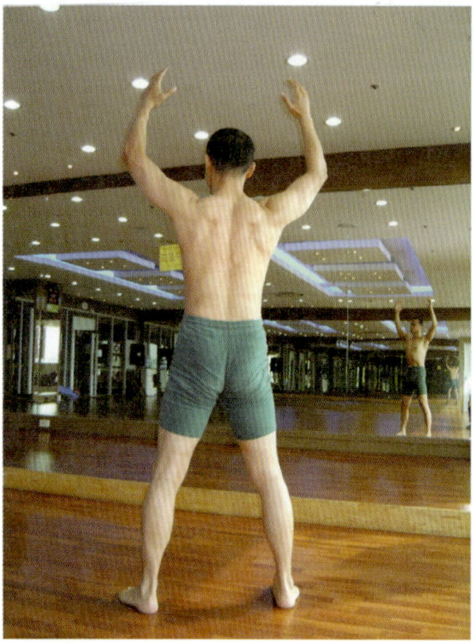

릴랙스기공 1a

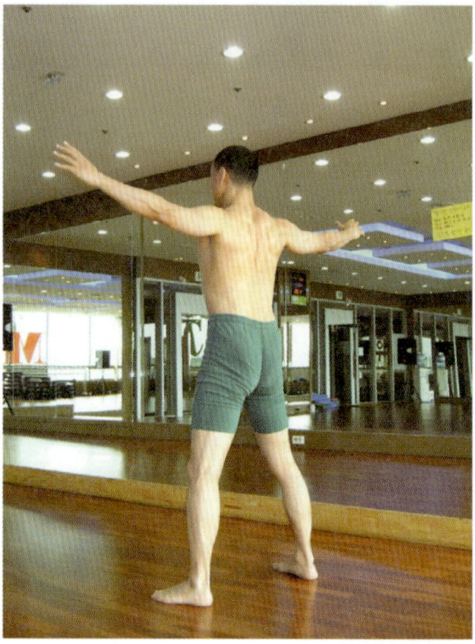

릴랙스기공 1b

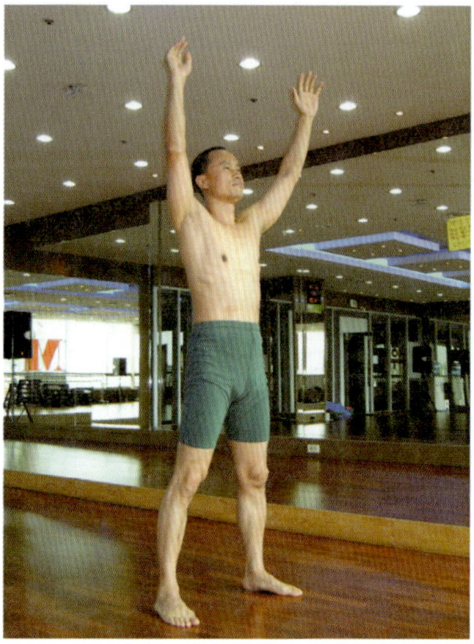

릴랙스기공 2

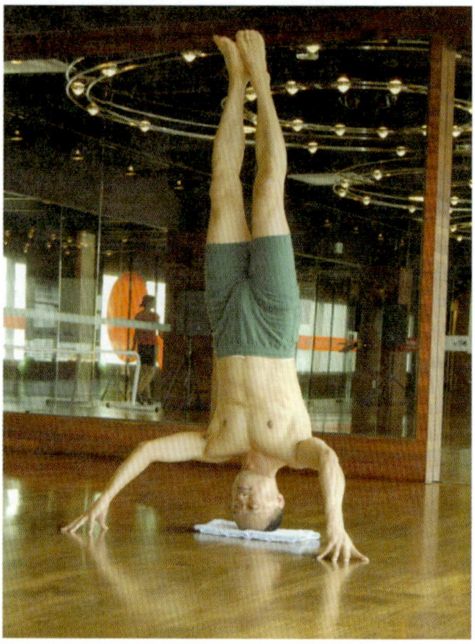

릴랙스기공 3a

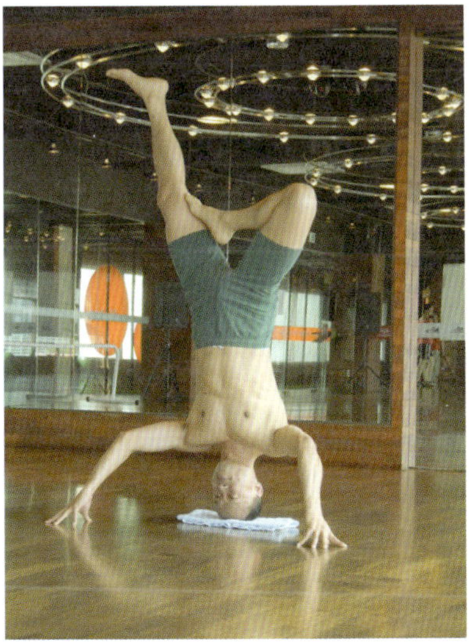

릴랙스기공 3b

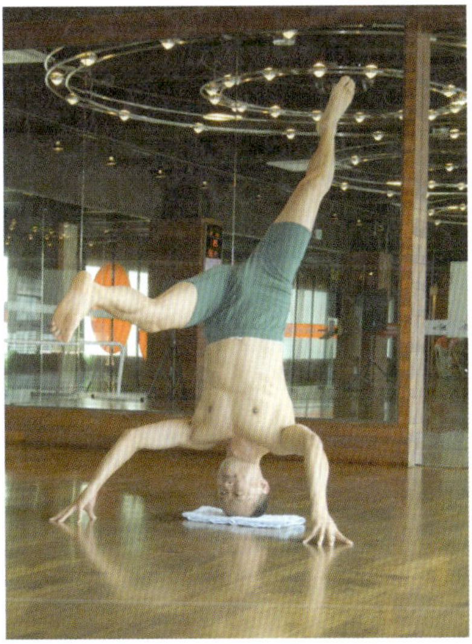

릴랙스기공 3c

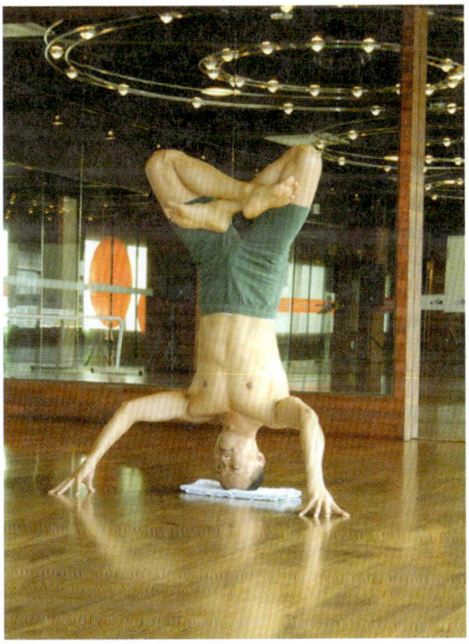

릴랙스기공 3d

수련하기

공기 좋고 쾌적한 곳에서 여유로운 마음으로 몸을 푼다. 심신의 긴장을 풀고 우아한 자태로 균형 있게 선다. 척추를 천지기둥처럼 세운다.

❶ **힘주고 빼기**. 팔을 하늘로 들고 전신에 힘을 주었다 뺀다. 이를 몇 차례 반복한다.

❷ **서서 릴랙스**. 손끝에서 발끝까지 차례대로 릴랙스한다. 머리부터 발까지 차례로 느끼면서 힘을 빼 나가자. 그러면 기력이 차오른다. 몸을 훑어 나가는 선을 따라 기가 흐른다고 의념하자. 천기天氣로 기분 좋게 샤워한다. 마음의 눈으로 몸의 각 부위가 이완하며 기지개켜는 것을 지켜본다.

❸ **물구나무 서서 릴랙스**. 물구나무서서 릴랙스한다. 물구나무서기는 선도, 요가, 그리고 의학에서 매우 중요시하는 자세다. 고혈압이나 눈·코 질환 등이 있는 사람은 물구나무서기가 위험할 수 있다.

도사와 수련생

도사: "10년 걸려야 이 기공을 배울 수 있다네."

수련생: "주야로 쉬지 않고 열심히 배우면 얼마나 빨리 배울 수 있습니까?"

도사: "그러면, 20년 걸려! 서두르지 말게."

"오래 엎드린 새는 반드시 높게 날고 먼저 핀 꽃은 홀로 일찍 떨어진다. 사람도 이런 이치를 알면 가히 초조한 생각을 없앨 수 있다."(채근담)

"발끝으로 서 있는 자는 오래 설 수 없고 황새걸음으로 걷는 자는 오래 걸을 수 없다."(노자)

10. 퇴계기공

이해하기

활인심活人心은 중국 명나라 때 주권朱權(?~1448년)이 지은 책이다. 명나라 태조인 주원장朱元璋의 아들인 주권은 만년에 도가道家에 뜻을 두어 많은 저술을 남겼는데 이중 활인심이 유명하다.

활인심을 퇴계退溪(1501~1570)가 필사해 활인심방活人心方이라는 제목을 붙였다. 학문에 몰두하다가 쇠약해진 퇴계는 심신수련을 통해서 건강을 회복하고 그 당시 천수天壽라고 할 수 있는 70세까지 향수했다. 조선의 선비들은 호흡법, 도인법道引法, 양생법 등을 활용했다.

활인심방 서론에는 다음과 같은 말이 있다. "성인聖人은 병들기 전에 다스리고 의원은 병이 난 후에 고친다. 전자를 심치 또는 수양이라 하고 후자를 약이藥餌라 한다. 다스리는 법이 이와 같이 두 가지이나 병의 근원은 모두가 마음에서 비롯된다. 마음이 고요하면 모든 일에 태연하고 맥박이 활발하나, 고요치 못하면 기혈의 흐름이 고르지 못하고 탁하여 백병의 원인이 된다." 이러한 말이 동의보감에도 나온다.

독서토론

『활인심방(퇴계선생 건강법)』(이동한 편역)의 목차는 다음과 같다. 1. 마음이 편안하면 병이 없다. 2. 좋은 생활 습관에 건강이 있다. 3. 마음을 편안하게 하는 보약. 4. 덕은 참는데서 온다. 5. 새벽에 일어나야 건강하다. 6. 심이 정을 잘 다스리면 병이 없다. 7. 나는 대자연과 하나다. 8. 소리에 신비한 힘이 있다. 9. 운동으로 내장을 튼튼히 한다. 10.침을 삼키면 오래 산다. 11. 기를 먹으면 늙지 않는다. 12. 음식으로 몸을 보양하는 방법.

수련하기

기공 또는 기체조라고 할 수 있는 도인법導引法은 기를 이끌고 근골을 늘줄이는 방법이다. 활인심방의 도인법을 필자가 업데이트하여 아래와 같이 정리했다.

❶ **이 마주치기 (36회)**. 첫 번째 그림을 참조하자. ① 책상다리로 편안하게 앉아서 몸을 전후좌우로 움직이며 푼다. 눈을 감고 마음을 가다듬어 편하게 앉아 숨결과 마음을 가다듬는다. 한동안 고요하게 있다가 두 손으로 뒤통수를 감싸고, 윗니와 아랫니를 부드럽게 서른여섯 번 마주친다. 치아를 자극하면 뇌가 좋아지고, 신장과 허리를 강화한다. ② 잠시 숨을 고른 뒤에 '혀 젓기'를 하자. 혀(赤龍)를 입안에서 휘저어 이의 구석구석을 닦아내듯 서른여섯 번 돌린다. 침이 입안에 고이면 세 번에 걸쳐 삼킨다. 침은 비장과 신장의 정기가 모인 것으로서 오장육부의 정기를 견실하게 한다.

❷ **천주天柱혈 잡고 팔 흔들기**. 두 번째 그림을 참조하자. 한 손으로 반대편 팔의 천주혈(손목이 접히는 부분 중앙에서 안쪽으로 2~3cm 떨어진 곳)을 잡고, 잡힌 팔을 당기면서 고개를 반대편으로 돌린다. 이를 24회 반복한다. 좌우 교대로 24회 반복한다.

❸ **폐기악수열閉氣握手熱**. 세 번째 그림을 참조하자. 숨 멈추고 주먹을 뻗어 올리고 열을 느끼자 손을 내린다. 이어 두 손을 꽉 쥐고 하늘로 올린

뒤 화끈한 느낌이 들 때까지 흡-지-호-지 호흡을 계속 반복한다. 폐기(숨 멈추기, 지식)하는 시간이 조금씩 길어지면 손에 열기를 느낄 수 있다.

❹ **정문 주무르기**. 4번째 그림을 참고하자. 허리 뒤쪽 신장주변이 정문精門이다. 두 손을 뒤로 돌려 이 부위를 서른여섯 번 주무른다. 그 후 숨을 죽여 폐기閉氣한다. 이어 단전으로 화기火氣를 내려 보내 열기를 돌게 한다. 코로 서서히 새 기를 들이마시고 폐기했다가 열기를 단전으로 내려 보내고 날숨 쉰다. 이를 반복한다.

❺ **좌우 어깨를 움직이기**. 5번째 그림을 참고하자. ① 머리를 숙이고 한쪽 팔을 뒤로 돌려 손을 주먹 쥐어 허리에 댄다. 어깨를 올렸다 내리면서 흔들기를 서른여섯 번 한 뒤 팔을 바꿔 반대쪽 어깨를 다시 서른여섯 번 오르내린다. 동작을 마치면 화기를 단전에 몰아넣는 호흡을 하며 정신을 가다듬는다. ② 두 팔을 모두 허리 뒤로 돌려 주먹을 쥔다. 두 어깨를 동시에 올렸다 내리며 흔들기를 서른여섯 번 계속한다. 동작을 마치면 역시 폐기하며 단전에 화기를 몰아넣으며 정신을 가다듬는다.

❻ **손깍지 끼어 올리기**. 6번째 그림을 참고하자. 두 손을 깍지 끼어 위로 추켜든다. 하늘을 떠밀어 올린다는 기분으로 높이 올린다. 이때 자세가 삐뚤어지지 않게 한다. 이 같은 동작을 수차례 반복한다.

❼ **머리 숙여 발 잡기**. 7번째 그림을 참고하자. 머리를 숙여 허리를 구부리고 두 손으로 한 쪽 발바닥 중심부를 잡아 끌어당긴다. 여러 차례 반복한다. 다른 쪽 발바닥도 잡아 끌어당긴다. 여러 차례 반복한다. 정좌하여 '혀 젓기'를 하고 명상한다.

퇴계기공

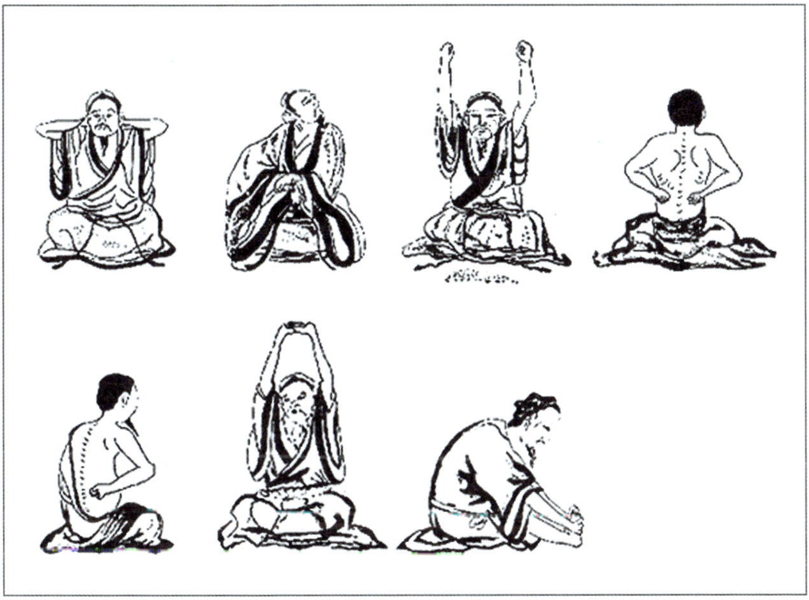

위의 체조는 좌식으로 되어 있어 노약자도 하기 좋다. 좌식에 익숙해진 후에 입식으로 위의 동작을 해보자. 7번째 동작은 한 쪽 다리로 서서 다른 쪽 다리를 뻗어 올려 실시한다.

TV 드라마 "대장금"에서, 장금(이영애)이 활인심방의 양생술로 중종을 단련시키는 장면이 나온다.

11. 뇌공 腦功

이해하기

기공은 기수련을 의미하고, 뇌공은 필자가 만든 말로서 뇌수련을 의미한다. 뇌공은 몸과 마음을 맑고 밝게 한다. 한의학과 기공은 하단전이나 5장 6부에 대한 관심은 많았으나, 뇌(또는 상단전)에 대한 관심은 비교적 적었다. 뇌와 기는 심신을 연결하고 그 신비를 푸는 열쇠다.

진동 뇌공은 초끈이론의 뒷받침을 받는다. 초끈이론에 의하면 세상은 진동하고 있다. 궁극의 입자는 점이 아니라 진동하는 매우 작은 끈, 곧 초 미니 끈이다. 초끈의 지름이 1031분의 1㎝보다 작다. 고무줄 같은 이 끈의 진동을 조절하면 어떤 물질이나 힘(물리학의 4대 힘: 중력, 전자기력, 강력, 약력)도 만들 수 있다. 기타 줄의 진동이 소리를 내듯이, 초끈의 진동에 따라 다양한 입자와 힘이 나타난다. 우주는 초끈의 진동이 연출하는 교향곡이다. 초끈이론은 미시세계가 진동하고 있으며, 거시세계와 중시세계도 에너지와 소립자의 미세한 진동과 울림으로 연결되어 있음을 일관된 논리로 밝히려 하고 있다.

이러한 초끈이론은 물리학의 3가지 틀(paradigm)을 통합하려는 대통합이론(Grand Unified Theory of Everything) 중의 하나로 중시되고 있다. 물리학의 3가지 틀은 다음과 같다. ① 중시세계(messo-world)를 다루는 뉴튼 역학, ② 거시세계(macro-world)를 다루는 상대성이론, ③ 미시세계(micro-world)를 다루는 양자론.

수련하기: 진동 뇌공

진동 뇌공

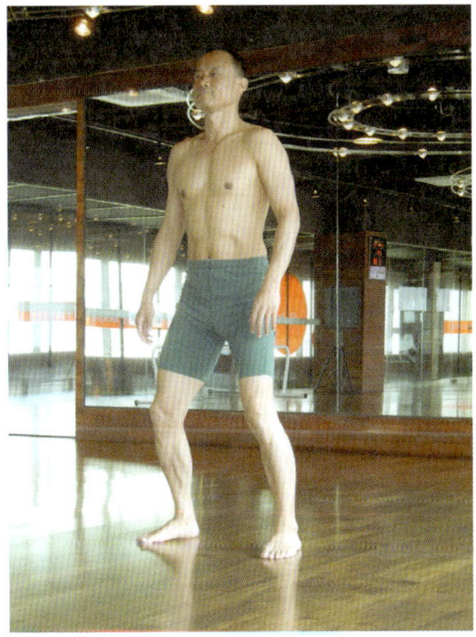

❶ **자연스럽게 선다**. 단전호흡하며 조기調氣(기를 조율함)하고 조뇌調腦(뇌를 조율함)한다. 곧 임독유통과 수승화강水昇火降(신장부위의 수기는 머리로 올라가고 머리와 가슴의 화기는 배로 내려옴)을 통해서 두한족열頭寒足熱(머리는 서늘하고 발은 따뜻함)을 느낀다.

❷ **몸짓 진동**. 상체의 힘을 빼고 두 무릎을 적당히 구부렸다가 펴기를 반복하며 몸 전체를 흔든다. 이 단순한 동작을 반복하면 진동이 온 몸에 퍼져나간다. 뇌세포를 구성하는 원자 안의 초끈(super string)이 한복 옷고름처럼 운치 있게 나부끼면서 '새 창조 교향곡'을 연주한다.

❸ **소리 진동**. 걸으면서 '아~~~' 하며 소리 낸다. 소리파동이 얼굴전체와 두강을 울리며 흉강, 복강, 골반강, 그리고 척수강으로 울려 퍼진다. 몸을 구성한 원자 속의 거대한 공간이 공명하며 모두가 제 자리를 잡아가며 어울린다.

실제로 원자의 대부분은 허공이고 그 허공의 극소 부분을 원자핵과 전자가 채우고 있다. 전체적으로 우주는 99.9999% 이상이 진공이다. 미시세계의 진동은 우주의 진동으로 이어진다. 온 세상이 아카펠라(*a cappella*, 무반주)로 노래하는 가운데 뇌가 열리며 우아일여宇我一如를 체험한다.

독서토론 유뇌론 vs. 심신상관론

다케시는 『유뇌론唯腦論』(1998)에서 모든 것은 뇌로부터 나온다고 주장하며 유심론唯心論도 유물론唯物論도 아닌 유뇌론을 설파한다. 행동주의심리학자는 행동을 통해서 마음을 연구하지만, 다케시는 뇌연구를 통해서 마음과 행동을 추측 설명한다. 마음과 사회는 모두 뇌의 기능이고, 세계는 뇌의 산물이다. 도시는 전형적인 뇌의 산물인 '뇌화腦化사회'다.

유심론, 유물론, 또는 유뇌론은 각각 진리의 일면을 보여주지만, 이 셋은 모두 '환원주의(reductionism)'라는 오류에 빠진다. 균형 잡힌 심신상관론을 발달시키면 어떨까?

12. 뉴로빅스

이해하기

뉴로빅스(neurobics)는 신경운동을 의미한다. 뉴로빅스는 뇌를 비롯한 신경을 깨우고 나아가 마음을 깨운다. 카츠와 루빈은 『당신의 뇌를 활기차게 유지하라: 83가지 신경운동(Keep Your Brain Alive: 83 Neurobic Exercises)』(1998)을 썼다. 카츠 교수는 듀크대학교 메디컬센터 에서 신경생물학(neurobiology)을 가르친다.

뉴로빅스는 건망증을 치유하고 기억력을 증진시키며 뇌를 활기차게 한다. 뉴로빅스는 뉴로트로핀즈(neurotrophins)라는 자연 성장 요소들(natural growth factors)을 방출시키고 뇌의 건강수준을 증진시킨다. 판에 박힌 일이나 일상의 과정을 탈피하는 것과 5감을 새롭고 예기치 않게 쓰는 것만큼 뇌를 쉽게 자극하는 것도 드물다. 뇌에 새로운 회로를 열 때마다, 그것은 마치 고통 없이 마음의 윗몸일으키기를 일 라운드 하는 것과 같다.

수련하기

카츠와 루빈의 뉴로빅스를 필자가 편집・가필하여 아래에 소개한다.

❶ 아침에 일어나서 익숙하지 않은 방식으로 행동하자. 오른손잡이는 왼손으로 이빨을 닦고, 빗질한다. 나이프와 포크를 양손에 바꿔서 잡는다.

한국 사람은 왼손으로 숟가락질하고 오른손으로 젓가락질해도 좋다. 눈감고 촉감으로 수도꼭지를 틀고 비누를 찾고 세수하자.

❷ 차 안에 들어가지 전에 눈을 감고 차 안에 들어가서 차 열쇠로 시동을 걸어라.

❸ 하루의 시작과 끝을 평소와 다르게 하라.

❹ 출퇴근길에, 일터에서, 그리고 시장에서 일상의 과정을 깨라. 예컨대, 안 다니던 길로 출퇴근해보라. 익숙한 길과 작별한다.

❺ 책상 위 벽에 사진이나 그림을 거꾸로 달아놓는다. 세상을 다르게 보는 방식을 익힌다.

❻ 여행한다. 여행체험은 통째로 먹는 두뇌영양소다. 새로운 언어 음식 잠자리 풍경 등을 만난다. 낯 선 사람에게 말을 건다. 참신한 자극에 뇌가 활성화되고 생각의 스펙트럼이 확장된다. 좁은 마음이 열린다. 짜증스러운 상황에서도 여유가 생긴다. 도랑이 아닌 바다 같은 마음을 갖는다.

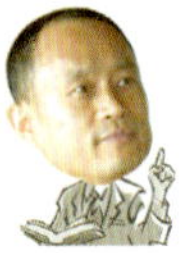

연구과제

뇌에 대한 연구는 20세기 후반부터 폭발적으로 증가하여 많은 성과를 거두었으나 아직 뇌에 대해 아는 것보다 모르는 것이 훨씬 더 많다. 그리고 뇌 안의 영양공급, 전기화학반응, 호르몬, 뇌파 등이 어떻게 마음의 작용을 일으키는지는 여전히 경이로운 수수께끼다. 이러한 수수께끼는 뇌와 마음을 상큼하게 자극한다.

13. 뇌 체조 brain gym

이해하기

체조가 근력을 증진시키듯이 뇌 체조나 뇌 운동은 뇌력(brain power)을 증진시킨다. 『좋은 뇌를 더 좋게 만들기: 최적의 마음 수행을 성취하고 유지하기 위한 아멘의 클리닉 프로그램(Making a Good Brain Great: The Amen Clinic Program for Achieving and Sustaining Optimal Mental Performance)』(2005)를 지은 아멘에 의하면, 뇌는 당신이 거주하는 곳이다. 뇌는 사랑하기, 살기, 존재하기, 배우기, 생각하기, 일하기 등의 장소이다. 뇌는 3파운드지만 몸 전체가 소비하는 에너지의 30%를 소비한다. 뇌는 잘 쓰면 평생 발전한다. 참고로, 1파운드 ≒ 453.592그램.

뇌는 몸의 일부로서 신경망을 통해서 몸 전체와 연결되어 몸을 하나의 유기체로 통합한다. 곧 다음과 같은 순환작용이 일어난다.

뇌, 감각 그리고 운동 (I)

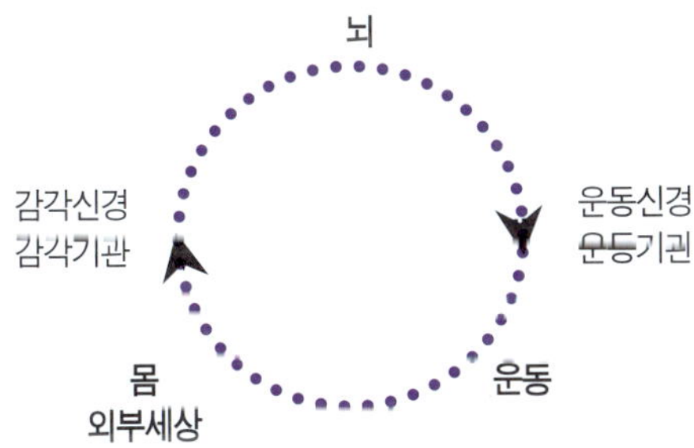

운동신경과 감각신경을 통하여 뇌를 신선하게 자극하면 뇌세포가 활기차진다. 외부세상은 오감감각신경을 통해서 뇌에 전달되고, 운동은 그 움직임이 심부감각신경, 내장감감신경, 그리고 평형감각신경을 통해서 뇌에 전달된다. 몸의 좌우측을 모두 움직이는 협응동작을 하면 좌뇌와 우뇌가 협응하게 되어 전뇌(whole brain)운동이 된다. 좌뇌는 몸 우측(예컨대, 오른팔)의 운동을, 우뇌는 몸 좌측(예컨대, 왼팔)의 운동을 조절한다.

참고로, 몸짓명상에서는 운동신경이, 감각명상에서는 감각신경이, 그리고 호흡명상에서는 운동신경과 자율신경이 많은 역할을 한다. 뇌를 비롯한 중추신경은 몸·숨·감·맘 명상에서 중심적 역할을 한다.

수련하기

❶ 뇌 건강(brain health)은 물리적 외상, 정서적 상처, 마약, 질병, 건강치 못한 식습관 등에 의해서 쉽게 망가진다. 축구공을 머리로 받는 것은 뇌에 충격을 주기 때문에 피하라. 뇌를 독성물질(마약, 담배 등)로부터 지켜라. 고도로 가공된 식품을 피하라. 물과 영양을 잘 섭취해야 뇌세포가 생생하게 살아난다. 적절한 영양과 산소 공급은 뇌를 건강하게 하고 기억력, 집중력, 사고력을 높인다.

❷ 뇌는 잘 사용하면 평생을 두고 발달하고 더 좋아진다. 근육과 마찬가지로 뇌도 '사용하라 아니면 잃는다(Use it or lose it)'라는 법칙을 따른다. 창의적인 일을 하라. 새로운 것을 할 때 뇌는 새로운 신경연결을 형성하며 뇌력(brain power)을 증진한다. 또한 예술 감상과 창작은 감각·운동 신경과 뇌를 아름답게 변화시킨다.

❸ 뇌는 하나의 물리적 기관(a physical organ)이다. 새로운 신체적 기술(skill)을 배우면서 뇌와 몸의 연결을 강화할 때, 뇌는 상당한 자극을

받는다. 특정 운동을 꾸준히 해 왔다면 당신은 그 운동에 대한 뇌의 길(brain pathways)을 이미 건설했고 그 효과는 이미 얻은 셈이다. 이제 새로운 운동을 하여 더 많은 뇌의 길을 건설하라. 뇌의 활성화는 마음의 활성화로 이어진다.

❹ **전뇌**全腦 **운동**. 좌뇌는 몸 우측의 운동을 담당하고 우뇌는 몸 좌측의 운동을 담당한다. 따라서 몸의 좌우측을 동시에 움직이면 좌우뇌가 동시에 운동한다. ① 왼쪽 손으로 원을 그리고 오른쪽 손으로 사각형을 그린다. ② 왼손으로 8자를 그리고 오른 손으로 ∞(수학에서 쓰는 무한대 기호)를 그리자. ③ 양손을 합장하여 8이나 ∞를 그린다. 이 때 머리나 골반 등이 따라 움직여도 좋다. 다음의 책들을 참고하자. 『뇌 체조: 전뇌 학습을 위한 간단한 동작들(Brain Gym: simple activities for whole brain learning)』(1992), 『뇌 체조(교사용), Brain Gym(Teacher's Edition)』(1989).

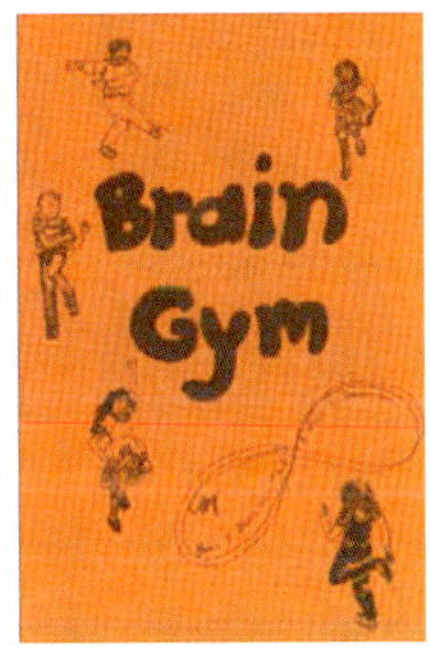

『뇌 체조(Brain Gym)』

다양한 직 · 곡선, 도형, 상징, 그림 등을 좌우 손발로 허공이나 땅에 그리자.

❺ **뇌 체조와 휴식**. 중용지도를 따르자. 뇌는 적절한 자극을 필요로 하지만, 너무 많거나 강한 자극은 뇌를 피로하게 한다. 근육처럼 뇌도 휴식을 필요로 한다. 뇌 체조와 휴식은 명상을 위한 적절한 뇌를 만든다. 그리고 뇌 체조를 일심으로 하면 그 자체가 명상이 된다.

무한대 그리기 - 양손합장으로

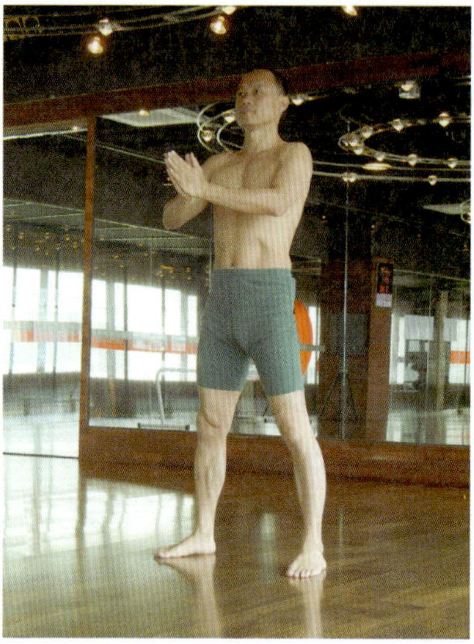

무한대 그리기 1

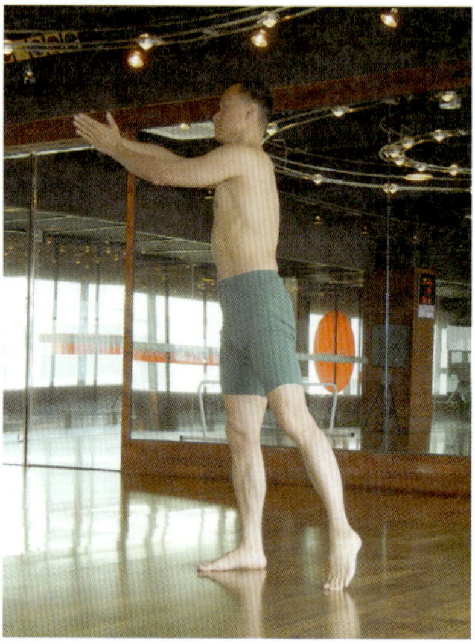

무한대 그리기 2

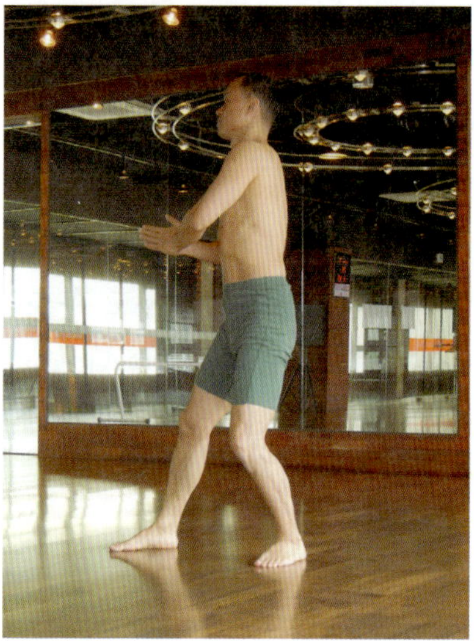

무한대 그리기 3

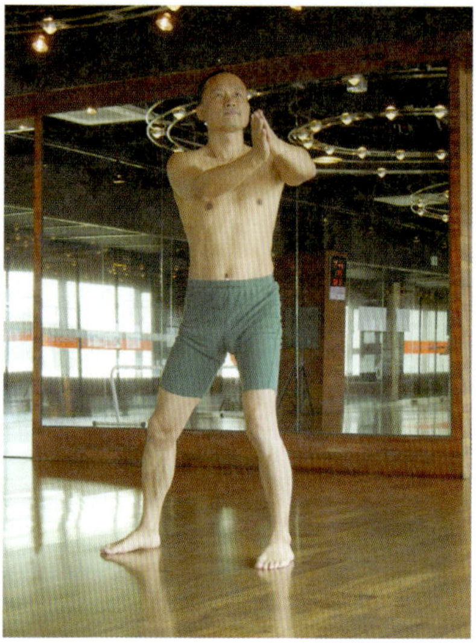

무한대 그리기 4

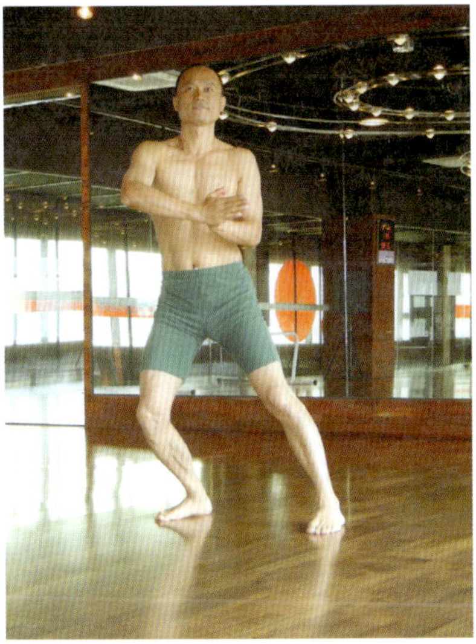

무한대 그리기 5

14. 브레인로빅스

이해하기

브레인로빅스(brainrobics=brain+robics)는 필자가 만든 용어로서 '뇌 운동'을 뜻한다. 이는 뉴로빅스, 브레인빌딩(brain building), 뇌 체조(brain gymnastics) 등을 포함하는 포괄적 개념이다. 브레인로빅스는 뇌를 비롯한 신경계에 참신한 자극과 휴식을 주어 뇌를 깨워 양육하며 신경계의 네트워킹을 강화한다. 뇌가 깨어나면 마음도 깨어나고, 뇌가 양육되면 깨달음도 자라난다.

신경계는 몸의 10 시스템(system) 중의 하나다. 신경계는 다음과 같이 구성되어 있다. 신경계 = 중추신경계(뇌, 척수) + 말초신경계(체성신경계, 자율신경계). 뇌 = 대뇌 + 뇌줄기(간뇌, 중뇌, 뇌교, 연수) + 소뇌. 체성신경계 = 감각신경계(감각정보를 뇌에 전달) + 운동신경계(뇌의 운동명령을 운동기관에 전달). 자율신경계 = 교감신경계(주로, 긴장반응) + 부교감신경계(주로, 이완반응).

뇌는 신경계의 중심이다. 뇌는 온몸을 관장하는 사령탑으로서 매순간 생명·정신활동이라는 총체적인 신비를 연출하며 스스로 진화하고 세상을 개벽해왔다. 둥근 우주를 닮은 뇌는 광대한 우주만큼이나 신비하다. 사람의 뇌는 저마다 자신의 세계관을 담고 있으니, 뇌마다 하나의 세계다.

뇌에는 수많은 뉴런(neuron, nerve cell, 신경세포)이 연결되어 있다. 뉴런은 ① 신경세포체(cell body), ② 신경섬유(nerve fiber) 또는 축색(axon), ③ 수상돌기樹狀突起(나무 모양의 돌기, dendrite)의 3부분으로 되어 있다. 뉴런은 시냅스(synapse, 신경접합부)라는 특수한 구조를 통해 서로 정보를 나눈다. 보통 한 뉴런의 신경섬유가 이웃세포의 수상돌기나 신경세포체와 두 종류의 시냅스를 형성한다. ① 전기적 시냅스는 비교적 속도가 빠르고, ② 화학적 시냅스는 다양한 종류의 반응을 유도할 수 있다.

뉴런은 그 기능에 따라 3가지로 나누어진다. ① 감각뉴런(구심성 뉴런, afferent neuron)은 감지, ② 개재뉴런은 통합, ③ 운동뉴런(원심성뉴런, efferent neuron)은 반응에 관여한다.

뇌는 뉴런의 연결이 활기차고 다양해질 때 좋아진다. 신경계의 활발한 운동은 산소공급과 혈액순환을 촉진하며 포도당을 소비하여 다이어트 효과도 선물한다. 신경계는 몸 전체에 뻗어있다. 건강한 뇌와 신경계는 몸을 건강하게 조율한다.

수련하기

❶ **뇌를 깨우는 삶**. 삶이 있는 곳에 뇌활동이 있고, 뇌활동이 있는 곳에 삶이 있다. 평소에 유쾌한 언행심사와 더불어 건강한 리듬으로 생활하며 쾌식 쾌변 쾌면 하자. 의식동원醫食同源이다. 식탁 위에 명상혁명이 있다. 좋은 음식이 좋은 뇌와 마음을 만든다. “음식으로 고치지 못하는 병은 의사도 고치지 못한다.”(히포크라테스) 뇌는 오장육부에서 영양(물질과 에너지)를 공급받아 사용하는 소비기관이다. 명상 때에도 뇌세포에 포도당이 안정적으로 공급돼야 하기 때문에 굶지 말자. 뇌 운동과 휴식은 균형을 이루어야 한다. “잠은 삶이라는 축제의 가장 중요한 밑거름이다.”(셰익스피어) 잘 자야 잘 깨어 있을 수 있다.

❷ **뇌를 깨우는 몸짓**. ① 다양한 운동을 하자. ② 신필身筆기공을 하자. 곧 심기心氣를 모아 손을 붓처럼 움직여 허공에 글을 쓰거나 그림을 그린다.

③ 악기를 연주하자. 피아노도 좋고 기타도 좋다. "손은 밖으로 나온 뇌다."(Kant) ④ 얼굴표정을 다양하게 짓자. 내가 웃으면 뇌도 웃는다. 다양한 표정은 뇌를 유연하게 한다. 뇌가 즐거우면 얼굴도 즐겁다. 얼굴은 뇌를 비추는 전광판이다.

❸ **뇌를 깨우는 호흡**. 숲에서 걷고 숨쉬고, 노래하고 춤춘다. 또한 뇌가 수축팽창하며 숨과 기운을 들이쉬고 내쉰다고 상상한다. 뇌가 아름다운 몸짓으로 에어로빅 춤을 춘다고 상상한다.(참고, 『뇌 만드는 사람들(Brain Builders)』)

❹ **뇌를 깨우는 감각**. 적당한 감각자극은 뉴런간의 연결고리인 시냅스의 수를 늘리고 시냅스에서 신경전달물질이 잘 분비되고 전기신호가 잘 전달되게 한다.
다양한 방식으로 세상을 체험하자. 같은 길이라도 시야와 시각을 달리하면 새로운 풍광을 볼 수 있다. "책상 위에 선 이유는 사물을 다른 각도에서 보려는 거야."(영화 '죽은 시인의 사회' 중에서) 안 다니던 길로 다녀보고, 미술관, 박물관, 콘서트, 고궁, 시장, 백화점 등을 방문하자. 별을 보라. 성성적적星星寂寂한 경지가 거기에 있다. 천문대를 방문하여 밤하늘을 보면 은하수, 목성, 달 등의 경이로움이 흘러넘친다. 향기롭고 아름다운 꽃을 이용하여 자신의 감정을 씻어내고 자연적 뇌력(natural brain power)을 회복하자. 꽃은 주의집중, 기억, 생각 등을 활발하게 한다. 바디스캐닝(body scanning)으로 집중력과 주의력을 날카롭게 하자. 그림으로 마음을 고요하게 하고 소리 목욕(sound bath)으로 뇌를 이완하자.(참고, 『뇌 만드는 사람들』)

❺ **뇌를 깨우는 마음**. 맑고 밝고 따뜻한 마음을 지니자. 다양한 사람들을 만나 대화하고 토론하자. 학문간 교류와 통합교과적 사고는 막힘이 없는 뇌회로를 형성한다. 언어와 이미지, 과학과 예술, 역사와 상상을 통합하자. 뇌와 대화하는 상상을 하자. 뇌를 사랑스럽게 바라보며

각 부분의 이름을 부르고 그 기능에 감사하며 기능향상을 암시하고 믿는다.
질문하자. 계속 질문하고 새롭게 질문하자. 이와 더불어 문학과 예술 작품을 창작하고, 새 이론을 고안하고, 과학적 발명을 하고, 더 낳은 새 사회와 문화를 건설하자. 오늘부터 창조적 의식주 생활을 하자. 현대의 주방은 실험실을 방불케 하는 최첨단장비를 갖추고 있다. 이들을 활용하여 라면을 넘어 세계 각국의 음식을 창조하자. 요리는 우주를 밥상에 담는 사랑의 지휘이며 총체적 예술이다.

❻ **뇌와 명상**. 위와 같은 브레인로빅스를 통해서 뇌와 마음이 깨어나고 건강해졌다. 브레인로빅스 자체가 명상이 될 수 있다. 또한 브레인로빅스를 통해서 뇌는 더 나은 명상을 위한 준비를 완료했다. 자, 이제 명상으로 하루를 시작하자. 뇌가 당신에게 미소 짓는다.

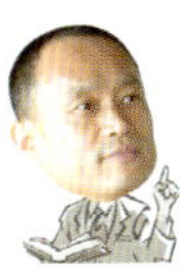

명상과 신경계

브레인로빅스의 정점은 바로 명상이다. 각 명상에 따라 특히 활동이 많은 신경과 몸의 계는 다음과 같다.

명상, 신경계, 그리고 몸의 10계(system)

<table>
<tr><th>명상의 종류</th><th>뇌를 비롯한 신경계</th><th colspan="2">몸의 10계 중 관련되는 계</th></tr>
<tr><td>몸짓명상</td><td>중추신경 + 운동신경</td><td>근골계</td><td rowspan="5">신경계
호흡계
순환계
소화계
내분비계
비뇨계
피부계
생식계</td></tr>
<tr><td>호흡명상</td><td>중추신경 + 운동신경 · 자율신경</td><td>호흡계, 근골계</td></tr>
<tr><td>감각명상</td><td>중추신경 + 감각신경</td><td>신경계</td></tr>
<tr><td>마음명상</td><td>중추신경 (뇌, 척수)</td><td>신경계</td></tr>
<tr><td>생활명상</td><td>모든 신경계</td><td>모든 계</td></tr>
</table>

PART
2

호흡명상

도입: 호흡이란?

1. 호흡의 의미

생명체는 환경과 물질·에너지를 주고받으며 살아간다. 호흡은 생명체가 환경과 기체를 주고받는 일이다. 산소는 천지간에 충분한 대신 몸 안에는 몇 분 쓸 정도만 저장된다. 바른 호흡법으로 하늘식탁에 차려진 공기라는 자유재自由財를 마음껏 섭취하자. 호흡은 즐거운 알짜배기 건강법이다. 호흡조절은 → 산소공급과 더불어 마음조절 → 뇌를 비롯한 신경계조절 → 오장육부와 근골 조절로 이어진다.

2. 호흡의 역사

호흡의 역사는 오래다. 수십억 년 전에 식물이 지구상에 등장했다. 녹색식물은 광합성작용을 하면서 이산화탄소를 마시고 산소를 뿜어내는 호흡을 했다. 녹색식물의 축하를 받으며 동물이 지구에서 살기 시작했다. 수생생물의 아가미 호흡으로부터 포유동물의 허파호흡까지 오는 데는 긴 세월이 걸렸다. 식물과 동물의 호흡은 원시시대부터 지속되어온 상생관계요 찰떡궁합이다. 왜냐하면 식물이 발산한 산소를 동물이 마시고 동물이 발산한 이산화탄소를 식물이 마시기 때문이다.

3. 생태계의 호흡 메커니즘

호흡의 주체는 동물과 식물이고 호흡의 객체는 산소와 이산화탄소다.

사람과 식물의 상생

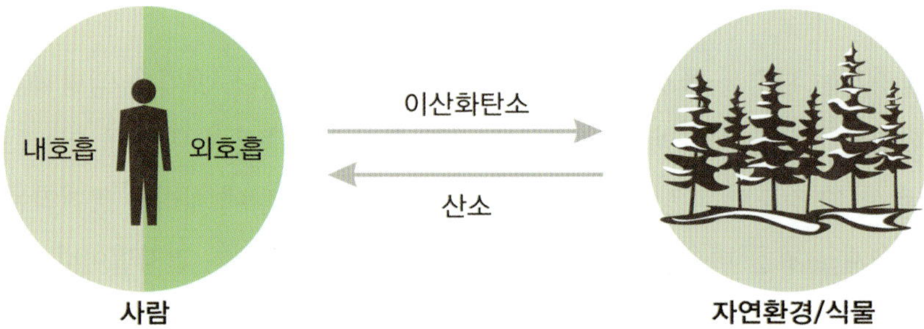

단전호흡은 산소와 더불어 기를 마신다. "태초는 기氣의 시작이요 태시는 형形의 시작이다."(『열자列子』) 기는 에너지(energy)의 총체요 형은 물질(matter)의 총체다.

4. 호흡 목표와 진행과정

호흡의 일차적 목표는 산소섭취이며 궁극적 목표는 에너지 획득이다. 곧 호흡을 통해 산소가 세포에 공급되고 세포내에서는 산소와 영양소가 만나서 다음과 같은 이화작용異化作用이 일어난다.

영양소 + 산소 → 이화된(분해된) 물질 + 이산화탄소 + 에너지

외호흡의 진행과정은 다음과 같다.

에너지(영양소) → 호흡근육의 수축이완 → 배와 갈비뼈의 수축팽창 → 폐의 수축 팽창 → 날숨과 들숨

폐에는 근육이 없기 때문에 스스로 운동할 수 없고 늑간근肋間筋, 횡격막, 복근 등의 도움으로 운동한다. 늑골의 안팎에 붙은 늑간근(내·외늑간근조)이 늑골을 조절한다.

외호흡과 내호흡의 진행과정은 다음과 같다. 공기가 외부에서 폐 속으로 들어감 → 산소가 혈액으로 이동 → 혈액이 산소를 온몸에 운반 → 산소가 세포로 들어가고 세포는 이산화탄소를 배출 → 혈액이 이산화탄소를 폐로 운반 → 이산화탄소가 혈액에서 폐로 이동 → 폐에서 외부로 공기를 배출. 이 중 세포에 의한 산소의 섭취와 이산화탄소의 배출과정이 내호흡內呼吸이고, 폐에서 일어나는 산소와 이산화탄소의 교환이 외호흡外呼吸이다.

5. 호흡의 종류

호흡은 외호흡과 내호흡으로 나뉜다. 내호흡은 세포호흡 또는 조직호흡이라고도 불린다. 외호흡은 호흡근육(횡격막, 늑간근, 복근)과 보조호흡근육(사각근 흉쇄유돌근 등)의 수축·이완의 길이, 시간, (가)속도, 강도 등을 조절하기에 따라 다양하게 나타난다.

6. 호흡과 명상

호흡명상이란 호흡을 통한 명상이다. 바른 자세와 호흡에 마음을 실으면 명상의 차원이 열린다.

호흡은 마음의 체온계(thermometer)이면서 동시에 온도조절기(thermostat)다. 곧 호흡은 마음상태를 알려주는 '알림이' 역할을 한다. 다른 한편, 의지적으로 숨을 깊고 넉넉하게 쉬며, 감각을 통해서 깊이 드나드는 숨결을 느낌으로써 흥분된 마음을 가라앉힐 수 있다. 이는 호흡에 자율신경뿐만 아니라 운동신경과 감각신경이 연관되어있기 때문에 가능하다.

정적인 자세로 명상할 때의 일반적 호흡방법은 '7호흡법'(심장세균성평화 深長細均誠平和: 깊고 길고 가늘고 고르고 정성되고 평화롭고 어울리게)이다. 숨이 깊고 길면 목숨이 길어진다. 숨이 가늘고 고르면 마음이 수양되며, 숨이 성평화誠平和면 하늘이 감동한다.

그러나 동공호흡(움직이면서 하는 호흡), 수중호흡, 풀무호흡 등을 할 때는 그에 어울리게 호흡한다. 7호흡법 중의 '화'는 '그 상황에 어울리게 호흡하는 방법'으로서 7호흡법 자체를 변형하는 융통성과 창의성을 준다.

7. Part 2의 구성

Part 2에서 우리는 다음 그림과 같은 5범주의 호흡명상을 수련한다.

그리하여 심신의 변화와 더불어 참나를 찾아 가꾼다. 참나는 명상의 지휘자이며 동시에 그 열매다.

호흡명상 5범주

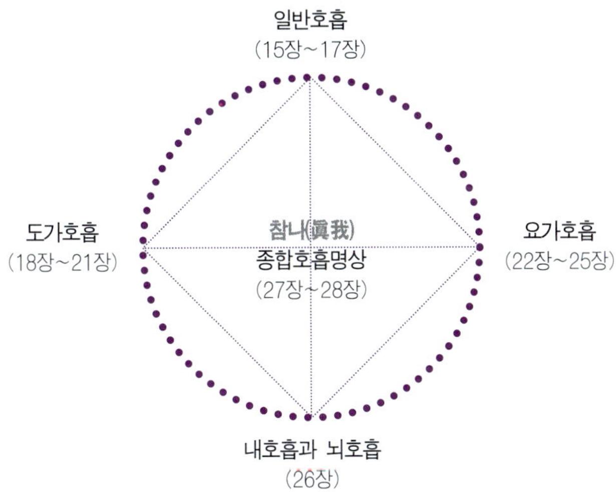
일반호흡
(15장~17장)
도가호흡
(18장~21장)
참나(眞我)
종합호흡명상
(27장~28장)
요가호흡
(22장~25장)
내호흡과 뇌호흡
(26장)

15. 복식호흡

이해하기

포유류는 복식호흡하며, 사람도 태아시절과 어릴 때는 복식호흡한다. 그런데 스트레스에 쌓인 현대인은 이러한 호흡을 잊고 가슴이나 목으로 얕은 숨을 몰아쉰다.

복식호흡은 배를 주로 움직이되 가슴도 자연스럽게 움직이게 놔둔다. 복식호흡을 단련하기 위해, ① 배꼽을 등 쪽으로 잡아당겼다가 푼다. ② 바닥에 등대고 누운 채, 아랫배에 무거운 책을 올려놓고 숨 쉰다.

참고로, 복근에는 4가지가 있다. 복횡근은 배의 가장 안쪽에서 배를 감싸고 있는 근육이요 천연의 '허리띠'다. 다시 말해 복횡근은 요추에서부터 시작하여 골반, 늑골, 복부와 연결되어 있어 배 옆구리 허리 골반을 안정적으로 유지한다. 복직근은 배의 가장 바깥에 있는 근육으로서 소위 '왕王' 자가 새겨지는 근육이다. 양옆구리에는 내복사근과 외복사근이 있다.

복식호흡은 원래의 호흡으로 돌아가는 '회춘'의 방법이요, 몸 깊은 장부에서 불로초를 캐는 일이다. ① 복식호흡은 산소를 충분히 공급하여 머리가 맑아지고 내호흡이 활발해지며 피부도 고와진다. ② 복식호흡은 복압腹壓을 증가시켜 복부에 몰려있는 혈액을 순환시킨다. ③ 복식호흡은 내장을 마사지하여 내장운동을 활발히 하고, 소화액과 호르몬 분비를 왕성하게 하며, 소화 흡수 배설작용을 돕는다. ④ 복식호흡은 부교감신경을 활성화하여 심신을 안정시킨다. 병원에서 스트레스성 두통, 불면증, 불안장애 등 신경성 장애를 치료하기 위해 복식호흡을 활용한다. ⑤ 복식호흡이 깊어지면 단전호흡이 되며 정만精滿 → 혈정血淨 → 기장氣壯 → 신명神明을 체험한다.

늑간근 문지르기와 복식호흡

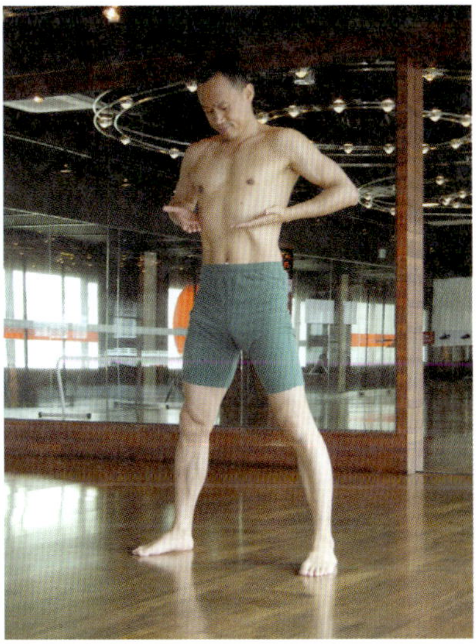

늑간근 문지르기

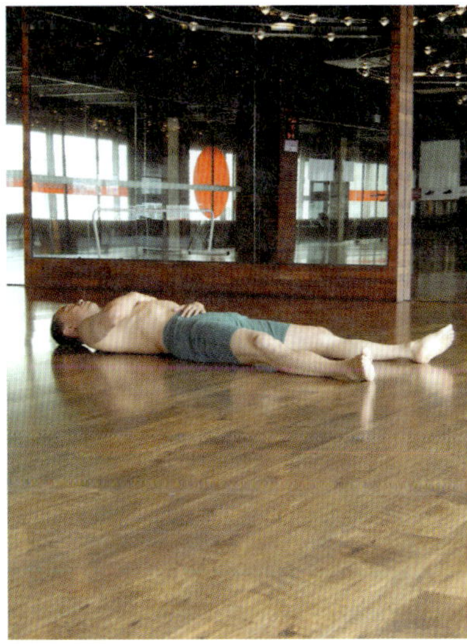

복식호흡(배호흡)

수련하기

❶ **준비**. 우선 입 코 목구멍 등을 청결히 한다. 공기 좋고 쾌적한 곳에서 여유롭게 몸을 푼다. 배를 마사지하고 늑간근에 손날을 대고 부드럽게 문지른다.

❷ **자세**. 바닥에 편안히 눕고 두 눈을 감는다. 대지大地에 몸을 맡긴다. 온 몸의 근육에서 불필요한 힘을 뺀다. 한 손은 배 위에, 다른 손은

가슴에 올려놓는다.

❸ **호흡**. ① 배를 내밀며 깊이 들숨쉬면서 배가 나오는 것을 손으로 감지한다. ② 순간적으로 숨이 멈춰지고 고요가 깃든다. 고요하되 무료하지 않다. ③ 배를 들이밀며 날숨쉬면서 배가 들어가는 것을 손으로 감지한다. ④ 순간적으로 숨이 멈춰지고 고요가 깃든다. 들숨보다 날숨을 길게 하면 들숨이 절로 들어온다. 공기 좋은 곳에서 하루에 수차례 몇 분 정도 수련해도 몸의 변화가 감지된다.

호흡 주기

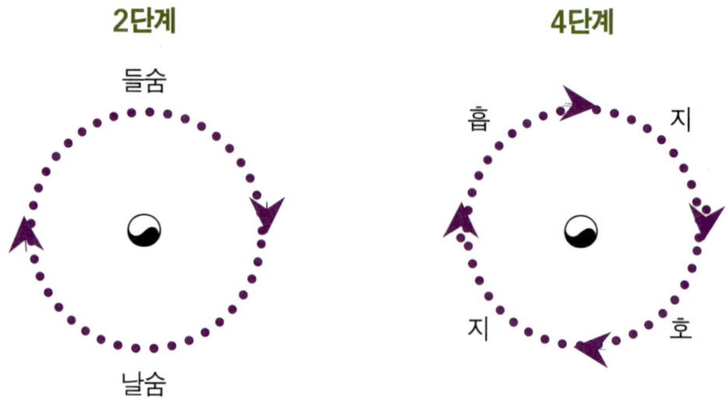

흡지호지(吸止呼止: 들이쉬고 정지하고 내쉬고 정지하기)의 비율을 자신에게 맞게 조절하자. 예컨대, 흡:지:호:지 = 1:순간:2:순간, 1:4:2:1 등. 수련이 쌓이면 호흡주기가 어느 정도 길어진다. ⑤ 날숨에 항문괄약근을 위로 좀 당기는 기분으로 조이다가 들숨에 푼다. 또는 들숨에 항문괄약근을 조이고 참고 있다가 날숨에 푼다. 그러면 기혈순환과 장기능이 증진되고 집중력이 향상된다.

❹ **정신통일**하여 '7호흡법'으로 숨쉰다.

❺ **마무리**. 걸으면서 춤추듯 부드럽게 몸을 푼다. 보폭 리듬 스텝패턴 진행

방향 등을 바꾸어도 좋다.

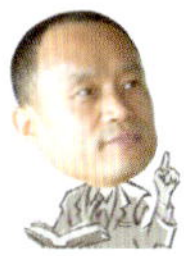

순식호흡과 역식호흡

보통 우리는 순식호흡을 한다. 순식호흡은 들숨에 배와 가슴이 나오고 날숨에 배와 가슴이 들어간다. 반면에 역식호흡은 들숨에 배는 들어가고 가슴이 나오고 날숨에 내가 나오고 가슴이 들어간다. 가끔 역식호흡을 하여 순식호흡을 카운터밸런스하자. 배와 가슴을 힘차게 움직이며 배와 심장에 적절한 압력을 가하면 마사지효과가 난다.

기본 3자세: 서기, 앉기, 눕기

우리들은 하루 24시간을 서거나(걷거나), 앉거나, 누워서 보낸다. 서기는 몸과 땅이 수직을 이룬다. 앉기는 수평적 차원과 수직적 차원의 만남으로 형성된다. 눕기는 몸과 땅이 수평이 된다.

16. 흉복식호흡

이해하기

흉복식호흡은 배와 가슴이 수축 팽창한다. '복식호흡'은 배를 의식적으로 활발하게 수축팽창시키고 가슴은 자연스럽게 수축팽창하도록 놔두는 반면에, 흉복식호흡은 배와 가슴을 모두 의식적으로 수축팽창시킨다. 흉복식호흡을 활발히 하면 배와 가슴을 비롯하여 허리와 등도 조금 움직인다.

호흡에 집중하면 잡념과 잡감정이 사라지고 건강과 평화가 깃든다. 미국 조지아 의대에서 73명의 중학생을 대상으로 호흡명상(하루 두 번, 한번에 10분씩 눈을 감고 앉아 자신의 호흡에 집중)을 실행토록 했는데 3개월 뒤 이들의 수축기 혈압이 평균 3.8이나 떨어졌다(『사이코 소마틱』 2004년 11월).

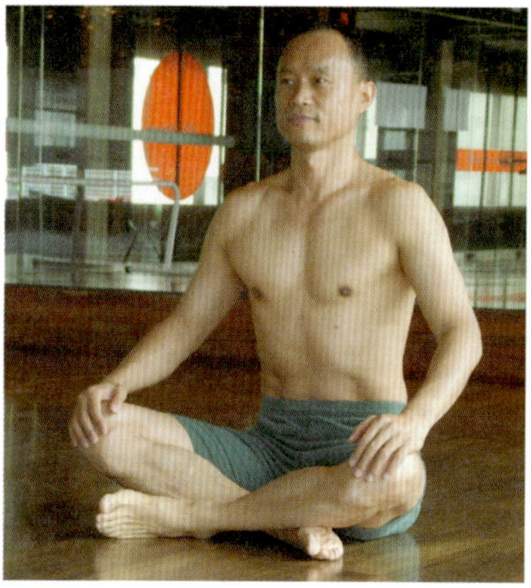

흉복식호흡(배가슴호흡) 날숨

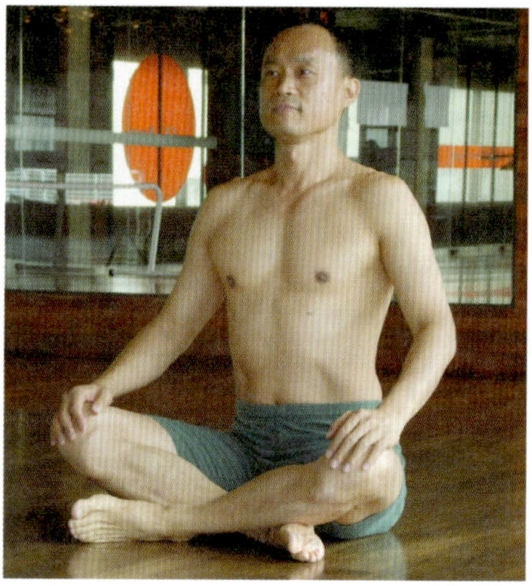

흉복식호흡(배가슴호흡) 들숨

수련하기

❶ **준비**. 공기 좋고 쾌적한 곳에서 여유롭게 몸을 푼다.

❷ **자세**. 산처럼 아름답고 존엄하게 앉는다. “바른 자세가 곧 깨달음이다.” (순류 스즈키) 자신에게 편안하게 앉고 등줄기는 쭉 뻗어 올리되 뻣뻣하거나 긴장하지 않는다. 양손은 양 무릎 근처에 올려놓는다. 의자에 앉을 때는 반듯한 의자가 좋다. 의자의 높이와 무릎의 높이가 비슷하고, 의자의 등이 반듯하거나 약간 뒤로 경사지면 좋다. 등을 의자 등에 붙이지 않는다. 다리를 꼬면 혈행이 나빠진다.

❸ **호흡**. 날숨에 가슴이 꺼지고 배가 들어간다. 순간정지 후에 배가 나오고 가슴이 부풀면서 들숨 쉰다. 숨이 드나드는 사이에 찰나의 정지가 있다. 정지에는 묘한 고요함이 깃든다. 들숨 다음에 호흡을 참고, 날숨 다음에 호흡을 참는 것을 번갈아하면 마음이 고요해진다. “빛나는 경험, 이 경험은 숨을 마시고 내뿜는 두 호흡 사이에서 시작된다. 숨이 들어왔다가 나가기 직전, 바로 그 곳에 축복의 근원이 있다.”

❹ **정신통일**. ‘7호흡법’으로 계속 숨쉰다. 복부의 주변으로 의식을 넓혀나간다. 호흡과 더불어 몸통(배, 허리, 등)이 움직임을 느낀다. 몸과 마음이 더불어 리듬을 탄다. 흉복식호흡이 절로 된다면 건강의 벗을 얻은 셈이다.

❺ **마무리**. 춤추듯이 걸으면서 부드럽게 몸을 푼다.

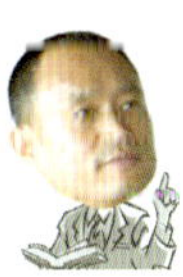

결가부좌와 인도철학, 태극권과 역경, 그리고 동성의 소화

1. 결가부좌는 불교와 요가에서 많이 사용된다. 결가부좌는 몸을 견고하게 안정시키는 반면에, 다리를 압박하여 혈액순환을 방해하는 단점이 있다. 필자의 박사과정 지도교수 중의 한 사람이었던 Carl Bielefeld(스탠포드 대학교 불교학교수)는 결가부

좌 참선을 못한다. 이는 다리가 아파 오기 때문이다.

2. 결가부좌 밑에 깔려있는 인도철학의 전제는 "변하는 세계보다 불변하는 세계가 실재다."라는 것이다. 이는 명사와 'being' 중심의 사고이다. 이러한 사고는 "명상 = 조용히 가만히 있는 것"이라는 선입관을 심어주었다.
3. 반면에 역경易經, 과정철학, 과정신학, 현대물리학은 동사와 되어감(becoming) 중심의 사고의 지평을 열었다.
4. 역경의 영향을 받은 태극권은 '움직이는 명상'이다.
5. 동정의 조화. 동적 명상(예컨대, 태극권)과 정적 명상(예컨대, 결가부좌 명상)을 적절히 종합하자. 정적 명상 시에는 꼭 결가부좌를 취할 필요 없이 자신에게 적절한 자세를 취한다. 적절한 자세라도 같은 자세로 오래 있으면 압박부위의 혈류가 막혀 몸 전체의 혈액순환이 불량해진다. 때때로 몸을 조금씩 움직여 가며 명상해도 좋다. 등줄기를 쭉 편 정좌도 오래 지속하면 몸의 특정부위가 피곤해진다. 정렴鄭磏(1506-1549)은 『용호비결龍虎秘訣』에서 "등을 구부려 수레바퀴같이 둥글게 하는" 자세를 제시한다.

17. 몸통호흡

이해하기

몸통호흡은 몸통전체가 움직이는 심호흡이다. 호흡의 양이 많아질수록 복식호흡 → 흉복식호흡 → 몸통호흡의 순서로 진행된다. 몸통호흡은 폐 용량의 거의 100%를 활용하는 심호흡으로서 폐를 씻어내며 산소를 대량으로 공급한다.

많은 영양을 섭취해도 호흡이 얕고 산소공급이 부족하면 영양소가 연소되지 않아서 에너지가 덜 생긴다. 이는 마치 아궁이 속의 땔나무가 산소부족으로 타지 못하는 것과 같다.

몸통호흡시 숨통과 몸통이 열리면서 전신이 호흡리듬을 타므로 척추를 비롯한 전신이 경쾌해지고 신경이 안정된다. 몸통호흡은 일상의 호흡은 아니므로 공기 좋은 곳에서 필요에 따라 가끔 한다.

수련하기

몸통이 수축·팽창하는 정도를 부등호로 표시하면 다음과 같다.

복식호흡 < 흉복식호흡 < 몸통호흡

몸통의 팽창 정도에 따른 호흡

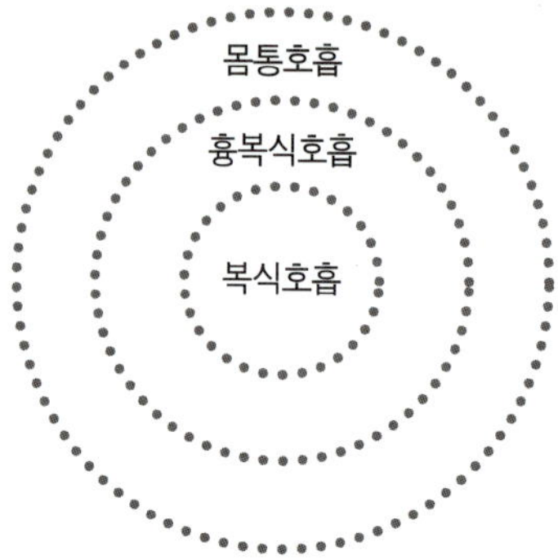

❶ **준비**. 등줄기를 쭉 뻗은 자세를 취하고 복식호흡부터 시작하자. 양손을 아랫배에 대고 복식호흡을 느끼자. 그 다음으로 흉복식호흡을 하며 한 손은 배에 다른 손은 가슴에 대고 느낀다.

❷ **몸통호흡**. 들숨에 배와 허리(요부, 좌우옆구리)를 동시에 전후좌우로 부풀리고, 가슴(갈비뼈, 가슴뼈, 등쪽)을 동시에 전후좌우로 부풀린다. 그러면 몸통 전부가 골고루 부풀면서 공기가 가득 차는 느낌이 든다. 날숨은 들숨의 요령과 반대로 한다. 의식집중을 몸통 전체로 확장하고 그 집중상태를 지속적으로 유지하면, 생명력이 고양되고 머리가 맑아진다. 집중의 지속은 일종의 명상상태다.

❸ **마음 아우름**. 일심으로 호흡하다가 무심無心으로 호흡해도 좋다. 깨어서 호흡을 관해도 좋고, 기를 마신다고 의념(imagination)해도 좋다.

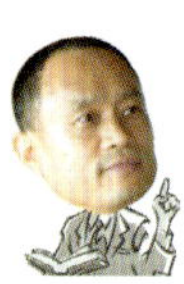

동공動功호흡을 체득하자. 움직이면서(예컨대, 걷고, 뛰고, 춤추고, 또는 헤엄치며) 그에 어울리게 호흡하면 동공호흡이 된다. 보조동작을 취하며 호흡하는 수련도 하자. 예컨대, 만세 부르듯 양팔을 하늘로 올리고 몸통을 뒤로 젖히며 깊이 들숨쉬고, 양팔을 내리고 몸통을 앞으로 숙이며 날숨쉰다.

'명상은 마음의 웰빙' (중앙일보 2004. 6. 10)

명상의 방법은 매우 다양하다. 참선, 요가, 단전호흡, 기수련, 뇌호흡 등을 통해 명상할 수 있다.

명상은 우리에게 어떤 도움을 줄까. ① 명상은 행복지수를 높여준다. PET나 MRI 등 첨단장비로 명상이 긍정과 기쁨의 행복 중추를 활성화하는 것을 밝혀냈다. ② 명상은 자율신경을 효과적으로 다스린다. 많은 현대병(소화불량 두통 요통 불면증 가슴두근거림 성기능저하)은 자율신경의 리듬이 파괴돼 나타나는 자율신경 실조증失調症이다. 명상은 짓눌린 부교감신경을 원상복구한다. 반면에 날이 설대로 선 날카로운 교감신경을 누그러뜨린다. ③ 명상은 창조적 영감을 낳는다. 냉각수로 엔진을 식힌 자동차가 언덕길을 거뜬히 오르듯 명상으로 대뇌피질을 식히면 대뇌피질은 훨씬 효율적으로 작동한다.

한 가지 주의사항을 지적하고자 한다. 명상과 운동은 상극이 아니다. 운동은 오히려 명상을 돕는다. 운동을 통해 뇌혈관의 찌든 때를 벗겨내야 비로소 뇌세포는 편안하게 명상에 몰입할 수 있다.

18. 도가단전호흡

이해하기

도가의 대표적 수련법인 단전호흡은 단전을 중심으로 산소와 기氣를 들이쉬고 내쉬는 양생호흡법이다. 단전에는 상단전 중단전 하단전이 있다. 보통 '단전'이라고 하면 하단전을 지칭한다. 하단전은 몸의 중심으로서 몸(소우주)과 대우주를 잇는 탯줄이다.

『오진편悟眞篇』은 도교 내단 학설과 수련법을 총정리한 책이다. 이 책을 쓴 장백단張伯端(984-1082)은 도교 남종의 조사祖師이며 유선도儒禪道 삼가三家에 정통하였으며 법 천문 지리 등에도 밝았다. 『오진편』에 의하면 "몸 안에는 정기신精氣神이 주인이 된다. 신은 기에서 생기고, 기는 정에서 생긴다. 따라서 수련이란 바로 정기신을 다스리는 것이다." 정기신을 다스리기 위해 단전호흡한다.

촛불과 정기신의 비유

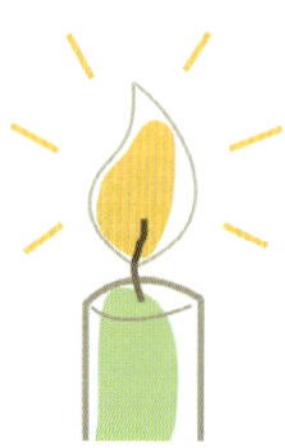

빛	마음	神	조심
촛불	에너지 몸	氣	조식
촛대	물리적 몸	精	조신

초가 크면 불꽃이 커지고, 불꽃이 크면 빛도 더 밝아진다. 이처럼, 정이

충만하면, 기가 장壯해지고, 기가 장壯하면 신(또는 심)은 더욱 밝아진다. 요컨대, 〈정만→기장→신명〉의 패턴이 형성된다.

『동의보감(內景篇)』은 "몸을 수양하지 않고 신을 기르려 한다면 기가 흩어져서 공空으로 돌아간다. 초에 비유하자면 촛불이 다 타고 나면 불이 없어지는 것과 같다. 정기를 기르면 생명이 오랫동안 보존된다. 단전혈은 배꼽 아래 3촌에 있다."라고 말한다.

수련하기

❶ **양생의 삶**. 평소에 선상한 의식주와 언행심사를 실천하자. "말을 적게 하여 속에 있는 기를 길러라. 말하거나 외우거나 읽을 때는 늘 소리가 아랫배에서 난다고 생각한다."(『동의보감(內景篇)』)

❷ **조신調身**. 공기 좋고 쾌적한 곳에서 여유롭게 몸을 푼다. 양손을 단전에 댄다. 양발은 대지에 뿌리내리고 산처럼 멋있게 선다. 양발을 어깨 넓이로 벌리고 서서 발위에 발목 → 무릎 → 고관절 → 골반을 차례로 얹는다고 생각한다. 단전과 골반으로부터 척추가 기품있게 솟아오른다. 척추는 천지를 잇는 기둥이다. 척추의 자연스런 S자 곡선을 유지한다. 턱의 위치를 바로하자. 턱의 위치는 머리의 위치를 결정한다.

상체가 똑바르기 않고 전후좌우로 기울면 폐가 압박을 받아 숨이 원활하지 못하게 된다. 장시간 책상에서 자세를 숙이고 책을 보거나 컴퓨터를 다루는 사람들은 상체가 앞으로 굽어지지 않게 조심한다. 머리가 똑바르지 않고 전후좌우로 기울면 머리로 가는 혈류와 산소공급이 준다.

얼굴과 이마에는 평화의 기운이 감돈다. 눈은 뜨거나 감거나 반개한다. 시선이 코끝을 지나 단전을 주시하는 위치에 오게 하고 눈을 감아도 좋다. 먼 산을 봐도 좋다. 입술은 지긋이 다물고 혀는 부드럽게 입천장에 붙는다. 어깨에서 불필요한 힘을 빼고 양 팔은 자연스럽게 땅으로 내려뜨린다.

❸ **조심**調心. 단전집주丹田集注한다. 단전에서 다이아몬드, 불씨, 또는 한마음이 신비한 빛을 낸다고 상상해도 좋다.

❹ **조식**調息.

단전호흡 ① 코로 숨 쉰다. 코는 온도·습도 조절과 정화능력을 지닌다. 복식호흡이 깊어지면 단전호흡이 된다. 들숨에 배가 불룩하게 나오고 날숨에 배가 꺼지는 것을 손으로 느낀다. 맑은 기운이 단전에 쌓이는 것을 느낀다. 몸의 힘을 뺀다. 기분이 좋다.

단전호흡 ② 들숨에 기를 단전으로 마시고 날숨에 수승화강水昇火降을 느끼자. 곧 신장주변의 시원한 수水기운이 등줄기를 타고 머리로 올라가고 머리와 가슴의 화火기운이 단전으로 내려온다고 의념意念(imagination)하자. 머리는 맑아지고 단전은 온돌처럼 따뜻해진다. 손발도 더불어 따뜻해진다. 한편, 자세를 바꿔가며 단전호흡해도 좋다. 예컨대, 서서 3분 단전호흡 → 앉아서 3분 단전호흡 → 누워서 3분 단전호흡한다.

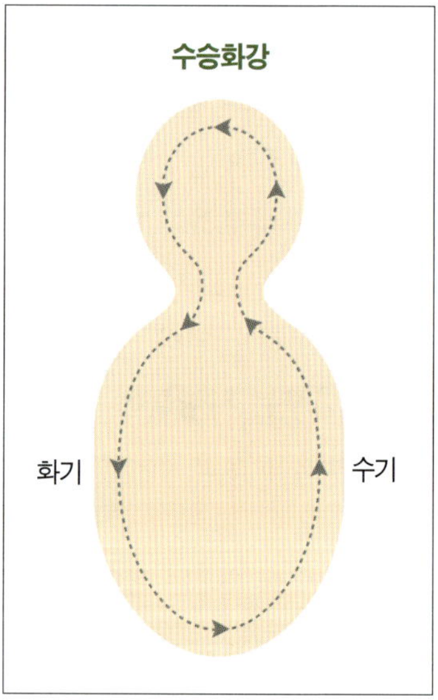

❺ **마무리**. 기운을 느끼며 물 흐르듯 걷는다.

독서토론 **수승화강과 지승천강**

수승화강은 차가운 대양의 물이 수증기가 되어 하늘로 올라가고 따뜻한 태양 기운이 땅으로 내려오는 지승천강의 순환과 비슷하다. 이는 열역학 제2법칙인 엔트로피(무질서도) 증가의 법칙에 반대되는 현상이다. 우주공간은 일반적으로 엔트로피 증가의 법칙을 따르지만, 태양에너지의 지구유입은 동식물의 생명현상과 진화를 촉발하며 엔트로피 감소를 일으킨다.

19. 삼단전호흡

이해하기

단전은 동양의학과 도가수련의 용어이다. 선경仙經에 의하면, 상단전上丹田은 뇌腦이며 장신藏神의 부府다. 중단전中丹田은 심心이고 장기藏氣의 부다. 하단전下丹田은 배꼽 3치 밑에 있으며 장정藏精의 부다(1치=3.0303cm). 하단전은 아랫배의 피부표면에 있는 것이 아니라 배와 등 사이의 어딘가에 있다. 그 위치는 수련으로 체득된다.

"단전에는 3가지가 있다. 상단전에는 신神이 있고, 중단전에는 기氣가 있고, 하단전에는 정精이 있다. 정精에서 기氣가 생하고, 기氣는 중단전에 있다. 기에서 신이 생기며 신은 상단전에 있다. 진수진기眞水眞氣가 합하여 정을 이루며 정은 하단전에 있다."(呂光榮 主編, 『중국기공사전』, 인민위생출판사, 1994)

수련하기

편안히 앉아서 단전호흡한다. 단전호흡이 원활해지면 다음과 같이 한다.

❶ **하단전에 의식을 집중한다.** 땅의 기운과 몸의 원초적 생명력을 느낀다. 기운과 생명력이 하단전에 모여 충만해지더니 등줄기를 타고 중단전으로 흘러들어가서 사랑과 결합한다.

❷ **중단전에 의식을 집중한다.** 사랑을 느낀다. 가슴은 사랑을 상징한다. 사랑의 기운이 등줄기를 타고 상단전으로 흘러들어가 지혜와 합일한다.

삼단전 호흡과 대응관계

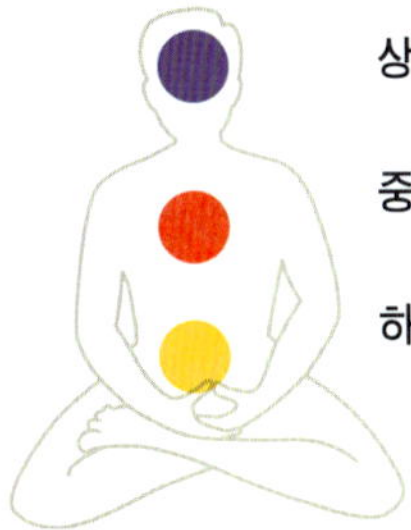

상단전	神明	지	지혜	천
중단전	氣壯	정	사랑	인
하단전	精滿	의	힘	지

❸ **상단전에 의식을 집중한다**. 신명(또는 心明)과 하늘기운을 느낀다.

❹ **역순**. 〈상단전 → 중단전 → 하단전〉으로 이동하며 의식을 집중한다.

❺ **순환**. 〈하단전 ⇄ 중단전 ⇄ 상단전〉의 순환패턴으로 의식을 집중하면 기운도 그렇게 흐른다. 지정의 기운과 천지인 기운이 가가 상입相入하며 어울린다.

❻ **통일**. 세 단전들을 하나로 통일하여 집중한다. 몸 전체가 하나의 단전 또는 점이라고 생각한다. "아~~" 하는 진언(mantra)을 음송한다. 빨간 소리, 노란 소리, 파란 소리가 동시에 발산하며 하얀 빛이 되어 세포에서 우주까지 퍼져나간다. 변화를 몰고 오는 평화의 기운이 온몸에서 출렁인다. 번데기가 나비가 되는 순간이다. 도인道人으로 거듭난다.

필자의 수련체험

필자는 1977년에 도가의 선도仙道수련을 시작하여 진동, 선부仙舞, 선창仙唱, 선무仙舞, 운기, 기치유, 정만, 기장, 뇌활, 신명, 합도 등을 맛보아 왔다. 실로 도의 세계는 변화무쌍한 비경秘境이다. 이 입구를 조금 지난 곳에서 한 아이가 경이로워하고 있다.

20. 운기 運氣

이해하기

운기는 기를 돌리는 것이다. 운기법은 다양하며 유파마다 다르기도 하다. 자신에게 어울리는 좋은 지도자와 책을 만나자. 혼자 수련하다 곁길로 샐 위험이 있다.

단전호흡하며 '심 → 기 → 혈수 → 신'의 원리를 활용하여 운기하자. 곧 마음을 보내면 기가 따라 흐르고 혈수의 흐름과 몸 전체가 좋아진다.

수련하기

❶ **몸통운기**. 마음을 돌리면 기가 따라 돈다. 들숨에 기운을 마시고 날숨에 마음(心)을 '단전 → 등줄기 → 머리 → 얼굴 → 가슴과 배 → 단전'의 순서로 돌린다. 그러면 기운도 따라서 돈다.

❷ **전신운기**. '단전 → 등줄기 → 등과 어깨가 만나는 곳 → 양 팔꿈치 → 양손 → 양 팔꿈치 → 등과 어깨가 만나는 곳 → 머리 → 얼굴 → 가슴과 배 → 단전 → 무릎 → 양발 → 무릎 → 단전'의 순서로 운기한다. 오랜 세월 수련이 무르익으면 의식적으로 마음을 보내는 노력이나 의념이 없이도 몸통과 전신이 자개하여 몸통운기와 전신운기가 절로 된다.

❸ **우주유통**. 우주의 들숨이 나의 날숨이고 우주의 날숨이 나의 들숨이다. 내가 내쉬는 숨결을 우주가 받아들이고, 우주가 내쉬는 바람을 내가

마신다. 이 때 연인 같은 사랑의 교감이 느껴지는가? 에너지 바디(energy body)로 숨 쉬면 피부가 대우주에 대해 한층 더 열리며 몸(소우주)과 대우주의 교감이 활발해진다. 피부호흡이 원활해지고 몸과 우주의 경계가 녹아내리고 우아일여宇我一如를 체험한다.
천지기운을 마시고 내쉰다고 의념意念해도 좋다. 나들숨 따라 천지기운은 모든 방향에서 흘러들어오고 나간다. "인중천지일人中天地一(사람 안에 하늘과 땅이 하나로 들어있다)"(천부경) 천지인의 어울림이 느껴지는가?

선무仙舞와 선무仙武

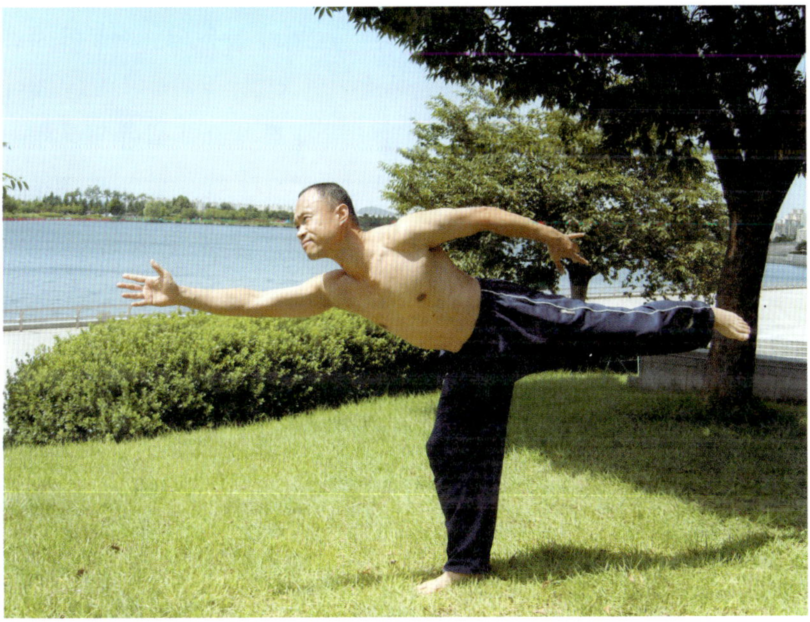

❹ **선무仙舞와 선무仙武**. 부드럽게 운기하며 기의 흐름을 타고 움지이면 선무仙舞가 되고, 기를 폭포수처럼 흐르게 하면서 강하고 빠른 농작을 취하면 선무仙武가 된다. 선무와 더불어 선창仙唱을 부르면 우주가 콘서트

홀이 되어 준다.

❺ **기치유**. 우주와 접속하여 우주기운을 단전에 모은 뒤 손으로 보낸다. 그리고 손으로 외기방사外氣放射하여 자신 또는 타인을 치유한다. 기치유는 보완의학의 일종으로서 중국과 미국 등 세계각지의 병원에서 활용된다. 어떤 도사는 "나는 기를 느끼는데 10년 걸렸고, 기를 몸 안에서 돌리는데 또 10년 걸렸고, 그 다음에 기를 타인에게 방사하는데 또 10년 걸렸다." 라고 말했다.

❻ **무위호흡**. 호흡과 운기가 지극히 자연스러워지면 호흡이 잊혀 진다. 숨을 잘 쉬려는 의식적 노력이 사라지고 무위자연의 호흡이 시작된다. 자율신경이 알아서 호흡을 조율한다. 물고기가 물을 잊고 놀듯이 사람은 공기와 호흡을 잊는다. "도는 무위자연 한다. 무위하면 모든 것이 제자리를 찾을 것이다."(노자) "신발이 발에 잘 맞으면 발이 잊혀지고, 허리띠가 잘 맞으면 허리가 잊혀진다. 물고기가 해야 할 일의 전부는 물속으로 사라져 들어가는 것뿐이다. 사람이 해야 할 일의 전부는 도道 속으로 사라져 들어가는 것이다."(장자)

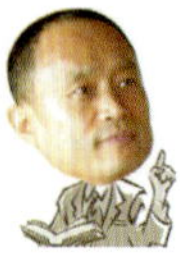

호흡수련도 스트레스가 될 수 있다

플럼빌리지(프랑스에 있는 명상마을)에서는 하루에도 여러 번 종을 쳐서 사람들로 하여금 다시금 호흡에 집중하게 한다. 그런데 이것도 스트레스가 될 수 있다. 종치지 않는 날을 정하여 무위호흡 수련을 하면 어떨까?

천지인 어울림

1. 우리나라의 초가집은 천지인 어울림을 상징한다. 둥근 초가지붕은 하늘을 상징하고 네모난 방은 땅을 상징하고, 하늘과 땅 사이에 사람이 들어가 어울려 산다. 『다시 찾는 우리역사』(한영우, 2005)를 참고하자.
2. 태극선에 그려져 있는 삼태극은 천지인의 어울림이다. 선풍기나 에어컨 대신에 태극선을 부치자. 천지인 바람이 불어오면 피부는 청량淸凉한 하늘이 되고 나는 신선이 된다.

태극선

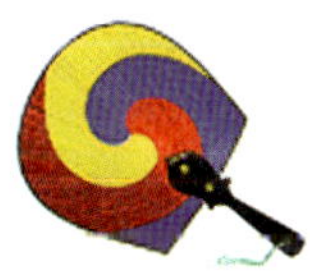

21. 단소 丹笑

이해하기

단소丹笑는 단전에서 솟아오르는 웃음을 말한다. 삶은 웃음과 울음, 또는 슬픔과 기쁨의 이중주다. 슬픔이 과도하다면 기쁨을 회복하자.

"인생은 너무 심각해서 우스운 것이다."(The life is so serious that it is funny.)

"인생이란 가까이서 보면 슬프고 거리를 두고 보면 우습다."(찰리 채플린)

아이는 하루에 수백 번 웃는데 어른은 수십 번도 못 웃는다. 웃음을 훈련하자. 웃으면 즐거워지고 즐거우면 웃게 된다. 날마다 운동하듯이 웃기 운동을 하자. 웃음을 선택하고 의지적으로 웃자.

심리학적으로 볼 때, 고대인들의 행복했던 체험과 그 때의 웃음이 결합되어 집단무의식에 저장되어 있다. 우리의 의식적 웃음은 마중물이 되어 고대로부터의 웃음과 행복의 추억을 길어낸다. 1분 웃음이 '나비 효과'를 일으켜 나의 존재를 온통 웃음으로 흔들어버리기도 한다.

웃음의 효과는 다양하다. ① 신진대사가 좋아진다. 웃을 때 200개 이상의 근육이 움직인다. 박장대소하면 온 몸의 근육이 움직인다. 내장과 전세포가 마사지된다. 이와 더불어 혈액순환, 소화, 호흡 등도 원활해진다. ② 자연치유력이 좋아진다. 백혈구 수가 증가하고 엔돌핀 등의 건강 호르몬이 분비된다. 웃으면 젊어진다. 일소일소 일노일노一笑一少 一怒一老! ③

머리가 맑아진다. 심신이 이완되고 스트레스가 도망간다. 기쁨과 자신감이 생긴다.

서양의학의 시조인 히포크라테스에 의하면, 웃음은 심신을 건강하게 하는 중요한 방법이다. 『삼국유사』에도 웃음으로 병을 고친 이야기가 나온다. 『동의보감』은 웃음의 효력이 보약보다 낫다고 했다.

웃음의 효과

커즌즈는 1970년대에 강직성 척추염에 걸려 입원했는데 병실에서 비디오를 보며 웃다가 통증이 줄어드는 것을 발견했다. 그는 호텔로 옮겨 비디오를 보면서 크게 웃는 일을 날마다 계속 했고 드디어 병이 완치되었다. 그 후로 그는 웃음 전도자가 되었다.

수련하기 1. 유머러스한 생활

유머러스한 생활은 자연스러운 단소丹笑의 토대가 된다. 유머는 우울증을 극복하고 얼굴과 마음을 펴준다. 그러면 삶도 주름살을 펴고 세상은 살만해진다. 유머는 자신이 처한 고통에 함몰되지 않고 거리를 둔다. 유머는 화석화된 '나'를 해방시킨다. '해방된 나' 곧 '참나'가 유머 속에 웃음의 나래를 펴고 날아올라 인생의 끝까지 낙관적 기운을 뻗치며 희망찬 생각을 펼친다. 유머는 상황에 대한 여유이며 인격의 향기이다. 유머는 세상을 보는 맑은 창이며 따뜻한 가슴이다.

유머감각은 유연성과 창의성을 촉발한다. 유머감각은 소프트웨어가 되어 하드웨어(몸)를 웃게 한다. 좌우뇌의 민첩한 협력으로 유머가 분석·종합되어 우스움이 감지된다. 그리하여 웃음이 폭발하면 호흡과 혈액순환이 원활해지고 뇌를 비롯한 온 몸이 즐거움으로 출렁이며 이완된다.

자신에 대한 집착을 내려놓고 단전호흡으로 여유와 힘을 기르면서 유머를 벤치마킹하고 명상冥想(그윽하게 생각함)하면서 자신의 유머를 창작하자.

유머 벤치마킹

1. 테레사와 하느님

테레사(Teresa of Avila, 1515~1582)는 기도와 명상의 모범이었으며 교회개혁가였다. 그녀가 기도하기를, "하느님, 교회개혁에 어려움이 많아요. 하느님을 위한 일을 하고 있지만 친구는 별로 없는데 반대자는 많아요. 몸도 아파요." 하느님이 대답하셨다. "테레사야 나는 너를 사랑한다. 그렇기 때문에 그 많은 어려움을 허락하는 것이란다." 테레사가 또 말했다. "그러니까 하느님은 친구가 별로 없지요."

2. 일본 선승禪僧 모리야 센얀이 78세 때 지은 시

너희 내가 죽으면 / 술통 밑에 묻어줘.
운이 좋으면 / 밑동이 샐지도 몰라.

→ 모리야 센얀은 죽음의 두려움을 초월했으면서도 이 세상에서의 맛과 아름다운 추억에 미소짓는 듯하다.

3. 버나드 쇼의 묘비에 새겨져 있는 글

"우물쭈물하다가 내 이럴 줄 알았지."

수련하기 2. 단소(丹笑)

❶ **몸을 푼다.** 전신을 푼다. "아에이오우", "하헤히호후", "하하 헤헤 히히 호호 후후 "하며 입 운동한다. 얼굴을 마사지한다.

❷ **단전호흡한다.**

❸ **기합.** 단전에 기운이 쌓이면 기합이 절로 나온다. 단전에서부터 우러나오는 소리로 "아~" 하고 기합소리를 낸다. 몇 번 반복한다. 양 손을 상하전후좌우로 쭉쭉 뻗으면서 "아~" 하고 기합소리를 낸다. 기합과 더불어 정신을 통일하고 호연지기浩然之氣를 기른다.

❹ **웃는다.** 마음은 비우고 단전을 기운으로 채운다. 단전이 웃는다. 단전 깊은 곳의 웃음보가 터지면 우주가 진동한다. 단전에서 기합처럼 "하~", "하~ 하~"하는 소리가 터져 나온다. 단전이 "하 하 하 ~~~~~"하고 길게 웃는다. 허파 구석구석의 나쁜 공기가 다 빠져나간다. 심장도 건강해진다. 파안대소破顔大笑, 포복절도抱腹絶倒하자. "낙하산과 얼굴은 펴지지 않으면 죽는다." 온몸으로 계속 웃으면 진동마사지와 유산소운동이 되어 다이어트도 절로 된다. 웃음의 강약 고저 장단 음색을 조율한다. 노래 불러도 좋다.
마음도 웃는가? 즐거운 생각을 하면서 웃자. 주름진 생각을 스트레칭하여 마음표정을 밝게 하자. 웃음 많던 어린 시절이 되살아나고 내 안의 '아이'가 웃기 시작한다. 내가 웃으면 세상도 더불어 웃는다. "오늘 하루 웃지 않았다면 하루를 낭비한 셈이다."(프랑스 속담)
"결국 모든 것은 잘 될 것이다."(힐데 사르트) 개인사個人史와 우주사宇宙史는 결국 해피엔딩일 것 같다. 꿈을 이룰 때를 상상하고 웃어라. "꿈과 웃음은 한 집안에 산다."

❺ **웃음과 울음의 2중주.** 웃음과 울음은 동전의 양면이요 음양의 조화다.

웃어야 한다는 강박관념을 내려놓자. 안 웃어도 된다. 그리고 울고 싶으면 가끔 울어도 좋다. 심층심리학적으로 볼 때, 사람의 내면에는 '웃는 아이'만 있는 것이 아니라 '우는 아이'도 있다. 웃음과 울음은 서로 어울려서 아름다운 화음을 만든다. 장조와 단조가 어울려야 '인생'을 노래할 수 있다. 적당한 울음은 적당한 웃음처럼 효과 있다. 예컨대, 비극을 보고 흘리는 눈물에는 카타르시스가 있다.

"웃어라, 억지로라도 웃어라!"라고 가르치는 사람이 있다. 그러나 웃음도 너무 많으면 심신이 상하고 실성한 놈이 된다. "섭생을 잘하는 사람은 항상 생각, 욕심, 일, 말, 웃음, 근심, 즐김, 기쁨, 분노, 좋아함, 그리고 미워함을 적게 한다. 이것이 양성養性의 모든 강령이다. 이들이 지나치면 혈기가 제멋대로 돌게 되어 생명을 잃는다."(동의보감)

❻ **걷는다**. 눈 코 귀 그리고 입 주변에 웃음을 머금고 걷는다. 하늘이 그 큰 입을 벌리고 웃는다, 죄스럽게 좁았던 나의 마음을 넓은 웃음으로 맞아준다.

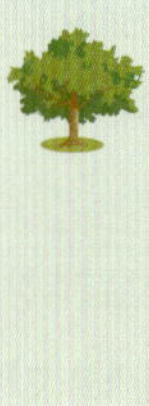

웃음과 울음의 균형을 찾자

한 청년이 정신과에 찾아와서 말하기를, "의사 선생님, 우울합니다. 이것저것 다해 봐도 우울합니다." 의사가 대답했다. "청년, 코미디언 크리말리의 비디오를 보면서 따라 웃으면 한결 좋아질 겁니다." 그러자 청년은 조용히 일어나 나가면서 말했다. "제가 바로 크리말리입니다."

크리말리의 사례는 위에 소개된 커즌즈의 사례와 다른 경우이다. 크리말리는 웃음과 울음의 불균형에 빠졌는지도 모른다. 크리말리는 일가친척의 장례식장에 참석해서 좀 울어보면 어떨까?

잘 우는 것도 웃는 것만큼이나 스트레스를 해소하고 면역력을 높여 준다.

"슬플 때 울지 않으면 다른 장기가 대신 운다."(영국의 정신과의사 헨리 모슬리) 눈물을 통해서 스트레스 호르몬인 카테콜아민이 배출된다. 카테콜아민은 혈관을 수축시켜 심혈관에 부담을 주는 물질이다. 중국에는 '눈물 방'이 있다. 울고 싶은 사람들이 이곳을 찾는다. '눈물은 신이 인간에게 준 치유의 물'이라고 말하는 의사들도 있다.

조선일보 2006.3.8 참고

'스마일 우울증' 어떻게 극복하나?

서비스직, 영업직, 판매직 등에 있는 '감정노동' 종사자는 고객의 감정에 맞춰 일해야 한다. 이들은 억지로 웃어야 하는 '스마일 우울증'을 겪는데, 이는 일반 우울증보다 감정이 고갈된 느낌이 더 강하다. 이를 치유하기 위해 '이완호흡'을 하자. 눈을 감고 깊숙이 크게 숨을 들이마신 뒤 천천히 내쉰다. 동아일보 2006.1.5

22. 요가교호호흡

이해하기

호흡수련(프라나야마, pranayama)은 요가의 중요한 부분이다. 프라나(prana)는 숨, 호흡, 생명, 활기, 바람, 에너지, 힘 등을 의미한다. 야마(yama)는 조절을 의미한다. 인도 고대의 『요가경(Yoga Sutra)』에서 제시하는 요가 8단계 중에서 제4단계인 '호흡조절'에서는 '흡식 지식 호식'을 통한 호흡조절을 간단히 가르쳤다. 중세의 '하타요가'는 『요가경』의 호흡법을 발달시켜 10여 가지의 호흡법을 제시한다.

22장~25장은 요가 호흡법을 다룬다. 교호호흡부터 시작하자. 교호호흡은 좌우콧구멍을 번갈아 막아가며 하는 호흡이다. 원래 사람은 몇 시간을 주기로 해서 좌우측 콧구멍을 교대로 주로 사용한다. 교호호흡은 몸의 좌우균형을 이루며 숲 속 사원寺院같은 평화를 깃들게 한다.

교호호흡

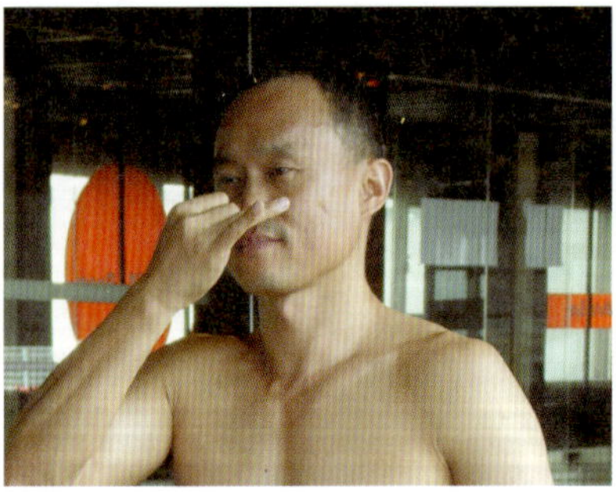

1. 엄지로 오른콧구멍 막기

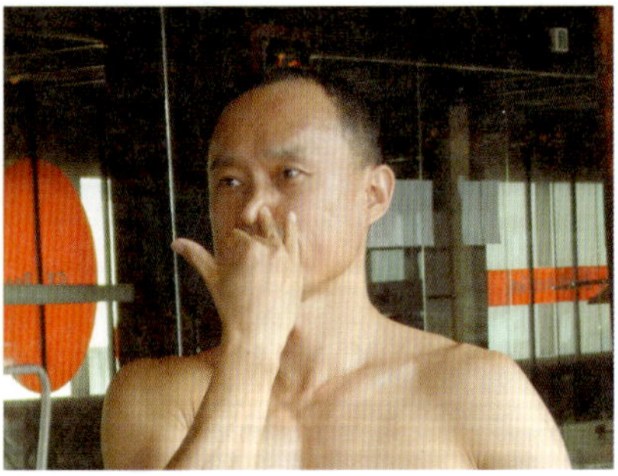

2. 약지로 왼콧구멍 막기

수련하기

❶ **준비**. 코 입 목구멍을 청결히 하고 공기 좋고 쾌적한 곳에서 여유롭게 몸을 푼다. 편안하게 앉는다. 손동작은 다음과 같다. 오른손바닥을 편 상태에서 검지와 중지를 접고 엄지와 약지로 우좌측 콧구멍을 번갈아 막는다.

❷ **교호호흡**. ① 엄지로 오른콧구멍을 막고 왼콧구멍으로 날숨쉰다. ② 검지로 왼콧구멍을 막고 오른콧구멍으로 들숨쉬고 날숨쉰다. ③ 엄지로 오른콧구멍을 막고 왼콧구멍으로 들숨쉬고 날숨쉰다. ②와 ③을 반복한다.

❸ **맞춤호흡**. 자신만의 교호호흡 방법을 만들자. 예컨대, 오른손 엄지로 오른 콧구멍을 막고 왼손 엄지로 왼 콧구멍을 막는다. 또한 들숨은 천천히 하며 날숨은 강하게 할 수도 있다.

독서토론

『하타요가의 해부학: 학생 교사 프랙티셔너를 위한 교범(Anatomy of Hatha Yoga: A Manual for Students, Teachers, and Practitioners)』(Coulter, 2001). 이 책은 인도의 요가 전통과 서양의 생리학·해부학의 가교역할을 하며, 요가 동작과 호흡을 할 때 우리 몸에 어떤 일이 일어나는지를 자세하게 설명한다.

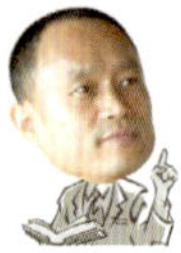

요가의 종류

수천 년 동안 발달해 온 요가는 크게 7가지로 나뉜다.

1. 라자요가(Raja Yoga)는 8단계의 심신수련을 한다. 『요가경(Yoga Sutra)』이 그 기본경전이다.
2. 지혜요가(Jnana Yoga)는 『우파니샤드(Upanishads 또는 Vedanta)』를 비롯한 철학을 공부한다.
3. 신애信愛요가(Bhakti Yoga)는 신을 믿고 사랑한다. 『바가바드 기타(Bhagavad Gita)』가 그 기본경전이다. 신애요가는 행위요가와 밀접히 연관된다.
4. 행위요가(Karma Yoga)는 무집착의 선행과 사회봉사를 실천한다. 『바가바드 기타』가 그 기본경전이다. 『바가바드 기타』는 나름대로 위의 네 가지 요가를 설명하면서 이들의 공통목표로 대자유를 제시한다.
5. 하타요가(Hatha Yoga)는 자세와 호흡수련 등을 통해 심신의 정화와 명상을 지향한다. 하타요가가 세계적으로 널리 퍼지면서 '요가' 하면 '하타요가'를 떠올리는 경우가 많다. 그런데 마음수련이 빠지고 몸수련에 치중하여 '하타요가'를 변질시키는 경우가 잦다. 『하타요가원리(Hatha Yoga Pradipika)』, 『게란다 모음(Gheranda Samhita)』 그리고 『시바 모음(Shiva Samhita)』이 그 기본경전들이다. 『하타요가 원리』는 하타요가를 라자요가로 가는 계단이라고 소개한다.
6. 쿤달리니요가(Kundalini Yoga)는 쿤달리니(기운)의 각성과 흐름을 수련한다. 『시바경(Siva Sutras)』, 『하타요가원리』 등이 그 기본경전들이다.
7. 만트라요가(Mantra Yoga)는 만트라(진언, 성스러운 소리)를 사용한다. 만트라와 더불어 만달라(mandala) 또는 무드라(mudra)를 같이 활용하기도 한다. 이러한 수련은 다양한 경전에 나타난다.

참고로, '종합요가'는 두 가지 이상의 요가들을 종합적으로 수련한다. 이런 경우가 흔하다.

23. 풀무호흡

이해하기

풀무호흡은 복식호흡을 빨리하면 된다. 풀무호흡은 대장간에서 풀무질을 하듯이 힘차고 빠르게 쉬는 숨이다. 풀무호흡은 아유르베다(인도 전통의학)에서는 '불의 호흡'이라고 불린다. 적당한 풀무호흡은 기혈순환을 돕고 심신을 정화한다. 명상 중에 잡념이 생길 때 잠시 풀무호흡을 하고 다시 명상에 집중한다.

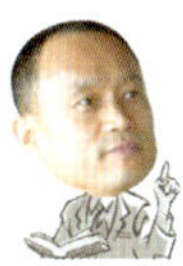

1. 심장병, 혈압이상, 폐 질환 등이 있을 때는 풀무호흡을 하지말자.
2. 풀무호흡을 많이 하여 산소를 과다 공급하면 몸에 해롭다. 음식도 산소도 너무 많이 공급되면 독이 된다. 내호흡(세포호흡)이 필요로 하는 만큼의 산소를 공급하면 된다.

수련하기

❶ **준비**. 편안하게 앉는다. 양손을 배 위에 가볍게 얹고 나들숨에 하복부가 충분히 움직이도록 한다. 복식호흡 한다.

❷ **풀무호흡**. 복식호흡이 원활해지면 풀무호흡으로 넘어간다.

빠르고 강하게 복식호흡하며 복부를 리듬감 있게 수축 팽창시킨다. '호:흡=1초:1초'의 비율로 숨 쉰다. 또는 자신에게 맞게 숨 쉰다. 한 세트에 10회씩, 3세트 정도 반복한다. 어지럽거나 불편하면 중단한다. 세트와 세트 사이에 쉬면서 자연스럽게 숨 쉰다.

❸ **마무리**. 풀무호흡의 마지막에는 최대한 마시고 참았다가 내쉰다. 익숙해지면 횟수나 세트수를 늘려도 좋다.

독서토론

『샴발라 요가 백과사전 (Shambhala Encyclopedia of Yoga)』(2000)은 요가에 대한 광범위하면서도 간결한 안내서다. 호흡에 대해 읽고 토론하자.

24. 복합호흡

이해하기

여러 가지 호흡법을 조합하여 복합호흡을 만들 수 있다. 이는 마치 기본스텝을 연결하여 춤을 한 작품 만들거나, 단어를 연결하여 문장을 만드는 것과 같다.

수련하기 1. 복합호흡

복합호흡의 한 예로서 '복식호흡 + 쿰바카(kumbhaka, 止息) + 만트라 + 교호호흡 + 반다(bandha, 수축)'을 수련하자.

① 복식호흡으로 1:4:2의 비율로 흡지호한다. ② 흡에는 아(A), 지에는 우(U), 호에는 음(M)을 암송한다. ③ 우측콧구멍을 막고 좌측콧구멍으로 들숨 쉬고, 지식止息(kumbhaka)할 때 좌우콧구멍을 막는다. 좌측콧구멍을 막고 우측콧구멍으로 날숨 쉰다. ④ 날숨 쉴 때 항문반다를 한다.

수련하기 2. 복합반다

들숨 쉰다. 숨을 멈추며 목수축(목반다)한다. 날숨쉬며 항문수축(항문반다)한다. 숨을 멈추며 배수축(배반다)한다. 이로써 상하의 기氣를 결합시켜 생명력을 충만하게 한다.

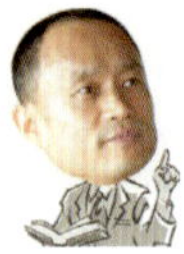

반다 (bandha, 수축)

산스크리트어로 'bandha'는 영어의 'band'(묶다)와 비슷한 말이다. 반다는 특정 근육을 써서 몸의 일부분을 수축시키는 것이다. 반다는 집중력과 생명력을 고양한다.

수련하기 3. 반다

❶ **항문수축**. 들숨 쉬며 항문 괄약근(조임근, sphincter muscle)을 조여 끌어 올린다. 잠시 숨을 멈추면서 항문수축을 유지한다. 날숨 쉬며 항문수축을 푼다. 3회씩 3세트 반복한다. 들숨이 아니라 날숨에 항문수축해도 좋다. 산부인과 의사 케겔은 항문괄약근 운동으로 요실금을 치유했다.

❷ **목 수축**. 들숨 쉰다. 숨을 멈추면서 머리를 앞으로 숙여 턱으로 목 아래의 우묵한 곳을 지그시 누른다. 적당히 참는다. 날숨 쉬며 머리를 들어 올린다.

❸ **배 수축**. 날숨 쉰다. 숨을 멈춘 상태에서 배를 등쪽 위쪽으로 끌어당겼다 풀기를 수차례 반복한다. 들숨 쉬며 배를 자연스럽게 내민다. 잠시 쉬었다가 다시 처음부터 시작한다.

❹ **눈 수축**. 들숨 쉰다. 숨을 멈추고 눈을 감는다. 날숨 쉬며 부드럽게 눈을 뜨고 안구를 3D6D운동하여 풀어준다. 눈이 맑아진다.

25. 차크라호흡

이해하기

차크라(chakra)는 산스크리트(Sanskrit, 梵語)로 '바퀴'라는 뜻이다. 요가에서 차크라는 에너지 센터를 의미한다. 차크라는 요가, 힌두교, 밀교 등에서 중시된다.

신체에 있는 많은 차크라들 가운데 6개의 중요한 차크라가 척추를 따라 위치해 있고 다른 하나는 머리 최상부에 있다. 제1차크라는 신비한 생명력인 쿤달리니(kualin)를 둘러싸고 있는데, 쿤달리니는 수련을 통해 다음 단계의 차크라로 올라가기를 계속하여 마침내 제7차크라에 도달한다. 그러면 수련자는 신인합일 또는 우아일여宇我一如를 체득한다.

차크라

7차크라	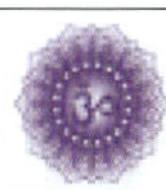	왕관 (정수리) 차크라 crown chakra	영적 기운
6차크라	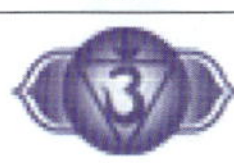	양미간 (제3의 눈) 차크라 brow chakra	지혜의 기운
5차크라	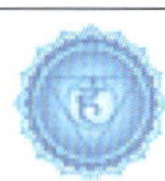	목 차크라 throat chakra	지식의 기운
4차크라	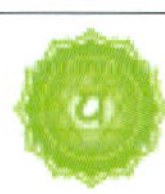	심장 차크라 heart chakra	사랑의 기운
3차크라		태양신경총(명치) 차크라 solar plexus chakra	의지의 기운

2차크라	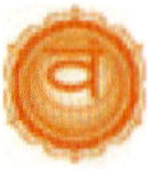	하복부 차크라 lower abdominal chakra	성(性)적 기운
1차크라		뿌리(회음) 차크라 root chakra	생명의 기운

검색 사이트인 야후(www.yahoo.com), 다음(www.daum.net), 네이버(www.naver.com), 구글(www.google.com) 등에서 'chakra(차크라)', 'brain(뇌)', 'muscles(근육)' 등을 위시하여 많은 이미지들(images)을 찾아 볼 수 있다. 좋은 이미지들을 골라보자.

수련하기

여기 나오는 차크라 호흡은 필자가 만든 것이다. 삼단전호흡을 세분화하면 차크라호흡이 된다.

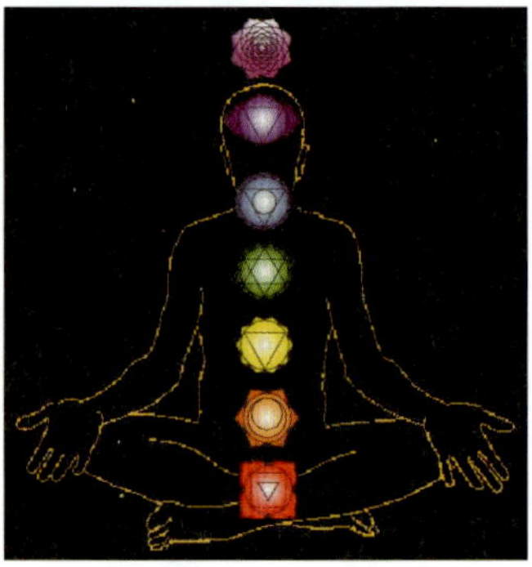

차크라

❶ **한 차크라 씩 집중**. 단전으로 호흡하듯이 차크라로 호흡한다고 상상하며 자신의 몸에 있는 차크라에 집중하자. 제1차크라에서 시작하여 제7차크라까지 올라가자. 각 차크라에 1분씩 집중하며 그 기운을 느끼자. 예컨대, 제1차크라에서는 '생명의 기운'을 느끼자. 마침내 제7차크라가 열리며 우주에너지가 몸으로 들어왔다 나갔다 하는 것을 체험한다. 자신의 존재가 변화되는 즐거운 상상을 하자.

❷ **7개 차크라 동시 집중**. 7개 차크라를 동시에 명상하며 '옴~~'을 음송한

다. 에너지바디(energy body)에서 7색깔(빨주노초파남보)의 빛이 합해져서 흰빛이 발산된다. 아트만(atman, 참 자아)이 드러나고 범아일여梵我一如를 체험한다. 흰빛이 무색無色으로 화하며 현우현玄又玄의 신비함을 더하기도 한다. 현우현은 노자가 한 말로서 '검고 또 검다' 혹은 '그윽하고 또 그윽하다'의 뜻이다.

참고로, 범梵 = Brahman, 우주 영靈, 참 존재.

아我 = atman, 개인 영靈, 참 자아.

26. 내호흡內呼吸과 뇌호흡

이해하기

호흡에는 외호흡外呼吸(external respiration)과 내호흡內呼吸(internal respiration)이 있다. 내호흡은 세포가 하는 호흡이며, 외호흡은 허파와 피부가 하는 호흡이다. 좀 더 자세히 말하자면, 외호흡은 호흡기관이 외계로부터 산소를 받아들이고 체내로부터의 이산화탄소를 방출하는 작용이다. 내호흡(세포호흡, 또는 조직호흡)은 체액과 조직세포 사이에서 이루어지는 기체교환으로서, 혈액으로부터 운반되어온 산소를 조직세포가 받아들이고 그 세포에서 이화작용(영양물질이 산화되어 에너지가 방출)의 결과 생성된 이산화탄소를 내보내는 것이다.

내호흡과 외호흡

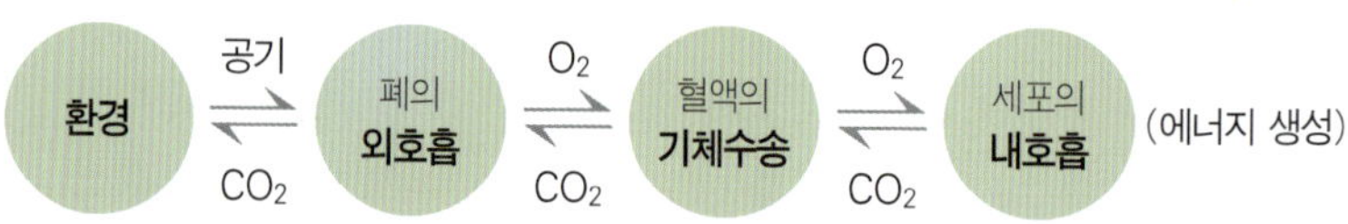

'호흡수련'이라고 하면 보통 '외호흡수련'을 의미한다. 여기서는 내호흡수련을 하자. 내호흡이 원활해지면 신진대사가 잘 되어 몸과 마음이 깨끗하게 정화되고 활력을 되찾는다. 외호흡은 의지적으로 조절할 수 있지만, 내호흡은 의지와 관계없이 저절로 일어난다. 그러나 운동, 냉수마찰, 마음작용 등을 통해서 간접적으로 내호흡을 조율할 수 있다.

뇌호흡(뇌세포들의 호흡)은 내호흡의 일종이다. 뇌호흡이 원활해지면 뇌와 마음이 맑아지고 밝아진다.

뇌호흡

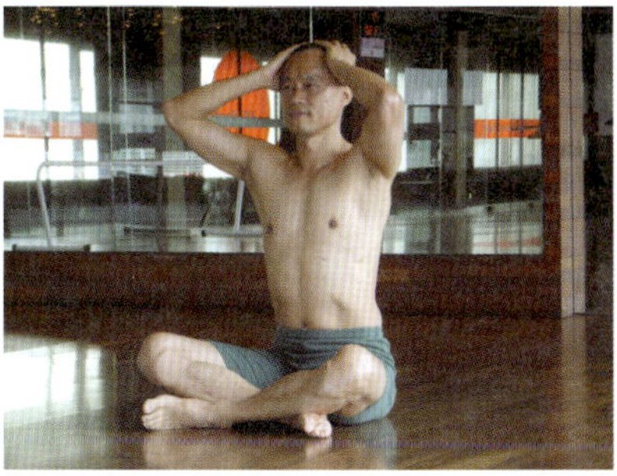

1. 뇌 안수

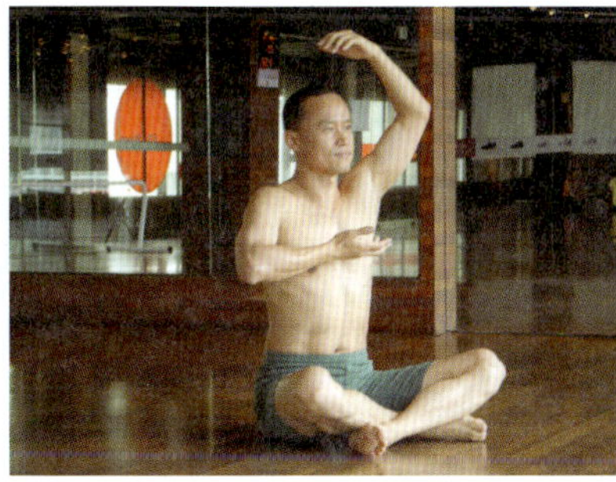

2. 양손을 뇌의 상하에서 개합(벌리고 좁힘)

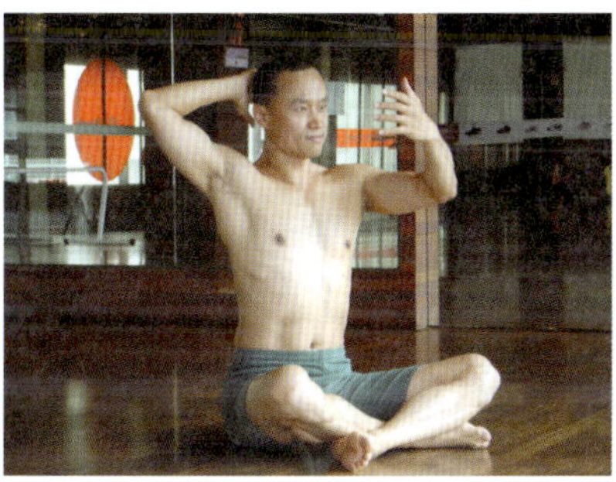

3. 양손을 뇌의 전후에서 개합

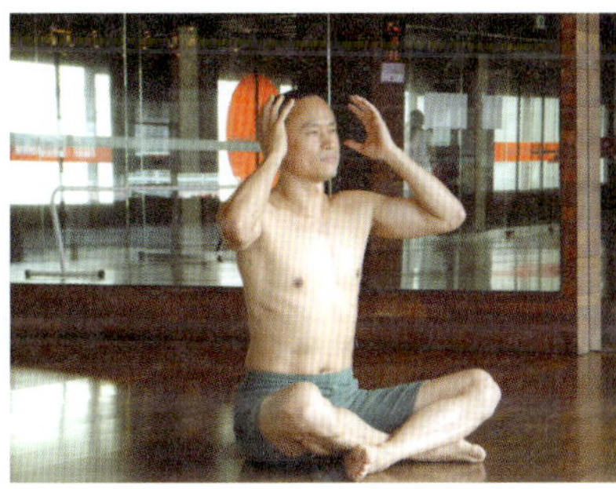

4-1. 양손을 뇌의 좌우에서 개합

수련하기

❶ **'운동 → 뇌호흡 → 심명心明'의 패턴을 활용하자.** ① 새로운 춤을 배우면 뇌세포들은 새로운 연결망을 구축한다. 이 때 뇌호흡이 왕성해진다. 몸짓은 뇌에 들어있고 뇌는 몸짓을 통해서 외출한다. ② 머리를 마사지

한다. 머리에 안수하고 기운을 불어넣는다. 두개천골요법(Cranio-Sacral Therapy)으로 두개골(머리뼈)과 천골(엉치뼈)을 손으로 마사지해 뇌와 척수를 에워싸고 흐르는 뇌척수액의 흐름을 정상화시킨다. ③ 머리를 시원한 물로 씻는다. 뇌와 마음이 밝아진다.

❷ **'마음 → 뇌호흡 → 심명'의 패턴을 활용하자.** 등줄기를 쭉 펴고 앉아서 상단전으로 호흡한다고 상상한다. 상단전(뇌 또는 양눈썹 사이의 이마 안쪽)에 주의를 모은다. 뇌를 사랑스럽고 경이로운 마음으로 바라보자. 뇌가 깨어난다. 뇌를 해부학적으로 부분 부분 바라보며 그 기능에 박수를 보내며 기능의 발전을 암시한다. 마음을 뇌의 곳곳에 보내면 기가 따르고 혈수순환이 원활해진다. 의지력을 발휘하여 "나는 지혜로워질 것이다. 내 뇌는 더 좋아질 것이다."라고 말한다. 뇌와 대화한다.
양손을 뇌의 전후 또는 좌우에 위치시킨다. 들숨에 양손을 벌리면 뇌가 따라서 풍선처럼 팽창하고, 날숨에 양손을 모으면 뇌가 따라서 수축한다고 의념하자. 뇌가 하늘기운을 마시고 내쉰다. 뇌는 기지개를 펴고 다양한 모습으로 팽창·수축하며 부드러워진다. 뇌가 상상의 나래를 편다.
마음을 고요하게 하면 뇌가 휴식을 얻고 자율신경(교감신경과 부교감신경)이 균형을 되찾아 적절한 뇌호흡을 하게 된다. 평화의 기운이 감도는 가운데 마음이 밝아온다.

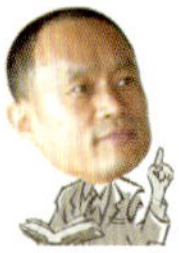

위에서 우리는 내호흡의 일종인 뇌호흡을 수련했다. 위의 방법을 적용하여 내호흡의 또 다른 종류인 간肝호흡을 해보자.

27. 활인심방 소리명상

이해하기

다양한 호흡에 소리, 시, 또는 노래를 실을 수 있다. 그리하여 소리명상, 시낭송명상, 또는 노래명상을 할 수 있다.

인체는 호흡기관(허파), 발성기관(성대), 그리고 조음기관(성대이후의 구강, 비강, 연구개, 경구개, 혀, 입술 등)을 가진다. 발성기관은 소리를 만들어 내되 특정한 자음이나 모음, 또는 그 조합을 발음하는 것은 아니다. 숨이 성대를 지난 후에 조음기관을 거치는 동안에 움직이는 길이는 대략 10cm~20cm 사이인데 이 때 자음·모음 또는 자모조합의 소리들이 만들어진다. 조음활동에서 혀가 가장 운동을 많이 한다. 혀는 태극권이나 요기(yogi, 요가수련자)의 부드러운 움직임을 연상시킨다.

수련하기 1. 활인심방 소리명상

『활인심방』은 소리를 통한 건강장수법을 소개하고 있다. 소리를 냄으로써 기혈순환이 촉진되고 마음이 평안해지며 머리가 맑아진다. 활인심방은 4계절에 부르는 건강노래를 다음과 같이 제시했다.

❶ 봄에 '휴-' 하면 눈이 밝아지고 이가 좋아지며,

❷ 여름에 '하-' 하면 심화가 절로 가라앉고,

❸ 가을에 '스-' 하면 기를 거두어들이기 때문에 간기능이 좋아지고,

❹ 겨울에 '취-' 하면 평안해진다.

수련하기 2. 맞춤 소리명상

❶ 단전호흡이나 흉복식호흡을 한다. 또는 지금 현재 자신이 하고 싶은 호흡을 한다.

❷ 입을 다물고 코로 들숨 쉰다.

❸ 날숨 쉬며 "푸~~" 하는 소리를 낸다.

❹ 들숨 쉰다.

❺ 날숨 쉬며 자신이 내고 싶은 소리를 낸다. "아~~" 하는 감탄사도 좋다.

28. 『Time』지 만트라명상

이해하기

만트라 명상은 심신 의학적 효과를 지닌다. 하버드 의대 교수인 벤슨는 만트라를 통한 이완반응을 치유에 활용하고 있다. 벤슨의 임상학적 통계에 의하면, 고요한 장소에 앉아 만트라에 의식을 집중해서 날숨에 암송하면 심리 · 생물학적 변화가 일어난다. 스트레스호르몬 분비의 현저한 감소, 혈중 백혈구 생성을 포함하는 면역체의 기능 항진, 그리고 안정된 뇌파 활동이 일어난다. 또한 만트라 명상 시 호흡이 느려지고 전반적으로 대뇌 활동은 고요하지만 주의집중과 자율신경계 조절중추는 활성화 된다. 이러한 '고요한 활성의 역설(paradox of calm commotion)'을 체험한 사람은 고혈압, 불면증, 우울증, 월경 전 통증 증후, 암 또는 AIDS 증후 등이 경감된다.

미국의 유명한 시사주간지 『Time』(타임, 2003. 8. 4)은 미국인들이 많이 사용하는 현대판 만트라(mantra, 眞言) 명상을 아래와 같이 소개했다. 이는 벤슨의 만트라명상과 일맥상통한다.

수련하기

❶ **준비**. 조용한 장소를 찾아라. 도움이 된다면 불을 꺼라. 산만함이 적을수록 집중하기 좋다.

❷ **눈을 감아라.** 그러면 바깥세상을 차단할 수 있으므로, 외부세계에서 들어오는 각종 정보를 뇌가 능동적으로 처리하는 것을 막을 수 있다.

❸ **하나의 말을 골라라.** ('옴(ohm)' 같은 전통적인 만트라가 아니라도 좋다.) 당신에게 의미 있는 한 단어나 한 구절을 찾아라. 이를 반복하여 음송하며 그 소리나 리듬으로 심신을 진정시킨다.

❹ **고른 말을 계속해서 말하라.** 숨을 내쉴 때 당신이 고른 말을 자신에게 반복해서 음송하라. 반복의 한결같음이 당신의 집중을 돕는다.

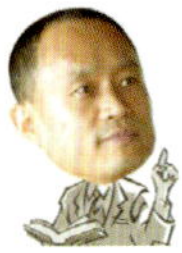

과제: 종합명상과 생활명상

1. 한 시간 동안 호흡명상들을 모두 종합적으로 수련하자. 그리고 이들을 일상생활에서 때와 장소에 맞게 선택적으로 활용하자.
2. 몸짓명상들, 감각명상들 또는 마음명상들에 대해서도 위와 같이 하자.

PART

3

감각명상

도입: 감각이란?

1. 감각이란

생명체는 자신의 환경과 끊임없이 물질·에너지·정보를 주고받으며 살아가고 있다. 감각이란 환경변화에서 오는 자극(물질, 에너지)을 신체에 수용하여 복잡한 작용을 거쳐 뇌에서 느끼고 지각하는 일이다.

2. 감각의 역사

동물은 각자의 환경에 맞게 다양한 감각기관을 발전시켜왔다.

동물간의 통신, 인간끼리의 의사전달(말, 글, 표정, 바디랭귀지 등)도 모두 감각을 통하여 전달된다. 또한 예술(그림, 음악 등)이나 미디어(텔레비전, 영화, 라디오) 등도 마찬가지다.

오늘날의 디지털 기술로 시청각을 통합한 새로운 멀티미디어 문화가 생겨나고 있지만 여전히 촉각, 후각, 그리고 미각의 세계는 배제돼 있다. "시각 편중의 환경에서 살아온 현대인들은 후각의 80%를 상실했다."(제러미 리프킨) 한편 컴퓨터나 TV 등을 보는 등 과도한 시각사용으로 시력이 떨어지고, 크게 튼 음악과 소음으로 난청도 늘어나고 있다.

감각을 보호하고 적절히 사용하자. 감각은 생명의 축제이며 삶의 맛과 멋이다.

3. 감각의 구조와 기능

감각기관의 구조는 ① 감각수용기(환경으로부터의 자극을 수용하여 변환), ② 감각신경(변환된 자극을 뇌에 전달), ③ 뇌(인지, 판단, 명령)로 구성된다.

뇌, 감각, 그리고 운동 (2)

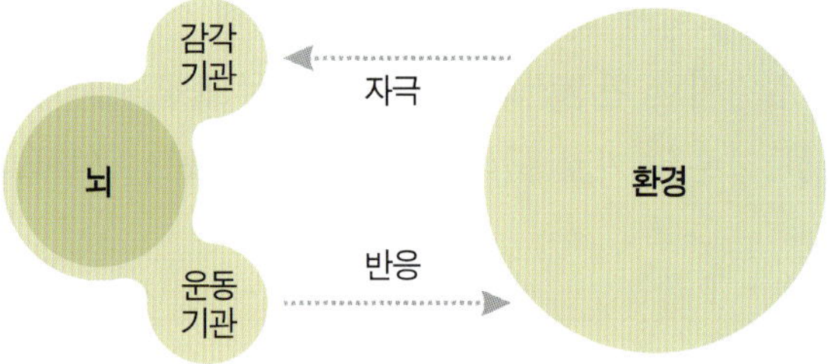

감각 과정을 상술하면 다음과 같다.

환경(예컨대, 꽃밭) → 물질이나 에너지(맛이나 향기를 지닌 화학물질, 빛, 소리, 열, 압력 등) → 자극(stimulus) → 감각기가 자극 수용 → 다양한 자극을 전기 화학반응으로 전환하여 → 감각신경 → 뇌의 지각(자극감지 통합 평가 명령) → 운동신경 → 운동기관 → 언행으로 반응(response)

예를 들어, "야, 아름답다!"고 말하면서 꽃에 다가간다.

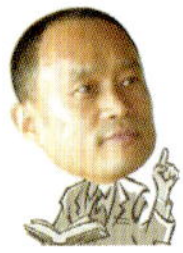

과학의 한계

뇌의 흥분(물질 · 에너지활동)이 어떻게 하여 뇌의 감각지각 또는 정신활동으로 바뀌는가? 이에 대해 과학이 답을 못하고 있다. 그 답을 구하기 위해 과학, 철학, 영성학 등이 협력해야 하지 않을까?

4. 오감 五感

감각은 신체에 있는 감각수용기의 종류로 분류된다. 각 수용기는 특수한 자극만을 받아들여서 흥분하는데, 이와 같은 자극을 그 수용기의 적합자극適合刺戟이라 한다. 예컨대, 광선 중에서도 가시광선만 눈에 적합자극이 된다.

5감五感 = 시각 + 청각 + 후각 + 미각 + 피부감각

5. 팔감 八感 또는 십감 十感

심리학자들이나 의사들이 예전에는 5감을 주로 논했으나 현재는 8감이 논해진다. 8감 = 5감 + 심부감각 + 내장감각 + 평형감각.

심부감각深部感覺은 피부 밑의 심부를 감각한다. 피부 밑의 근육이나 건腱(힘줄)에는 2가지의 감각수용기가 있다. 하나는 통각으로서, 피부의 경우와 마찬가지이다. 또 하나는 근육이나 건 속에 묻혀 있는 근방추筋紡錘나 건방추로서 적합자극은 장력張力이다.

내장감각內臟感覺도 있다. 내장에는 통각신경이 분포되어 있으므로 내장통각이 있다. 그 밖에 여러 가지 감각이 있다. 예컨대, 대소변 마려움, 식욕, 갈증, 성욕, 구토증 등도 내장감각이다.

평형감각平衡感覺에 대한 적합자극은 직·곡선의 움직임과 (가)속도다. 수용기는 내이의 달팽이관 옆에 있는 미로迷路 속에 있다. 신체가 운동하고 있다는 것은 시각이나 심부감각 등에 의해서도 어느 정도 느낄 수 있으나, 그것들이 없어도 평형감각에 의하여 느껴진다.

10감 = 8감 + 기감각 + 초감각.

기감각은 기를 감각한다. 한편 초감각은 외부의 물리적 자극 없이 초감각적인 것을 감각한다. 기감각이나 초감각은 느끼는 사람도 있고 못 느끼는 사람도 있다. 기감과 초감각은 더 많은 연구를 기다린다.

6. 감각과 명상

감각은 생존을 위한 필수 수단이며 나아가서 인간다운 삶(예술, 문화 등)을 위한 토대다. 탄트리즘(tantrism)에서는 감각을 적극적으로 활용한다. 감각을 잘 조율하면 명상에 도움이 된다. 감각에 '4가지 마음 아우름'을 적용하면 명상이 된다. 곧 ① 감각에 마음 모으기, ② 감각을 마음에서 비우기, 또는 아름다운 감각으로 잡념을 몰아내기, ③ 감각에 대해 깨어있기, ④ 감각을 마음껏 펼치기.

감각명상도 여타의 명상처럼 심신의 상호작용과 전인건강을 돕는다. '심신상관도 2'(21쪽)를 참고하자.

7. Part 3의 구성

Part 3에서 우리는 다음 그림과 같은 5범주의 감각명상을 수련한다. 그리하여 심신의 변화와 더불어 참나를 찾아 가꾼다. 참나는 명상의 지휘자이며 동시에 그 열매다.

오감명상이란 오감을, 팔감명상은 팔감을, 상징명상은 상징을, 그리고 예술명상은 예술을 활용하여 명상한다. 한편 2개 이상의 감각을 동시에 활용하여 명상하면 종합감각명상이 된다.

감각명상 5범주

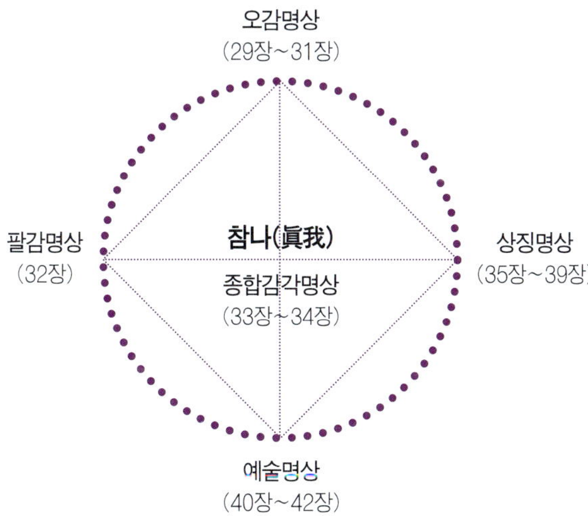

독서토론 다중지능과 명상

가드너(H. Gardner)가 지은 『다중 지능: 새 지평들(Multiple Intelligences: New Horizons)』(2006), 『마음을 변화시키기: 나와 남의 마음을 변화시키는 예술과 과학(Changing Minds: The Art And Science of Changing Our Own And Other People's Minds)』(2006) 등은 21세기 교육의 한 흐름이다. www.pz.harvard.edu/Pls/HG.htm와 http://www.howardgardner.com/을 참고하자.

하버드대학교에서 교육학과 심리학을 가르치고 있는 가드너 교수는 지능의 다양성을 강조하면서 다중지능이론을 펼치고 있다. 그는 음악지능, 몸운동지능, 논리수학지능, 언어지능, 공간지능, 대인관계지능, 대자관계지능, 자연지능, 영적지능, 실존지능 등을 제시해 왔다.

위의 특정 지능은 특정 감각이나 운동신경과 밀접한 관계를 맺는 경우가 있다. 이에 대해서 토론하자. 이와 더불어 감각명상을 포함한 명상을 교육커리큘럼과 조화시켜 학생의 지능과 마음을 향상시키는 교육수련법을 연구하자.

가드너의 취약점인 지능들의 유기적 연관·통일성에 대해서도 논하자.

29. 빛 명상

이해하기

아름다운 오감자극은 번잡한 생각에 찌든 대뇌피질을 쉬게 하며 마음에 아름다운 고요가 깃들게 한다. 새롭고 다양한 오감 자극은 뉴런(뇌세포)간의 연결고리인 시냅스의 수를 늘리고 시냅스에서 신경전달물질이 잘 분비되게 한다.

빛은 전자기 복사이며 입자와 파동의 성질을 모두 갖고 있다. 이 같은 성질을 빛의 역설적 이중성이라 한다. 과학자들은 이렇게 알쏭달쏭한 빛의 정체를 계속 탐구하고 있다.

빛과 색의 신비로움과 아름다움을 즐기는 것만으로도 이 세상은 즐거운 소풍이다. 하늘빛은 하늘을 보는 사람의 것이고, 새벽빛은 새벽에 일어나는 사람의 것이다. 다른 대륙에 소풍가도 그 하늘, 그 석양이 친구처럼 반겨준다.

수련하기

❶ **하늘을 보자.** 하늘을 바라보자. 이는 직립보행하는 사람의 특권이다. 기적 같은 하늘이 머리 위에 있다. 하늘을 무대로 빛이 춤춘다. 거대한 춤이다.

태양에서 단숨에 달려온 빛이 지구의 대기권에서 산란되면서 파란색을 뿌려준다. 그 밑에 녹색의 산! 멋진 산세에서 뿜어 나오는 녹색의 생명을 호흡한다. 하늘색과 녹색은 눈을 맑게 하고 안정된 느낌을 준다. 필자는 먼 하늘을 보면 기분이 좋아진다. 그래서 가끔 "나는 외계에서 온 존재일까?"라고 물어본다. 사실 우리 모두가 먼 시간 먼 우주로부터 와서 지구위에 살고 있지 않은가? 하늘 향해 눈 감으면 하늘은 마음으로 들어와 고향처럼 아늑한 하모니를 연주한다.

❷ **빛의 하모니**. 창문 앞에 프리즘을 놓는다. 프리즘을 통과한 빛이 무지개 색깔을 발하며 멋진 하모니로 노래한다. 마음도 그렇게 노래한다.

❸ **인상파 화가가 되자**. 모네의 '루왕 대성당' 연작은 인상파 미술의 대표작이다. 인상파는 빛과 그림자를 중시하고, 명확한 형태보다는 색채와 분위기적 인상을 중시한다. 동일한 대상도 아침, 점심, 저녁에 비치는 빛에 따라 분위기가 달라진다. 모네는 동일한 위치에서 햇볕에 따라 변하는 '루왕 대성당'을 여러 장 그렸다. 살아있는 자연과 루왕 대성당 그리고 모네와의 교감이 인상적이다. 빛의 흐름, 시간의 흐름을 타고 자연과 어울리자.

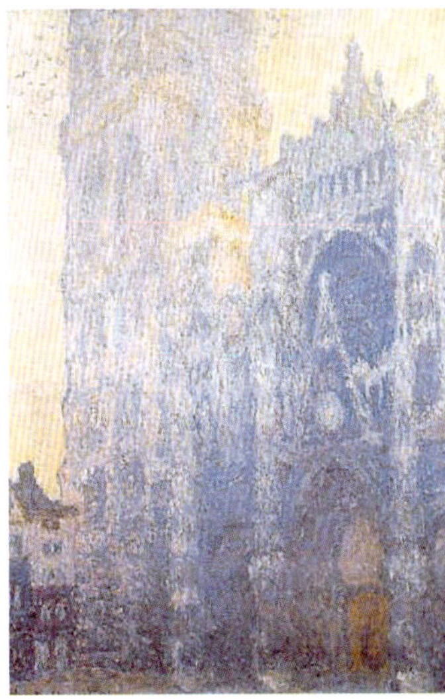

모네, '루왕 대성당' 연작 중 하나

등대지기

사람들이 외딴 섬 등대지기를 방문했다.

"등대지기 아저씨, 얼마나 심심하고 외로우시겠어요! 우리들이 재미있는 책들을 사왔어요."

"저도 책 한 권이 있는데 아직 다 읽지 못했답니다."

"얼마나 오래 읽으셨는데요?"

"평생이지요……"

"몇 쪽이나 되는데요?"

"두 쪽이랍니다."

"어떤 책이지요?"

"이리 올라와서 저기를 보세요.

한쪽은 하늘이고 다른 한쪽은 바다랍니다. 사시사철, 시시때때로 그림이 바뀌고요 변화무쌍한 교향곡을 연출한답니다."

30. 소리 명상

이해하기

소리는 공기의 파동이요 운동에너지다. 자연의 소리를 듣자. 시냇물 소리 빗소리 천둥소리 새소리 풀벌레소리 등. 소리들의 높낮이 강약 음색의 다양함을 즐기자. 폭포수에 들어가 물살을 느끼듯이 '소리 살'을 느끼자.

필자는 어렸을 때 만리동 집 마루에 누워 듣던 빗소리와 비의 리듬, 바람소리, 나뭇잎 소리, 그리고 나무기둥에 걸어둔 줄넘기의 나무 손잡이가 바람에 흔들리며 기둥에 부딪치던 소리를 생각하면 고향처럼 아늑해진다. 또한 미국 버클리 앞바다에 나가서 듣곤 하던 파도소리가 지금도 들린다.

파도소리 따라 김영랑(1903~1950)의 시 '바다로 가자'가 들려온다. 이 시는 조국의 해방을 읊은 시다. 조국의 해방은 마음의 해방으로 완성된다.

> 바다로 가자 큰 바다로 가자
> 우리 인제 큰 하늘과 넓은 바다를 마음대로 가졌노라
> 하늘이 바다요 바다가 하늘이라
> 바다 하늘 모두 다 가졌노라
> 옳다 그리하여 가슴이 뻐근치야
> 우리 모두 다 가자꾸나 큰 바다로 가자꾸나……

수련하기

❶ **자연의 소리**. 무향실無響室에서는 오히려 집중이 잘 안 된다. 심산유곡은 소리가 없어서가 아니라 새소리 물소리가 조화롭게 어우러져 있기 때문에 집중이 잘된다. 자연에서 바쇼처럼 자연의 소리를 듣자.

오래된 연못
개구리 한 마리
'풍덩!'

이 시는 일본의 마쓰오 바쇼(1644-1694)의 단시短詩(하이쿠)로서 세계적으로 유명하다. 필자가 콜롬비아 대학교에서 문학 강의를 들을 때에도 이 시가 등장했다.

❷ **깨달음의 소리**. 바쇼는 자연을 관조하다가 응축된 언어로 자연에 대한 경험을 표현한다. 이 시는 선禪과 도가道家의 향기를 풍긴다. 태고로부터의 연못, 그 고요한 침묵을 깨는 "풍덩"소리는 우주의 신비를 여는 깨침의 소리다. 이는 실재의 궁극적 의미를 열어 보이는 듯하다. 우리도 절대고요에 잠기면 물소리 바람소리에 깨달음의 문이 열리고, 창문을 때리는 빗방울 소리가 천둥벼락처럼 한 소식 전한다.

31. 아로마aroma 명상

이해하기

아로마(aroma, 향기)에 몰입하여 후각삼매에 빠져보자. 냄새를 맡을 수 있다는 것은 냄새를 일으키는 물질이 휘발성이기 때문이다. 냄새는 대개 맛과 어우러져 풍미를 결정하는데 맛과는 다른 점이 많다. 우선 맛에 비해 매우 낮은 농도에서도 느낄 수 있고 맛에 비해 종류가 대단히 많다. 사람이 구별해낼 수 있는 냄새는 1만종 이상이다. 냄새를 맡는다는 것은 냄새의 '주인공'인 분자를 감지한다는 것이다. 예컨대, 김치 냄새의 주인공은 메틸머켑탄(CH_3SH)이다.

수련하기

❶ **자연의 향기**. 공원에 가자. 걸으면서 아로마(aroma, 향기)를 호흡하자. 나무 앞에 서서 각 나무의 냄새를 맡자, 나무마다 모습이 다르고 냄새도 다르다. "흔들리지 않고 피는 꽃이 어디 있으랴?"(시인 도종환) 미풍에 흔들리는 꽃에 미소로 인사하며 코를 접근시키자. 꽃의 향기는 벌과 나비를 매혹하듯이 나를 몰입시킨다. 그리고 저 멀리 난의 향기는 아는 이에게는 천리를 달려오지만, 모르는 이에게는 그 향기를 감추는가?

❷ **님의 향기**. 님의 내면에서 우러나오는 향기를 흠취欽取하자. 수련이 깊어지면 몸에 아름다운 오라가 형성되고 방향이 흘러나온다고 하지 않던

가? 다음은 필자의 모방시다.

님의 태양 같은 눈빛에 눈 먼 나는 어쩌나?
님의 폭포수 같은 노래에 귀 먼 나는 어쩌나?
님의 뜨거운 포옹과 입맞춤에 나는 온통 타버렸어요.
이제 남은 것은, 향기! 님의 은은한 향기뿐입니다.

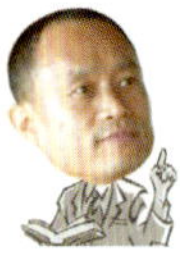

감각 비우기(apophatic) 수련

감각을 통해서 님을 명상하듯이, 감각을 비우며 님을 명상할 수도 있다.

감각을 비우면 무향의 향기가 나고, 침묵의 노래를 듣는다. 텅 비우면 새롭게 찬다. 눈을 감으면 새 세상이 열린다.

32. 평형감 명상

이해하기

8감 중의 하나가 평형감이다. 귀는 청각과 평형각을 관장하는 감각기이다. 평형감각平衡感覺(sense of equilibrium)은 지구중력장 안에서 몸의 역학적 평형과 위치, 직진운동과 회전운동, 속도와 가속도에 대한 감각이다. 평형감각의 수용기는 반고리관 및 전정기관이며, 청각수용기와 함께 내이內耳에 존재한다. 반고리관은 내이 안에 거의 직각으로 연결된 3개의 반원형으로 몸의 회전을 감각한다. 전정기관은 직진운동의 수용기관이다.

야생동물의 평형감각은 생존과 직결된다. 평형감각은 정신력과 생명력을 키우는 지름길이다. 평형감각을 기르면 생체나이가 젊어진다.

수련하기: 나무자세

'나무자세'로 균형감을 느끼며 천 년을 살아온 나무처럼 긴 호흡으로 명상하자.

❶ 양다리를 어깨넓이나 골반넓이로 벌리고 선다.

❷ 오른발로 선다. 왼 발바닥을 오른쪽 다리 허벅지 안쪽에 댄다.

❸ 손을 가슴 앞에서 합장한다. 합장한 손을 머리 위로 뻗어 올린다. 바람에 흔들리는 나무처럼 조금 흔들려도 좋다.

❹ 나무자세를 우아하게 유지한다. 숨을 계속 쉰다.

❺ ❶의 자세로 돌아온다. 오른발과 왼발을 바꿔서 한다.
사진을 보며 '무성한 나무자세'를 취해도 좋다.

나무자세와 무성한 나무자세

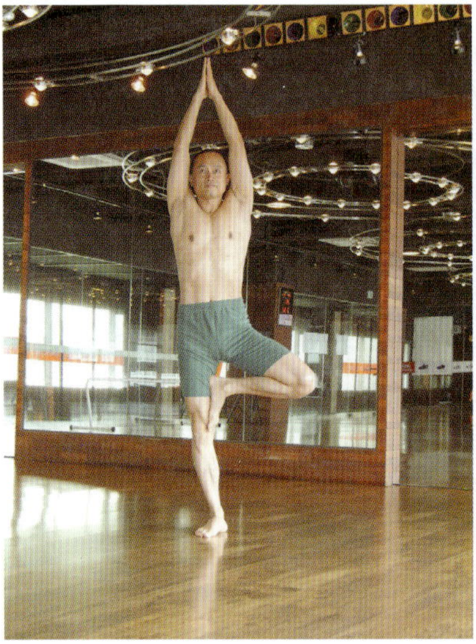

나무자세

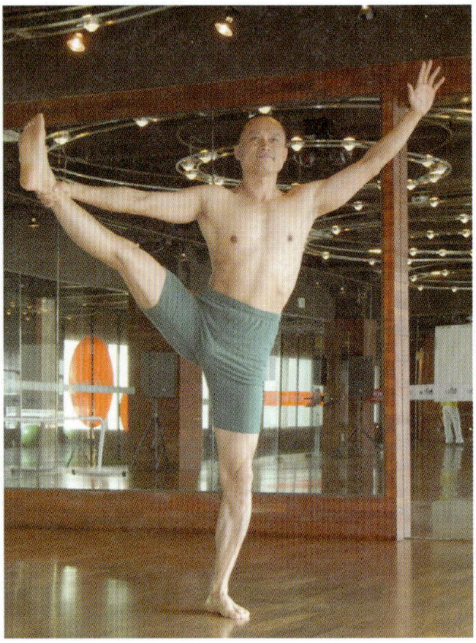

무성한 나무자세

33. 약손 명상

이해하기

약손 또는 마사지(massage)는 주로 손으로 몸을 체계적으로 다루는 활동이다. 마사지는 근육과 신경 계통을 치유하며 전신순환을 원활하게 한다. 아늑한 조명, 아름다운 음악, 그리고 자연향이 있는 곳에서 하는 마사지는 감각을 달래며, 온몸과 뇌에 생기를 불어넣는다.

massage의 어원인 manus는 '손'이라는 말이다. 미국 최고의 마사지 기구 판매회사에서 "마사지할 때, 수백만 년 동안 진화해온 사람의 손을 당해낼 것은 없다."고 자인한다.

수련하기 1. 어머니 따라하기

신기한 일이다. 배앓이를 고치시던 우리 어머니의 손은 약손이셨다.

어머니의 손이 되어 온 몸을 부드럽게 문지르자. 그런 뒤 5장 6부에 차례로 손을 대고 그 존재를 느낀 뒤 부드럽게 어루만지며 사랑의 기운을 보내자. 몸과 마음의 생명력이 깨어난다.

수련하기 2. 동의보감 약손

『동의보감』의 "안수按摩와 도인導引"장은 다음과 같이 마사지를 권한다.

❶ 열이 나도록 손바닥을 문질러 양쪽 눈에 대고 따뜻하게 비벼주기를 매번 20회씩 하면 눈의 침침함이 저절로 없어져 눈이 밝아지며 풍風도 없어진다.

❷ 이마를 자주 문지르는 것을 '천정天庭을 닦는다'고 한다. 머리카락이 난 부위까지 위로 14번씩 문지르면 얼굴에서 자연히 광택光澤이 난다.

❸ 코의 양 옆을 가운뎃손가락으로 20~30번씩 문질러 겉과 속에서 모두 열이 나게 하는 것을 '중악에 물을 댄다'고 한다. 이렇게 함으로써 폐를 윤택하게 한다.

❹ 손으로 귓바퀴를 횟수에 구애받지 않고 문지르는 것을 '성곽城郭을 닦는다' 고 한다. 이렇게 함으로써 신기腎氣를 보하고 귀가 어두워지는 것을 막는다.

동의보감 약손

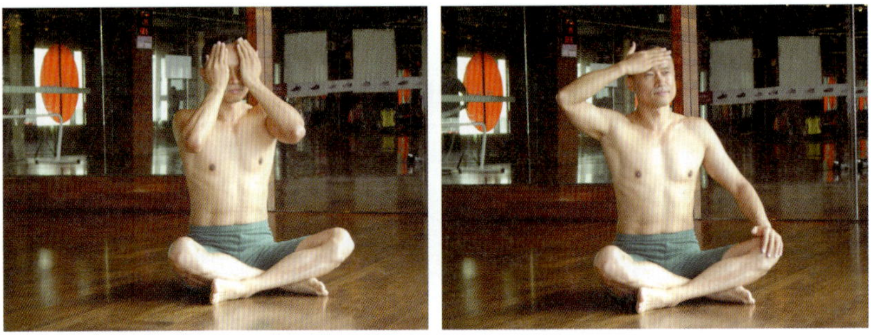

수련하기 3. 현대 마사지

마사지 테크닉은 ① 시술자가 자신의 몸의 어떤 부분을 사용하여 피술자의 몸의 어떤 부분을, ② 어떤 힘, 속도, 가속도, 방향으로, ③ 얼마 동안 자극하는가에 따라 다음과 같이 다양하다. 『바보들을 위한 마사지(Massage for Dummies)』를 참고하자. 이 책은 우리말로 번역되어 있는데 그 제목은 『천재 A반을 위한 마사지』이다.

마사지 테크닉에는, 대고 있기(touching), 쓰다듬기(patting), 쓸기(sweeping, 빗자루로 쓸듯이 손가락으로 쓴다), 미끄러지기(gliding, 치약 짜듯이 쭉쭉 짜는 듯 누르면서 말초부위에서 심장 쪽으로 미끄러지며 이동), 누르기(pressing, 지압 장압 팔꿈치압 등), 흔들기(shaking), 두드리기(tapotement), 주무르기(kneading, 밀가루 반죽하듯이 이리저리 굴리며 주무른다), 쥐어짜기(wring), 문지르기(rubbing) 등이 있다.

마사지와 늘줄이기를 접목해도 좋다.

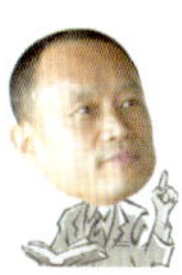

섹스

섹스는 감각, 욕구, 감정 그리고 그 이상이다. 좌파 탄트리즘에서는 섹스를 명상의 수단으로 활용했다. 『Sex for Dummies』(Westheimer, 2000)와 『Kamasutra』(옥스퍼드대학교 출판사, 2003)을 참고하자. 『Kamasutra(카마수트라)』는 인도의 성性 고전이다.

34. 십감+感 명상

이해하기

숲속으로 걸어 들어가서 십감+感으로 느끼자. 가슴을 숲으로 채우자. 숲은 인류의 고향이다. 인류는 숲에서 삶을 시작했다. 메소포타미아 문명을 가능하게 했던 티그리스강과 유프라테스강은 당시에 숲으로 덮여 있었다. 숲과의 교감에서 문화유전자가 형성되었다. 노자와 장자는 무위자연을 실천했다. 플라톤은 'Academy'라는 숲에 학교를 세워 그 학교 이름을 'Academy'라고 불렀다. 루소는 "자연으로 돌아가자"고 외쳤다.

광릉 숲

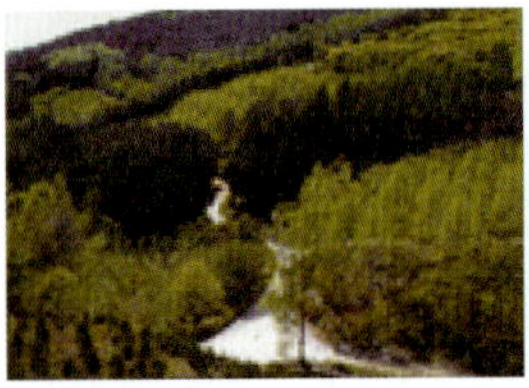

광릉숲-시험림

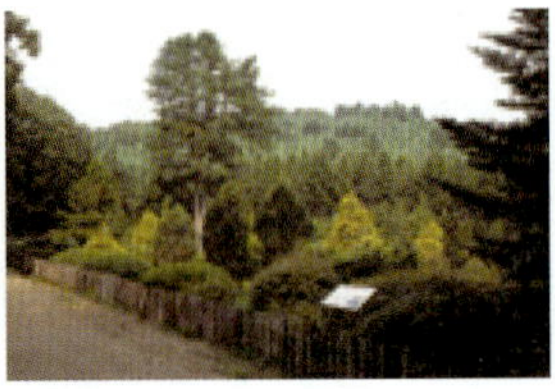

침엽수원

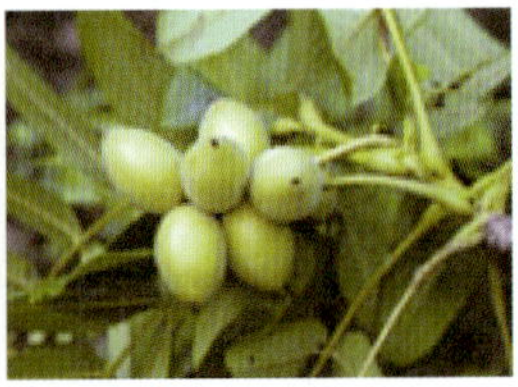

활엽수원, 가래나무

수련하기

❶ **자연으로 가자.** 광릉숲으로 가자. 광릉숲 안에 국립수목원이 있다. 춘천의 오봉산 숲, 안면도 솔 숲, 오대산 월정사 입구 숲, 청계산 숲, 또는

조선시대 정원의 질박한 멋을 풍기는 창덕궁 후원(비원)도 좋다. 숲에 들어가면 행복해진다. 내가 자연의 일부라는 느낌이 든다.(국립수목원 홈페이지: www.koreaplants.go.kr)

❷ **온 감각을 열어놓자**. 숲의 멋과 맛, 생명력과 신비를 느끼자. 그러기 위해 온 감각을 활용하자. 우선 숲의 선과 색깔이 들어온다. 땅에 포복하듯이 이끼류가 있고, 그 위에 풀이 바람에 손짓한다. 풀잎의 형태 색깔 무늬가 아름답다. 감촉이 좋다. 위에는 관목이 어지러이 놀고 있고 그 위에 교목이 하늘로 서 있다. 나무들이 만들어내는 선이 좋다. 식물들 사이로 다람쥐가 놀고 새들이 날고 나비가 춤춘다. 바람소리에 소나무 향기가 불어온다. 큰 나무에 손을 대는데 나무의 기운이 느껴진다. 두 팔 벌려 나무를 껴안는다. 나무가 내 마음으로 걸어 들어온다.

❸ **한 감각을 닫는다**. 그러면 다른 감각이 더 예민해진다. 예컨대, 눈을 감으면 바람결이 더욱 잘 느껴진다. 물소리와 산 냄새가 더욱 짙어진다. 약수를 들이 키니 숲의 맛이다. 발걸음의 촉각에 주의를 기울이면 땅(Gaia, Mother Earth, 또는 엄마 지구)이 느껴진다. 이는 언제나 내 곁에 계셨던 어머니의 촉감이다. 눈을 뜨고 세상을 본다. 다시 볼 수 있음과 세상이 거기 있음에 감격한다.

❹ **숲이 살아있다**. 햇살이 늘씬한 다리를 뽐내며 우듬지를 따라 내려와 나무에 걸터앉아 있다. 빛이 숲에 내려와 그려내는 모습이 좋다. 햇살을 희롱하는 새들의 노랫소리를 흉내 낸다. 꽃의 향기는 어떻게 흉내 낼 수 있을까? 아카시아 향기 짙은 여름은 봄의 여린 화장기를 지워내고 육감적 육체를 마음껏 드러낸다. 가까이에서 행복이 빛난다

❺ **감각전환놀이를 하자**. 시각을 청각으로 '번역'하자. 예컨대, 햇빛의 소리를 들으며 '햇살 교향곡'을 흥얼거린다. 나무가 악기라면 숲은 교향곡이다. 숲의 느낌과 기운을 따라 춤춘다. 다양한 감각교류와 율동은 대뇌의

좌우 균형과 전뇌全腦(대뇌 뇌줄기 소뇌) 통합을 돕고, 심신을 새롭게 반죽하며 다이내믹한 생명을 불어 넣는다.

❻ **감각에서 예술로**. 숲이 주는 문학적 예술적 영감을 느끼자. 숲은 『백설공주』와 『헨젤과 그레텔』의 배경이었다. 괴테는 『젊은 베르테르의 슬픔』에서 숲의 4계절에 심리를 비유한다. 헤르만 헤세는 나무와 숲에서 진리와 종교를 만난다. 베토벤은 비엔나 숲을 거닐며 '전원 교향곡'을 작곡했고, 요한 스트라우스 2세는 '빈 숲속의 이야기'를 작곡했다. 숲은 초목만 자라게 하는 것이 아니라 사람과 예술도 자라게 한다. 숲은 바람만 머물다 가는 곳이 아니라 마음과 명상도 머물게 한다.

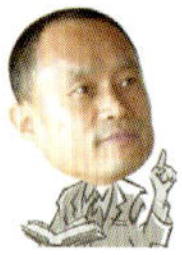

삼림욕을 하자

숲은 예술이요 감동이다. 감동은 면역체계와 신경계에 활력을 준다. 숲에서는 감각활동과 피부호흡이 촉진되고 몸과 마음이 고요히 깨어난다. 피부는 제2의 허파로서 외호흡을 하며 환경과 에너지・물질을 교환한다. 숲이 내뿜는 산소, 방향성 물질인 피톤치드, 테르펜, 음이온 등은 신경계 안정, 스트레스 해소, 심폐기능 강화 등을 선물한다. 숲은 심신을 고친다. 숲은 아름다운 감각과 좋은 공기로 우리를 목욕시킨다.

35. 태극 명상

이해하기

인간은 상징적 인간(Homo symbolicus)이다. 상징은 정신세계를 풍요롭게 한다. 반대로 상징이 빈곤한 사람은 정신심리장애를 쉽게 일으킨다. 상징을 명상하면 나와 우리의 참 모습이 조용히 모습을 드러낸다.

상징에는 개인적 상징, 집단저 상징, 원형적 상징, 그리고 체계적 상징이 있다. ① 갑돌이가 만들어준 꽃반지는 갑돌이 개인의 사랑을 상징한다. ② 은행나무는 성균관대학교라는 집단을 상징한다. ③ 땅 물 불 바람 나무 산 자연 등은 인류의 원형적 상징이다. 원형은 인류의 집단무의식 속에 저장되어 있다. 김춘수의 시 '봄 바다'에서 물은 순수와 새 생명을 상징하고 시인은 새 삶을 지향한다. 김소월의 시 '산유화'는 시 전체가 하나의 상징이다. "'산유화'에 나오는 자연은 동양적 신을 상징한다."(김동리) ④ 예술 신화 언어 종교 과학 등은 체계적 상징체계로서 자신의 통일되면서도 다양한 세계를 산출한다.

태극은 동아시아 문화를 대표하는 집단적 또는 원형적 상징이다. 다른 한편 연꽃은 불교를 상징하고, 십자가는 기독교를 상징한다.

수련하기 1. 태극 명상

'태극'이라는 말은 『주역周易』 계사전繫辭傳에 나온다. 태극은 만물의 근원,

우주의 본체이다. "태극은 양의兩儀(음양)를 낳고, 양의는 사상四象을 낳고, 사상은 팔괘八卦를 낳고 팔괘에서 만물이 생긴다."

태극

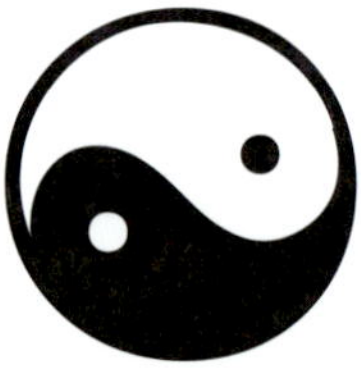

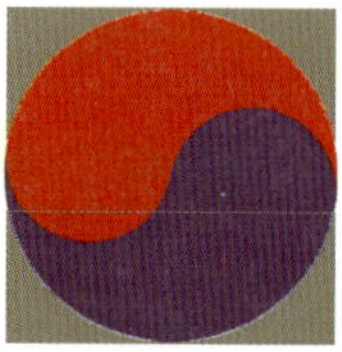

태극은 음과 양, 음지와 양지, 남자와 여자, 또는 하늘과 땅이 서로 어울려 춤을 추는 모양새다. '태극'이라는 말에서 우리나라의 국기인 '태극기'라는 말이 나왔다.

수련하기 2. 태극도 명상

송나라의 성리학자 주돈이周敦頤(1017~1073)는 주역의 태극음양 우주관을 계승하고 이에 도가철학과 오행설五行說을 접목시켜 '태극'이라는 상징을 재문맥화했다. 그의 『태극도설太極圖說』은 태극도를 설한 것으로서 무극에서 → 태극 → 음양 → 오행 → 남녀 → 만물에 이르는 우주생성론을 체계적으로 보여준다.

무극無極에서 태극이 나온다. 이러한 생각은 무에서 유가 나온다는 도가철학의 영

태극도

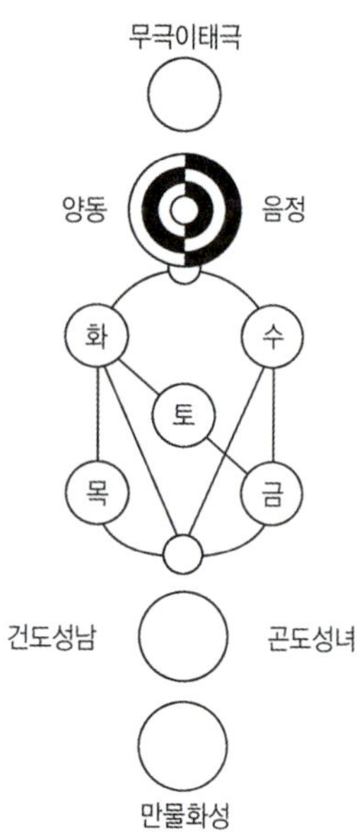

향을 받아 나온 것이다. 태극은 음양이기二氣로 나뉘고, 다시 수, 화, 목, 금, 토의 오행五行이 생겨난다. 이들이 다양하게 조합되어 건도乾道는 남男을 이루고 곤도坤道는 여女를 이룬다. 남(성적인 것)과 여(성적인 것)의 교감에 의해 만물이 생겨나고, 생생하여 변화가 무궁하게 된다. 역으로 만물의 근본을 소급하면 결국 태극과 무극으로 돌아간다.

특히, 사람은 만물 중에서도 빼어난 영묘한 존재다. 사람의 이성은 태극을, 선한 마음과 악한 마음으로 나뉘는 것은 음양을, 인, 의, 예, 지, 신의 오상五常은 오행을 본뜬다. 악한 마음이나 욕심의 준동蠢動을 다스리기 위해 성인聖人은 중정인의中正仁義의 덕을 기르고 정靜을 위주로 하는 도덕적 수양을 한다.

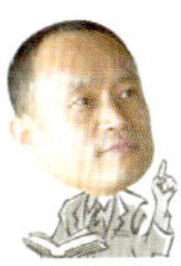

1. 주자(朱子, 1130~1200)의 태극도 해석

주자학(성리학)을 체계화한 주자에 의하면, 무극이 곧 태극이다. 태극 외에 무극이 따로 있는 것이 아니다. 만일 무극을 빼놓고 태극만을 논한다면 태극이 마치 한 물체처럼 되어서 조화의 근원이 될 수 없고, 반대로 태극을 빼놓고 무극만을 논한다면 무극이 공허(空虛)가 되어 역시 조화의 근원이 될 수 없다. 태극도는 시간적 우주발생론이 아니라, 만물을 일관하는 것이 태극이며, 만물은 각기 태극을 갖추고 있음을 보여준다. 태극은 이理를, 음양오행은 기氣를 상징한다.

2. 박영만의 태극도 활용

아래 화살표는 무극에서 발산하여 오행으로 나아가는 과정과, 오행에서 무극으로 수렴하는 과정을 보여준다.

무극(ᄒᆞᆫ마음, 브라만) ⇄ 태극(한마음, 아트만) ⇄ 음양(심신) ⇄ 오행(몸숨감맘삶)

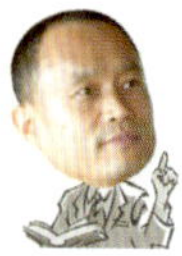

민족문화상징: 민족의 문화유전자(DNA)를 찾아

문화관광부는 2006년 7월에 우리 민족문화를 대표하는 '100대 민족문화상징'을 선정, 발표했다. 문화부는 "우리 문화의 원형으로서 상징성을 갖고, 문화예술적 콘텐츠로서 활용이 가능하며, 세계화 기여도가 높은 것을 기준으로 뽑았다"고 말했다. 6대 분야별로 그 예를 들자면 다음과 같다.

1. 민족: 태극기 무궁화
2. 강역과 자연: 백두대간 소나무 천상열차분야진도 거북선
3. 역사: 고인돌 서울 원효 퇴계
4. 사회와 생활: 한복 김치 된장 한옥 온돌 초가집 동의보감 서당
5. 신앙과 사고: 선불교 선비
6. 언어와 예술: 한글 반가사유상 고려청자 백자 막사발 탈춤 판소리 아리랑 거문고 대금

36. 연꽃 명상

이해하기

연꽃은 불교의 상징이다. 연꽃은 수천 년 동안 명상의 벗이 되어왔다. 연꽃은 지금도 우리 곁에서 여유롭게 깨달음을 재촉하고 있다.

연꽃은 연꽃과(Nelumboaceae)에 속하는 다년생 수초이다. 씨는 수명이 길어 오랜 세월이 지나도 발아할 수 있다. 열대 아시아가 원산지로 농가에서 재배하기도 하지만 연못에 관상용으로 더 많이 심는다.

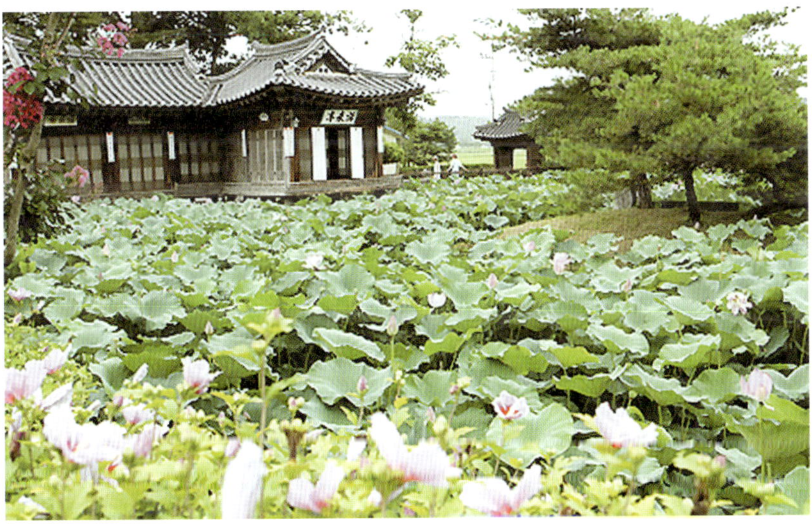

수련하기

연꽃을 감상하자. 연꽃이 상징하는 세계에 동참하자. 그러면 연꽃이 내 마음에 피어나고 나는 연꽃이 된다.

❶ **흙탕물에서 꽃을 피우며 향기롭다**. 연꽃은 흙탕물에서 자라면서 아름다운 연꽃을 피워내고, 푸르고 맑은 줄기와 잎을 유지하며 향기롭다. 연꽃은 세속에서 깨달음을 꽃피운다, 고난의 십자가에서 넉넉한 부활을 꽃피운다.

❷ **둥글게 웃는다**. 연꽃은 둥글게 웃는다. 연꽃 줄기는 부드럽고 유연하여 폭풍을 견딘다, 외유내강의 평화의 몸짓이다. 이는 태극권의 진수다.

❸ **성숙하여 아름답다**. 연꽃이 만개하면 그 색깔과 자태가 아늑하고 신비롭다. 그 위에 부처와 신선, 보살과 선녀가 노니는듯하다. 아름다운 노년은 청년의 희망이다.

❹ **살신성인**殺身成仁. 연꽃은 음식과 약으로 사용된다.

견월망지見月忘指

스승이 달을 손가락으로 가리키며 "저 달을 보아라."고 말한다.
제자가 달은 보지 않고 스승의 손가락만 본다.
"저 달을 보아라." 제자는 여전히 스승의 손가락만 보고 있다.
스승이 칼을 들어 자신의 손가락을 단숨에 잘라 버린다.
손가락을 넘어 달을 보고, 상징물에 대한 감각을 통해 그리고 그 감각을 넘어 상징이 가리키는 세계에 참여해 들어가자. 선가(禪家)에서는 '살불살조(殺佛殺祖, 부처를 만나면 부처를 죽이고, 조사를 만나면 조사를 죽여라)'를 가르쳤다. 부처도 조사도 달(진리)을 가리키는 손가락이기 때문이다. 자신이 직접 진리를 맛보아야 한다.

37. 십자가 명상

이해하기

인류문화사적으로 볼 때 십자가는 기독교가 출현하기 훨씬 전에 고대민족 사이에서 종교적 상징으로 쓰였다. 예를 들면, 바빌로니아인은 하늘의 신인 아누(Anu)의 상징으로서 등변십자가(+, 그리스식 십자가)를 사용하였고, 고대 이집트인은 영생의 상징으로서 바퀴가 달린 십자가를 사용하였다.

십자가는 기독교에 이르러 그 상징적 힘(symbolic power)이 폭발한다. 오늘날 20억 이상의 기독교인이 십자가를 명상한다. 하느님은 사랑이고, 예수는 사랑의 화신이고, 성령은 사랑의 영이다. 성경은 사랑의 책이고 교회는 사랑의 공동체이며, 사람은 하느님의 형상이며 역사는 천지인의 러브스토리(love story)다. 예수의 삶은 십자가와 부활로 압축된다. 십자가는 죽기까지 진리를 외치며 끝까지 사랑하는 수고이며, 부활은 사랑과 진리의 승리다.

수련하기

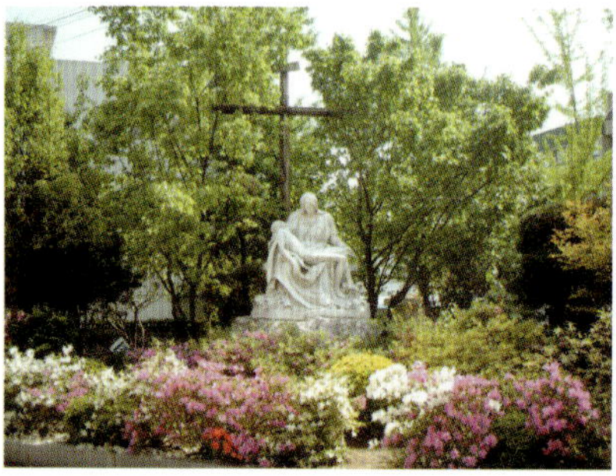

십자가, 미켈란젤로의 피에타 상 (전동성당)

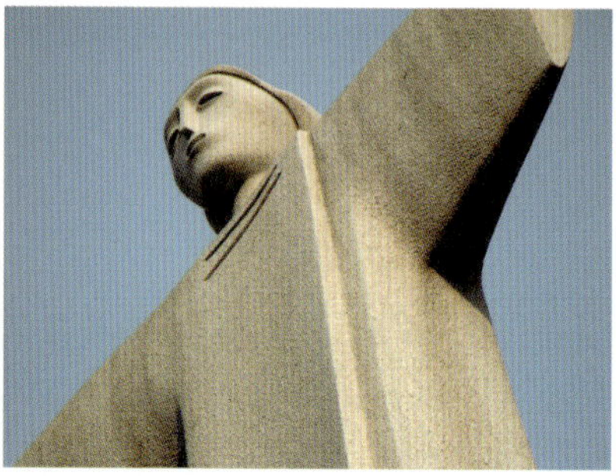

우리를 닮은 십자가상 (명동성당)

십자가는 피맺힌 한사랑(agape),
천지를 잇는 우주목(cosmic tree)!

하느님 향해 기도하는 손에서,
하늘로 솟은 고딕양식의 성당에서,
십자가의 성혈이 방향芳香되어 오른다.

명동성당에 서 있는, 우리를 닮은 십자가상처럼
우리도 마음열고 사랑 따라 나서면 작은 예수가 될까?

위로는 하느님을 사랑하고, 옆으로는 이웃을 사랑하는,
경천애인敬天愛人의 사도가 될까?

십자가의 비밀은 부활, 부활의 비밀은 십자가려니,
십자가사랑과 부활생명은 우주의 새로운 문법이다!

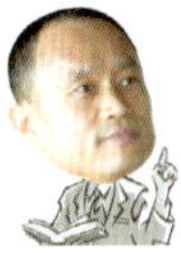

문화인류학

달은 한 달에 3일 동안은 보이지 않는다. 3일 후에는 다시 부활하여 초승달 반달 보름달이 된다. 겨울에 약해진 햇님도 동지가 지나면 다시 힘을 되찾기 시작하여 봄을 만들고 생명을 부활시킨다. 그래서 달과 해는 고대인들에게 생명이 죽음보다 강함을 가르치는 '부활의 교사' 역할을 했다.

38. 카발라 생명나무 명상

이해하기

'생명나무(the tree of life)'는 여러 문화권에서 발견된다. 생명나무는 우주와 삶의 기원과 구조를 상징한다. 하늘을 향하여 높이 치솟은 나무의 나뭇잎들이 바람에 흔들릴 때 고대인들은 신현神現(theophany, 신의 나타남) 또는 역현力現(kratophany, 힘의 나타남)을 느꼈다. 반복되는 죽음과 부활의 생명력을 지닌 나무는 성스러움이 현현現顯하는 성물聖物이다.

생명나무는 우주목宇宙木, 세계수世界樹, 중심축中心軸(axis mundi) 또는 지혜나무라고도 불린다. 단군신화에 나오는 신단수는 세계의 중심과 생명의 원천을 동시에 상징하는 것으로서 '생명나무'의 일종이다.

신현神現이 10단계로 내려오는 것을 묘사한 것이 '카발라(Kabbala)'의 생명나무다. 카발라는 히브리어로 '전승'이라는 뜻인데 유대교에서 12세기에 발전된 신비주의 또는 영성전통이다. '생명나무 묵상'은 하느님께 다가가는 길이다. 카발라의 생명나무는 세피로트(sefirot)라고도 불린다. 세피로트의 단수형은 sefira(히브리어로 '수'라는 뜻)인데, 무한無限(Ain- Sof, 무한한 신에 대한 명칭)로부터 유출되어 나오는 힘 또는 신의 특성들을 의미한다.

수련하기

❶ **생명나무 명상(전체적으로)**. '세피로트 나무'는 종종 거꾸로 그려진다. 고대 근동에서 '생명나무'는 우주의 재생을 상징한다. "생명나무는 위에서 아래쪽으로 뻗어 있으며, 만물을 비추어주는 태양이다"(『Zohar』, 유대교 신비주의의 일종인 카발라의 고전)

생명나무의 '무한 → 유출 → 10속성 → 복귀 → 무한'이라는 반복패턴을 명상하자.

생명나무

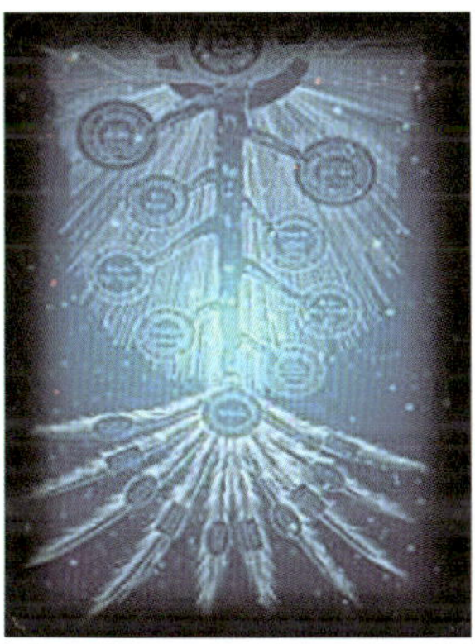

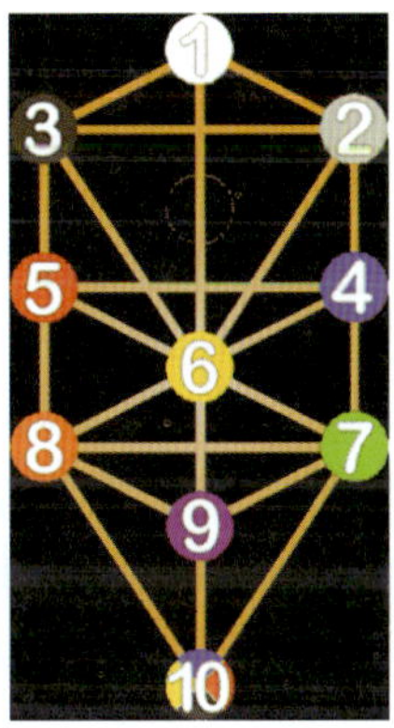

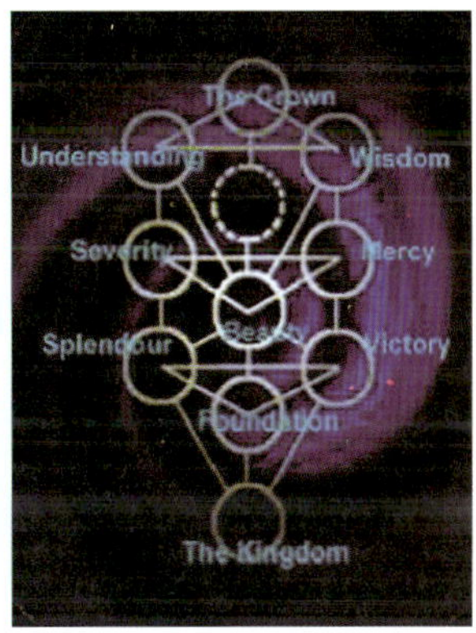

❷ **생명나무 명상 (위에서 아래로)**. ① **왕관**(crown). 무한(Ain-Sof)으로부터 최초로 발산되는 세피라는 왕관이다. 왕관은 생명나무의 뿌리 쪽에 있으며(생명나무를 사람으로 본다면 사람의 머리 쪽에 있으며) 무한과의 접점이요 생명력의 탯줄이다. 사람과 나무는 닮았다. 나무의 줄기에서 가지가 나오듯이, 사람의 몸통에서는 팔 다리가 나온다.

왕관으로부터 ② **지혜**(wisdom)와 ③ **이해**(understanding)가 나온다. 지혜와 이해는 음양처럼 균형을 이룬다.

다음단계로 ④ **자비**(mercy)와 ⑤ **힘**(power, 또는 주권 sovereignty)이 나온다. 자비와 힘도 균형을 이룬다. 힘은 정의를 이룬다.

다음단계로 ⑥ **아름다움**(beauty)이 나온다. 아름다움은 생명나무의 중앙에 위치하며 그와 연결된 것들에게 생명에너지를 공급하며 어울리게 한다. 어울림이 있을 때 아름다움이 발산된다.

다음단계로 ⑦ **승리**(victory)와 ⑧ **빛남**(splendour)이 나온다. 창세기에서 하느님이 혼돈과 싸워 승리하고 창조를 완성한 후 휴식한 날이 7번째 날이다. 이 날은 풍요의 날이기도 하다. 창조의 완성에서 빛(또는 영광)이 찬란히 비춘다.

다음단계로 ⑨ **토대**(foundation)가 구축된다. 토대는 지상으로 가기 전 단계로서 '애스트럴체'이며 영혼과 육체의 중간단계다.

마지막으로 ⑩ **왕국**(kingdom)이 건설된다. 이는 오감을 통해 접촉하는 물질적 왕국, 지상왕국, 곧 이 세상이다.

❸ **생명나무 명상 (아래에서 위로)**. 물살을 거슬러 고향으로 가는 연어처럼, 왕국에서부터 위로 올라가면서 명상하자. 그리하여 무한으로 귀향하자.

❹ **화음**. 지혜와 이해를 동시에 묵상하면 두 가지 빛깔이 2화음처럼 울려 퍼진다. 지혜와 이해와 미를 동시에 묵상하면 세 가지 빛깔이 삼화음처럼 울려 퍼진다. 이처럼 화음수를 늘려 가면 나중에는 10가지 세피라가 열매처럼 달린 생명나무 전체를 동시에 묵상할 수 있다.

❺ **생명나무와 합일**. "생명나무가 구도자의 존재의 일부가 되기 시작할 때 그는 카발라에 대해 뭔가를 안다고 말할 수 있게 된다."(할레비) "존재의 이유는 하느님을 비추는 거대한 명상거울처럼 행동하는 것이다. 거룩한 하느님은 우리의 존재를 통해서 자신을 본다."(할레비)

독서토론

1. 『카발라와 그 상징에 대해서(On the Kabbalah and its Symbolism)』(Scholem, 1996)
2. 『조하르(Zohar: The Book of Splendor : Basic Readings from the Kabbalah)』(Scholem, 1995)

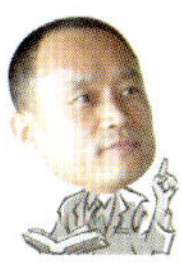

주역의 태괘泰掛, 원효의 한마음사상과 개합開合, 카발라의 생명나무, 요가의 7차크라, 도가의 3단전, 플로티누스의 유출설(만물은 일자 the One에서 유출되어 나왔다가 다시 일자로 돌아간다는 설), 주돈이의 태극도설太極圖說, 그리고 현대과학의 빅뱅이론은 저마다의 방식으로 우주와 인간의 생성·발전 이야기를 들려준다. 이들을 비교 검토 한 뒤 자신의 우주이야기를 만들자.

39. 무드라 명상

이해하기

무드라(mudra, 手印)는 손으로 표현하는 상징적 예술적 모양이다. 무드라는 힌두교, 요가, 불교 등의 명상에서 이용된다.

손은 밖으로 나온 '뇌'이다. 손은 섬세하고 다양한 표현을 할 수 있으며 물리적 자세를 예술과 영성으로 승화시킨다. 수백 가지에 이르는 무드라의 상징적 힘이 수련자의 뇌와 마음을 자극한다. 무드라는 우주의 신비를 여는 코드이며, 우주와 소통하는 안테나다. 기존의 무드라를 새롭게 해석하거나 자신의 새로운 무드라를 만들어도 좋다. 필자의 무드라를 아래에 소개한다.

무드라

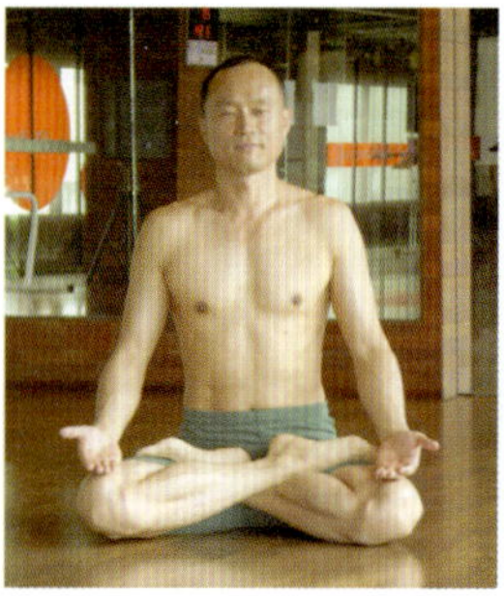

손바닥을 위로

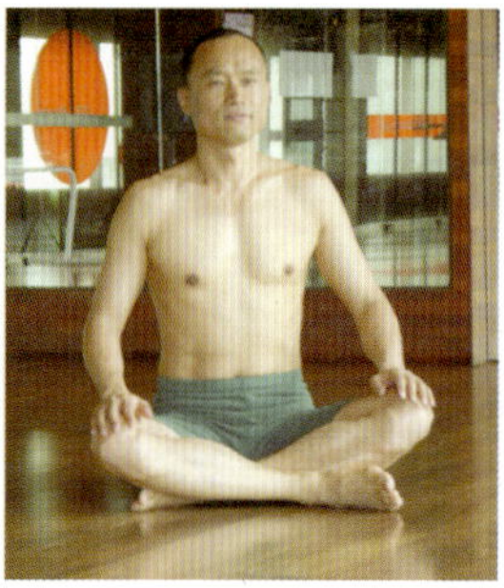

손바닥을 아래로

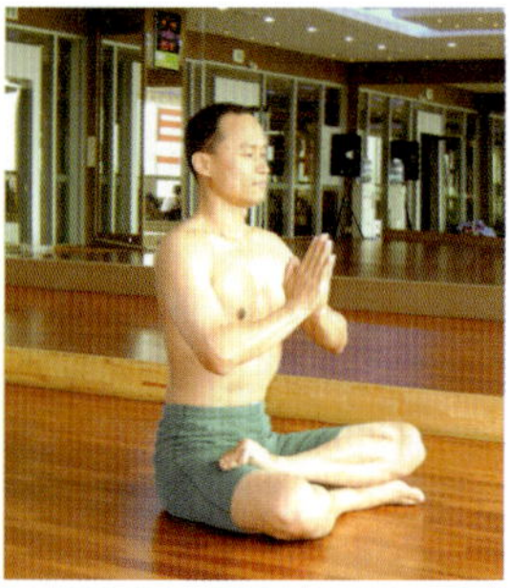

합장

수련하기

❶ **손바닥을 땅으로**. 편안하게 앉는다. 손바닥을 허벅지 위에 놓는다. 땅사랑을 땅으로 보낸다. 그리고 대지의 풍요로움과 기운을 받아들인다.

❷ **손바닥을 하늘로**. 춤을 추듯이 부드럽고 아름답게 손바닥이 하늘을 향한다. 하늘사랑을 하늘로 보낸다. 그리고 하늘을 향해 열린 마음으로 은총과 하늘기운을 받아들인다.

❸ **합장**. 양손바닥을 모아 가슴 또는 얼굴 앞에 둔다. 양손의 만남은 음양, 몸의 좌우, 좌뇌와 우뇌, 몸과 마음, 대우주와 소우주, 아트만과 브라만, 하늘과 땅 등의 만남과 어울림을 상징한다. 합장한 채로 양 엄지손가락을 X자로 교차해도 좋다. 또는 손바닥 사이에 약간의 공간을 두어도 좋다. 그 공간은 우주를 상징한다. 우아일여宇我一如, 우주의 충만한 기운, 우주로의 의식확장 등을 체험하자.

간디와 무드라

간디가 바로 앞에 있던 암살자의 총탄에 맞았을 때 그는 암살자를 향해 양 손바닥을 가슴에 대는 기도의 무드라를 취하고, 평소의 만트라를 외우고 숨을 거두었다.

40. 고사관수도 高士觀水圖

이해하기

예술 감상과 창작에 몰입하면 그것이 곧 명상이다. 예술에는 시각예술(회화 데생 조각 등), 청각예술(음악의 작곡과 연주, 노래, 자연의 소리 종합 등), 공연예술(연극 무용 오페라 등), 종합예술(영화, TV드라마, 비디오 아트 등), 그리고 언어예술(시 소설 수필 등)이 있다.

고사관수도

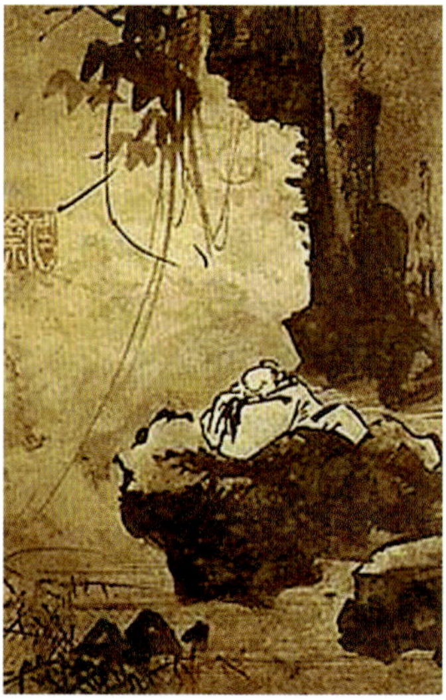

명상을 돕는 음악이 '명상음악'이라면 명상을 돕는 그림은 '명상그림'이다. 고사관수도高士觀水圖는 사대부화가인 강희안姜希顔(1419~1464)이 그린 산수인물화로서 명상의 분위기를 풍긴다. 종이바탕에 먹으로 그렸다. 세로 23.4㎝, 가로 15.7㎝. 하늘에서 덩굴과 절벽이 내려오고, 선비는 팔을 괴고 바위에 엎드려 물, 돌, 갈대 등을 관조한다. 이제 선비는 졸음에 떨어질 것인가? 관수삼매에 들것인가?

수련하기: 감상과 명상

❶ **감상**. 그림을 전체적으로 보자. 또한 시선을 이리저리 움직이며 부분적으로 뜯어보자. 선비의 얼굴과 물을 동시에 바라보면 둘 사이의 교감이 느껴진다. 그림 속에 물이 흐르고 만년세월 이끼 낀 바람이 살랑인다. 마음의 붓을 들고 그림 위에서 강희안의 붓질을 짐작하여 따라해 보자. 어쨌거나 저 선비가 우습다.

❸ **명상**. 눈을 감고 그림을 떠올린다. 이제 선비가 되어 관수觀水하며 미적 순간(aesthetic moment)을 만끽하자. 화가의 붓에 장악되지 않은, 그러나 그 붓이 말하고자 했던 자연의 풍류를 즐기자. 이 그림을 내 마음의 화랑에 전시하여 생활 속에서 틈틈이 감상하고 그 풍류를 살아내자.

❸ **창작**. 속 고사관수도를 그리자. 선비가 꿈속에서 새가 되어 나무에 앉아 꽃을 감상하는 그림은 어떨까? 심사정의 '화조도'에 나오는 새가 그 선비 같지 않은가?

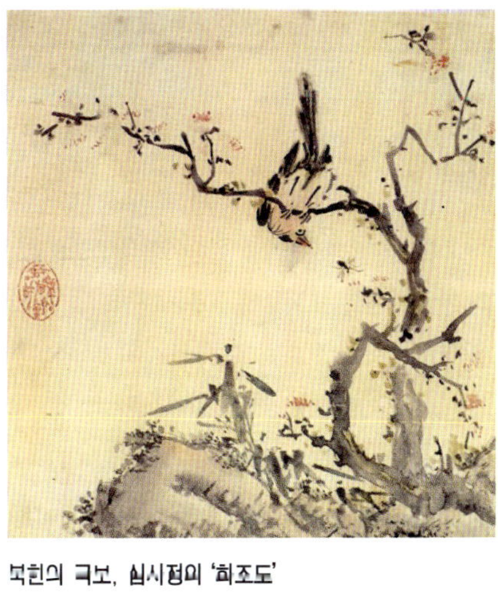

북한의 국보, 심사정의 '화조도'

미적 순간(aesthetic moment)

브렌슨 (B. Berenson) 은 다음과 같이 말한다. "미적 순간이 오면, 관객은 깜짝하는 순간에 예술작품에 도취되어 하나가 된다. 주체와 객체가 하나가 되며 시공 개념이 없어지며 관객은 그 작품에 빠진다. 그러다가 관객이 제 정신으로 돌아왔을 때 그는 잠시 황홀한 세계에 다녀온 것처럼 느낀다. 이러한 미적 순간은 신비의 순간이다." 미적 순간은 듀이의 전체적 느낌, 메슬로우의 절정체험(peak experience), 벤슨의 돌파(break out)와 비슷하다.

독서토론

미술 에세이집 『인생이 그림 같다』(손철주, 2005)에서 다양한 미술을 맛보고 토론하자.

41. 반가사유상半跏思惟像

이해하기

명상이 없다면 예술가는 한낱 기술자(technician)에 지나지 않는다. 예술가가 명상가일 때 그의 영혼이 예술을 통해서 흘러나온다.

반가사유상은 왼쪽 다리를 내리고 오른쪽 다리를 얹은 일종의 반가부좌 자세로 왼손은 오른쪽 다리의 발목을 잡고, 오른팔꿈치는 무릎 위에 붙인 채 손가락을 뺨에 살짝 대고 깊은 생각에 잠겨 있는 보살상이다.

수련하기: 반가사유상을 감상하고 명상하기

이는 우리나라 삼국시대의 작품이다. 수직 수평 사선 그리고 동그스름함이 어우러진 구도, 아름다운 자태와 깊은 사색, 거기 깨달음의 신비와 엷은 미소가 피어난다.

우리도 이 자세를 취하고 미륵보살의 무아의 사유, 무위의 사유, 어울림의 비전에 동참하면 어떨까? 천 수백 년 동안 명상하고 있는 반가사유상의 긴 호흡에 공명하며 그의 자비와 평화를 우리 마음으로 살려내면 어떨까?

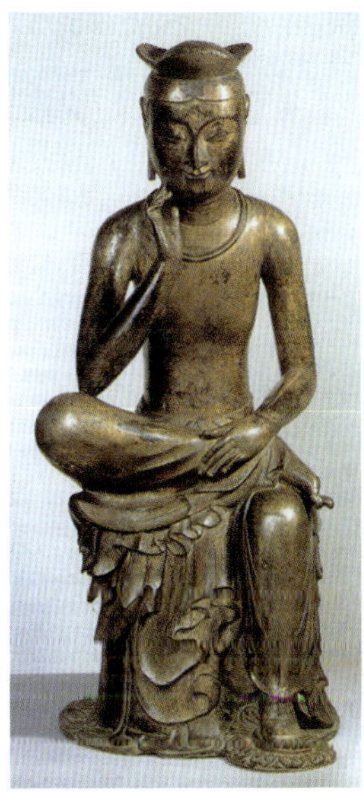

금동미륵보살반가사유상
(국보, 국립중앙박물관 소장)

42. 명상음악

이해하기

좋은 명상음악을 골라 듣자. 자연의 소리, 고향의 소리, 성악, 또는 기악도 좋다. 재일 한국인 음악가 양방언의 동서양퓨전음악도 좋다.

여기서는 '백조(swan)'를 감상하며 명상하자. '백조'는 북유럽 2인조 연주그룹인 씨크릿 가든(Secret Garden)이 자신들의 히트곡인 '아다지오(adagio)'에 영어 가사를 붙여 신영옥에게 헌정한 곡이다. 신영옥이 '백조'를 노래할 때 우리도 백조가 된다.

수련하기: 씨크릿 가든과 신영옥의 '백조'

백조

씨크릿 가든 작시, 박영만 개시(改詩) · 번역

은빛 호수 위의 외로운 백조,
홀로 떠다니고 있구나.

오, 너는 알지
사랑이 날아가 버렸을 때,
사랑이 신비의 바다 건너 먼 대양으로 날아가 버렸을 때,
어떻게 마음이 부서지는지를.

사랑하는 사람은 잃는다 해도
사랑 자체를 잃을 수는 없어.

호숫가의 은빛 백조야,
네 날개를 펼쳐들고 날아라.
언제까지
삶이 너를 스쳐지나가도록
기다릴 거니?

너는 태양의 일부
너는 하늘의 일부.

호숫가의 은빛 백조야,
날자, 노래하자.

우리는 태양의 일부
우리는 하늘의 일부.

필자의 개사를 설명하면 다음과 같다.

화자는 호수 위의 외로운 백조를 자신의 처지(연인을 먼저 하늘나라로 보낸)에 있는 것으로 비유하고 백조에게 말을 건다. 그러다가 먼저 간 연인의 영혼이 화자의 마음에 나타나 "호숫가의 은빛 백조야, 날자, 노래하자. 우리는 태양의 일부 우리는 하늘의 일부"라고 말한다.

PART

4

마음명상

도입: 마음이란?

1. 마음의 신비

마음은 우주보다 더 넓고 변화무쌍한 경이로운 세계다. "긴 우주의 진화를 통해서 물질은 복잡화(complexification)의 길을, 정신은 심화(intensification)의 길을 걸어왔다."(샤르뎅) 마음과 뇌와 몸의 상호작용이 과학에 의해서 밝혀져 가고 있으나 아직 모르는 것이 훨씬 많다. 필자가 대학교 논문으로 '심신의 상관관계'에 대해 쓴 것이 기억난다. "사람마다 한 권의 경전을 가지고 있다. 이 경전에는 한 글자도 없으나 항상 밝게 빛나고 있다." 이 경전이 마음이다.

2. 마음의 역사

우주창조에서 시작하여 → 태양계 창조 → 지구 창조 → 지구상에 생물 등장 → 사람이 등장하여 몸과 마음의 진화가 진행되어 왔다.

사람의 마음, 특히 의식(consciousness)은 인류의 조상으로부터 흘러오는 긴 역사를 통해서 4단계를 거쳐 전개되었으며 이 4단계는 현대인의 의식에 누적된 지층들처럼 공존한다. 4단계란 합일의식(unitive consciousness) → 몸짓(enactive)의식 → 상징(symbolic)의식 → 개념(conceptual)의식이다. 이 4단계는 개체발생과 계통발생에 공히 나타난다. 곧 원시인에서 현대인에게로 진화되어 온 계통발생을 통해서 의식은

4단계로 전개되어왔다. 또한 아기가 태어나서 성인이 되는 과정인 개체발생을 통해서도 의식이 4단계로 전개된다.

의식의 발전

예컨대, 합일의식은, 원시인이 땅 또는 가이아(Gaia, Mother Earth)와 자신을 동일시하는 것, 아기가 자신을 엄마와 동일시하는 것 등이다. 몸짓의식은 몸의 움직임, 춤, 종교제의 등에 관한 것이다. 상징의식은 상징, 예술 등에 대한 것이다. 개념의식은 철학 수학 과학 등에 대한 것이다.

개념의식은 기원전 3000년쯤에 언어가 발명되면서 빠르게 발전하기 시작했고, '기원전 6세기 철학 · 영성시대'(필자의 조어)와 더불어 비약적으로 발전했다. 이때를 전후로 하여 약속이나 한 듯이 동서양에 공자(요순의 전통을 이어 유가를 발전시킴), 노자(도가의 시조), 싯달타(불가의 시조), 제1 이사야(Isaiah)와 제2 이사야를 비롯한 유대교의 선지자들, 소크라테스(서양철학의 아버지), 조로아스터(Zoroaster, 이란의 예언자·종교개혁가) 같은 큰 인물들이 등장했다. 참고로, 예수(기원후 1세기, 기독교 창시)와 무하마드(Muhammad, 570?~632, 이슬람교 창시)의 출현도 영성의 대폭발이었다. 위에 소개된 사람들의 언어는 영감과 지혜, 시적 이미지와 리듬, 발달된 상징성과 개념 등을 통합적으로 담고 있다.

개념의식은 17세기의 과학혁명, 18세기의 산업혁명, 20세기의 정보혁명 등을 겪으면서 급속한 발전을 해왔다. 개념의식과 철학·논리·수학·과학 그리고 대뇌신피질(두뇌진화의 최근 단계)는 상호관계를 맺으며 더불어 발전해왔다.

3. 마음의 구조

유전자 지도나 뇌의 구조보다 마음구조가 훨씬 더 복잡하다. 사람의 의식은 다층구조다. 의식을 파 내려가면 의식, 무의식, 집단무의식, 그리고 한마음의식이 드러난다. 한마음은 참나 또는 참 자아(the Self, 칼 융의 용어)와 상통하는 개념이다. 참 자아를 찾지 못한 사람은 자아정체성 위기를 맞는다. 캠블(Joseph Camble)은 로마 신화에 나오는 영웅들의 모험 서사시를 참 자아를 찾아가는 이야기로 본다.

의식과 뇌

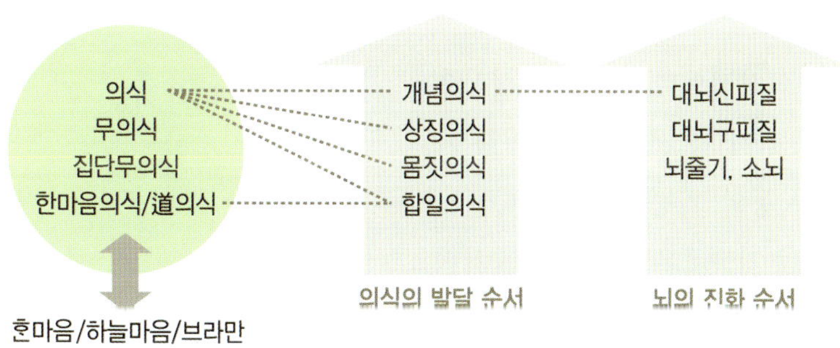

의식의 발달순서와 뇌의 진화순서는 내체적으로 연관이 있으며 특히 개념의식과 대뇌신피질은 깊이 연관된다. 또한 합일자각은 한마음의식과 깊이

연관된다. 4중 의식은 의식수준에서 활동하며 무의식에도 축적되어 있다.

한마음(개인의 한마음) 의식은 무의식의 깊이에 있기도 하고 의식의 표면으로 떠오르기도 하는데 훈마음(우주의 한마음)으로 통하는 창문이다. 명상이 무르익으면 한마음과 훈마음은 합일한다. 이는 천인합일 또는 범아일여梵我一如와 일맥상통한다. 참고로, 넓은 의미의 한마음=좁은 의미의 한마음(참나)+훈마음.

독서토론 **천인합일과 범아일여**

1. "하늘과 사람은 그 근본됨이 하나입니다."(조광조의 과거시험 답안 중에서)
2. 『우파니샤드』에 의하면, 범아일여를 직관함으로써 목샤(Moksha, 자유)를 성취한다. 영원불변하고 전우주의 근원이자 궁극적 실재인 브라만(Brahman, 梵)은 인간 내면의 참 자아, 즉 아트만(atman, 我)과 동일하다.

4. 마음의 기능

마음은 의식적으로 또는 무의식적으로 직관 감각 지 정 의 욕구 언행 기억 상상 등의 기능을 발휘한다.

마음의 기능들은 서로 거미줄처럼 얽혀서 정신현상을 만들어 간다. '도레미파솔라시'로 수많은 음악을 만들어 내듯이, 마음은 그 기능들로 다양한 정신활동을 '연주'한다. 이 연주의

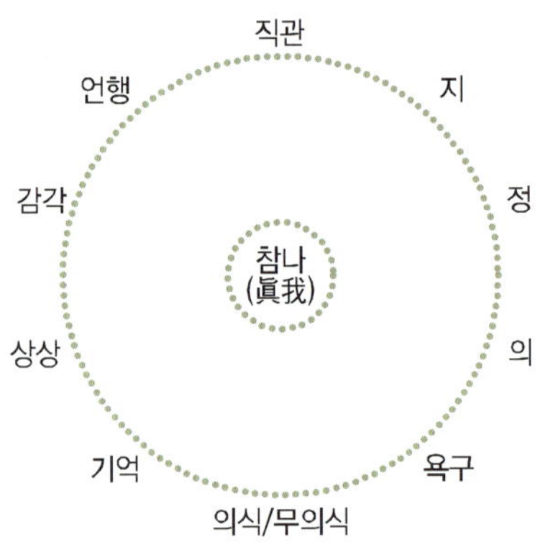

지휘자가 참나(the true Self 또는 한마음)이다. 한마음은 ① 일심一心(하나의 마음 또는 통일된 마음), ② 한가운데서 중심을 잡고 깨어있는 마음, ③ 한없이 비워서 한없이 차는 마음, 또는 ④ 무한히 펼치는 마음으로 나타나 명상을 지휘한다. 이에 따라 다음과 같은 4가지의 마음명상들이 만들어진다.

5. 마음명상의 종류

동서고금의 마음명상을 '4가지 마음아우름(調心)'으로 요약할 수 있다. 곧 ① 마음 모으기(집중명상), ② 마음 비우기(비움명상), ③ 마음 깨우기(깨움명상) 또는 마음 깨어있기(통찰명상), 그리고 ④ 마음 펼치기(펼침명상)다. 이들은 서로 유기적으로 연결되어 있으며 상입相入·상보相補한다. 비유컨대, 마음 모으기는 남녀가 일심으로 포옹하는 것이고, 마음 비우기는 깊은 사랑 속에서 소아小我가 녹아내리고 무아의 경지에 드는 것이다. 마음 깨우기는 남녀가 서로를 관조하며 생명력을 깨우는 것이고, 마음 펼치기는 남녀가 더불어 춤추며 시공을 '항해'하는 것이다. 이러한 4가지 마음아우름이 동시에 체험되기도 한다. 그런데 그런 중에서도 예컨대 비우기가 강조된다면 '마음 비우기'라고 불린다.

한편 몸을 늘줄이기 하듯이 마음을 늘줄이기 하여 마음 비우기에서부터 시작하여 마음 깨우기 또는 마음 모으기를 걸쳐 마음 펼치기까지를 자유자재로 왕복할 수도 있다. 이를 '개합開合 종합명상' 또는 '수렴발산 종합명상'이라고 부를 수 있다. '개합開合'은 원효가 쓴 용어로서 '전개와 종합' 또는 '발산과 수렴'을 의미한다. 원효에 의하면, 모든 것은 한마음으로 종합되며 한마음은 무한으로 전개된다. 나무 가지가 여러 갈래로 뻗어나가는 것이 '개'라면, 가지 끝에 열매(와 그 안의 씨앗)가 맺히는 것은 '합'이다. 지관(49장)과 제물(56장)뿐만 아니라, 다른 마음명상들도 종종 상입·상보하여 종합마음명상적 성격을 띤다.

참고로, 명상은 다음과 같은 '수렴발산의 조화' 또는 '음양조화'를 내포한다.

명상과 음양조화

명상 \ 음양조화	양陽적 국면/발산		음陰적 국면/수렴
몸짓명상	근골 늘리기		근골 줄이기
호흡명상	폐 늘리기 (들숨)		폐 줄이기 (날숨)
감각명상	감각 활용		감각 통제
마음명상	마음 펼치기	마음 깨우기 마음 모으기	마음 비우기
생활명상	동動		정靜

이 책에서 다루는 5범주의 명상들(몸짓명상, 호흡명상, 감각명상, 마음명상, 종합명상)은 상입相入·상보相補한다. 보통 명상할 때 몸짓, 호흡, 감각, 그리고 마음이 종합적으로 관여된다. 그런데 이들 중에서 마음이 특히 강조된다면 이를 '마음 명상'이라 부른다.

6. Part 4의 구성

Part 4에서 우리는 다음 그림과 같은 5개 범주의 마음명상을 수련한다. 그리하여 심신의 변화와 더불어 참나를 찾아 가꾼다. 참나는 명상의 지휘자이며 동시에 그 열매다.

마음명상 5범주

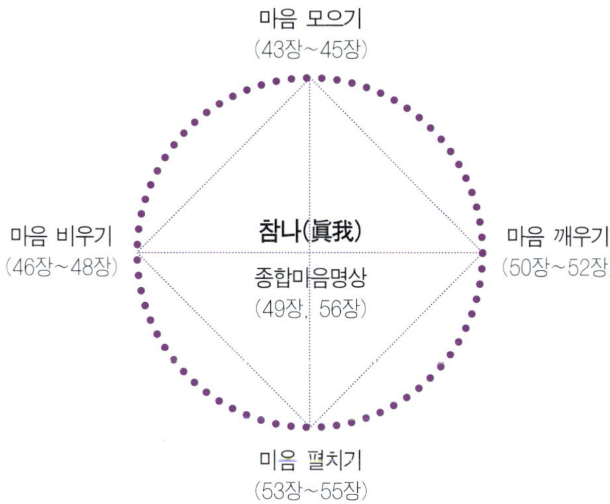

독서토론 **마음이란?**

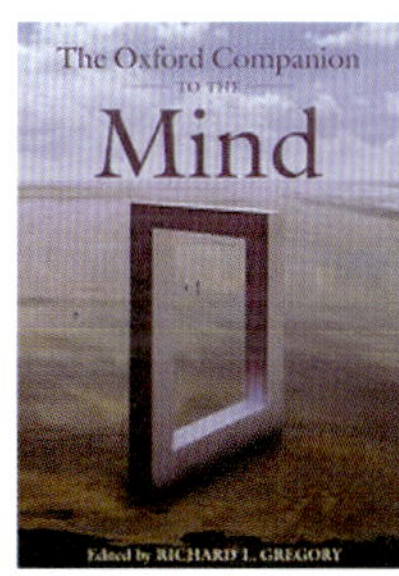

『옥스퍼드 마음 안내서(The Oxford Companion to the Mind)』(옥스퍼드 대학교 출판사, 2004)는 마음에 대해서 신경생리학(nerophysiology), 뇌생리학(physiology of the brain), 심리학, 철학 등의 다양한 관점에서 접근한다.

---

43. 집중명상

이해하기

집중명상은 마음을 모으는 명상이다. 곧 집중명상은 자신의 마음을 하나로 모아 하나의 대상에 집중하는 수련이다. 예컨대, 마음을 나무, 달, 단전, 호흡, 만트라, 점, 촛불 등에 모은다.

마음은 원숭이처럼 안절부절 하며, 럭비공처럼 어디로 튈지 모르고, 코끼리의 코처럼 이리저리 흔들린다. 그런데 코끼리의 코에 공을 들려주면 코는 흔들거리기를 중지한다. 마찬가지로 마음을 하나의 대상에 모으면 마음도 흔들거리기를 중지 한다. 수련이 깊어지면 대상이 없어도 마음 모으기를 할 수 있다.

집중명상의 효과는 다양하다. ① 마음이 고요하고 평정平靜해진다. ② 집중력이 길러진다. 주의력결핍·과잉행동장애(attention deficit, hyper-active disorder)를 치유한다. '정신일도하사불성'을 체험한다. ③ 마음이 맑고 밝아지며 통찰력이 생긴다. "위대한 지혜는 하나 안에서 모든 것을 본다."(장자) "땅의 것 하나가 한번만이라도 진실로 경험된다면, 그것 하나로 일생은 족하다."(릴케) "하나를 꿰뚫고 또 꿰뚫어 이해한다면, 당신은 모든 것을 이해하게 된다."(수즈키) ④ 집중의 한 점이 계속 작아지면 그 점은 사라지고 마음은 무無 또는 공空에 집중하게 된다. 이 때 마음이 비워지며 이윽고 텅 빈 충만을 체험한다.

43장에서는 마음 모으기의 일종인 포일抱一(하나를 품음) 또는 포원수일抱元守一(근원을 품고 하나를 지킴)을 수련하자. 도가철학의 시조인 노자는 "적으면 얻고 많으면 미혹된다. 그러므로 성인은 포일하여 천하의 기준으로 삼는다."라고 말한다.

수련하기: 포일抱一

❶ **나무를 품자**. 나무는 집중하기에 좋은 대상이다. 자연스럽게 서서 심호흡하자. 나무에서 나오는 산소를 길게 들이마시자. 나무를 사랑하는 마음으로 바라보자. 첫사랑을 만난 듯 순간 최대 집중력을 발휘하자. 시산이 좀 흐르면서 집중이 좀 약해지는가? 심호흡하고 집중을 지속시키자. 지속적 집중은 근지구력에, 순간적 최대 집중력은 근력에 비유된다.

❷ **꽃을 품자**. 나무에 피어나는 작은 꽃망울로 집중을 이동해도 좋다. 꽃망울이 별처럼 커지다가 빅뱅(Big Bang)처럼 우주가 터져 나온다. 집중력은 때때로 기억력, 순발력, 관찰력, 정신력, 상상력 등을 포함하여 종합능력을 발휘한다. 이러한 집중력을 통해 명상가는 한 송이 꽃으로 피어난다.

❸ **도道를 품자**. 꽃이 예술이라면 도道는 예술가다. 예술을 통해서 예술가와 공명하듯이, 꽃을 통해서 도와 공명한다. 도는 만물의 근원이다. "근원으로 돌아가는 것을 정이라고 한다(歸根曰靜)"(도덕경, 16장) '정靜'은 '맑다' 또는 '고요하다'의 뜻이다. 우리가 도를 품으면 도道도 우리를 품어 기른다. "도가 만물을 낳아 보호하고 양육한다."(도덕경 52장)

❹ **참마음을 품자**. "단정히 앉아 생각을 바로잡는다. 눈을 감고 입을 다문다. 마음은 앞을 반듯하게 보아, 가깝게 또는 멀리, 한 개의 태양을 생각하라 본래의 참마음을 지켜 부질없는 생각에 머물지 말고 호흡을 잘 조절하라."(선불교의 5조 홍인선사) 참고로, 중국의 선불교에는 도가사상이 배어있다.

❺ **일을 품자**. 일심으로 장작을 패고 물을 깃는 일이 기적을 가져오는 무위자연의 수행이다.

독서토론

도가 제1의 경전인 노자의 『도덕경』(또는 『노자』)은 약 5000개의 한자로 쓰인 얇은 책이다. 이 책은 1시간만에 다 읽을 수도 있지만 평생토록 읽고 토론해도 좋다.

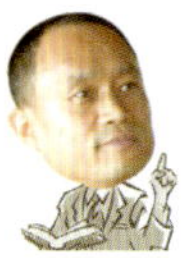

정신과와 학습클리닉에서 하는 집중력 수련

1. 허공에 마음으로 점을 찍는다. 점을 선으로 늘리기도 하고, 달이나 별을 그리기도 하며 잡념을 지운다.
2. 의지적 명령법. 잡생각이 날 때 "Stop!"이라고 외치며 명령한다. 주위에 사람들이 있을 때는 손가락으로 자신의 머리를 지압하며 마음속으로 'stop'이라고 말한다. 또는 자신에게 맞는 방법을 개발하자.
3. 통찰법. 번잡한 마음을 한 걸음 떨어져서 통찰한다. "마음이 번잡하구나"라고 알아채며 호흡에 집중한다.
4. 안구운동법. 먼 하늘을 보면서 눈동자를 이리저리 움직인다. 방안에서 천장에서 방바닥으로, 이 구석에서 저 구석으로 시선을 바꾼다.
5. 촛불 응시. 적당한 거리에서 촛불을 응시한다. 오래 촛불을 응시하다가 시력이 나빠지기도 하므로 주의하자.
6. 양방 · 한방 학습클리닉에서는 명상 최면 등으로 긴장 · 불안을 해소하고, 자신의 뇌파변화를 보면서 '집중하는 뇌파상태'를 지속하는 훈련을 한다. '경쟁 · 회피동기'가 아니라 '숙달동기(공부하는 과정 자체에 흥미를 느끼는 경우)'가 학습동기가 되도록 하여 학습집중력을 높인다.
7. 참고로, 집중력 = 순간 주의력 + 주의 유지력 + 주의 분배력 + 집중대상 선택능력 + 주의 이동능력.

44. 이슬람명상

이해하기

이슬람(Islam)에서 slm은 순종과 평화를 의미한다. 전 세계적으로 13억 이상의 이슬람교인들이 알라를 순종하며 평화로운 마음과 세상을 건설하고자 노력하고 있다. 이슬람교(그리고 기독교와 유대교)의 평화는 사랑과 정의, 자유와 소화를 포괄하는 개념이다.

순종과 평화를 지향하는 이슬람의 5기둥(the Five Pillars)은 신앙고백, 기도, 자선, 금식 그리고 성지순례다. 디커(Dhikr, 기억)는 계속적으로 알라를 기억하는 기도명상이다. 기독교에서는 '원죄'가 문제인데 반해, 이슬람교에서는 '하느님 망각'이 문제다. 하느님을 기억(dhikr)하기 위해 알라의 99가지 이름들을 모두 또는 부분적으로 부른다. 디커는 수피 춤(Sufi dancing)을 동반하기도 한다.

수련하기: 디커(Dhikr, 기억)

❶ **하느님의 성호**. 알라(Allah)의 99가지 성호는 코란(이슬람교의 성경)에 근거하며 이슬람신학과 영성수련의 핵심이다. 알라(Allah)는 아랍말로서 하느님(the God)이라는 뜻이다. 99 성호 중에서 2가지를 골라 필자가 다음과 같이 성호를 구성했다. "하느님은 생명이시다. 하느님은 사랑이시다." 또는 "생명(the Life), 사랑(the Love)"

❷ **하느님의 성호를 부르며 하느님을 기억하기**. 님을 부르듯 일심으로 성호를 부르자. 하느님은 심지어 전 우주에도 담길 수 없지만, 작은 사랑의 마음에는 담긴다.(God does not fit even in the whole universe, yet fits in the small loving heart.)
들숨 쉬고 → "생명"이라고 길게 말하고 → 들숨 쉬고 → "사랑"이라고 길게 말한다. 이를 반복한다.

❸ **변장된 성호**. 종교가 없어도 좋다. 자신의 어머니의 이름을 부르면 어떨까? "하느님이 일이 많아 지상에 대리인으로 보낸 이가 어머니다." 그저 '어머니' 또는 '엄마'라고 불러도 좋다. 불교인은 부처님의 10성호나, 어머니처럼 자애로운 모습을 한 '관세음보살'을 부르자. 유대인이나 기독교인은 하느님의 다양한 이름(예컨대, 야훼, 엘로힘, 엘샤다이 등)을 불러도 좋다. 어머님도 부처님도 야훼도 모두 '생명'이요 '사랑'이기 때문이다. 이러한 생각이 수피(이슬람의 명상가)의 생각이다. 수피는 유일신을 넘어서 무한신無限神을 체험한다. 무한신은 99가지 성호에 갇히지 않는다. 그는 햇살이 되어 우리 뺨을 적시고, 노래가 되어 우리마음을 적신다. 신은 모든 것 안에 있고 모든 것은 신 안에 있다.(God in all, all in God.)

어머니의 사랑, 하느님의 사랑

필자의 어머니가 암으로 투병할 때 필자가 병실에서 같이 자면서 대·소변을 받아낸 적이 있다. 필자가 한밤중에 깨어나서 보니 어머니가 소변을 본 상태였다. 엄마는 깨어계셨다. 필자가 "엄마 왜 나를 깨우지 않았어?"라고 물었다. 엄마는 "네가 곤히 자는데 어떻게 깨우겠니?"라고 대답하셨다. 이 사랑이 하느님의 사랑을 투명하게 내비춘다.

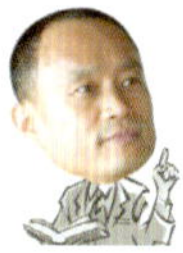

디커를 통한 체험

디커를 통해서 수행자는 쿠브르(qubr, 신 임재의식), 마합바(mahabba, 인식 주체와 객체의 합일), 파나(fana, 에고가 녹아내리고 신神 속으로 몰입, 의지적 노력 없이 자연스레 신과 하나 됨), 그리고 바카(baqa, 신과 늘 동행하는 삶)를 체험한다.

독서토론

1. 『이슬람 영성: 토대(Islamic Spirituality: Foundations)』(Edited by Nasr, 1991)
2. 『이슬람 영성: 나타남(Islamic Spirituality: Manifestations)』(Edited by Nasr, 1997)

45. 기도명상

이해하기

일심으로 기도하면 천인합일天人合一하는 명상의 경지에 든다. 기도는 인류보편의 날개 짓이다. 기도는 마음을 모으기도 하고 비우기도 하고 채우기도 한다. 기도의 에너지는 역사를 관통하며 전 우주에 퍼져있다. 고대로부터 수족 인디언은 다음과 같이 기도했다. “아! 위대한 영(Spirit)이시여, 상대의 신발을 신고 2주일 동안 걷지 않은 이상 내가 그를 판단하거나 비난하지 않도록 하소서.” 21세기에도 현대인은 우주선을 쏘아올리고 나서 기도한다. TV드라마 ‘하늘이시여!’에서 연인들도 기도한다. 지구상에는 기도하는 사람이 기도 안 하는 사람보다 훨씬 많다.

『영원한 치유: 믿음의 힘과 생물학(Timeless Healing: the power and biology of belief)』(1997)에서 저자인 벤슨은 믿음의 치유효과에 대해 과학적으로 접근한다. 그는 믿음 체계(belief system), 기도, 신앙(기독교든 힌두교든 특정 종교에 관계없이) 등이 의학치유만큼이나 효과가 있음을 밝힌다.

수련하기: 아름다운 기도

❶ 아메리칸 인디언의 기도 (구전되어 옴, 박영만 번역)

오, 위대한 영(Great Spirit)이시여!

바람 속에서 당신의 음성을 듣습니다.
당신의 입김은 온 세상에 생명을 불어넣습니다.

오, 위대한 영(Great Spirit)이시여!
아름다운 삶을 살게 하소서!
동트는 태양과 저녁놀을 늘 바라보게 하소서!

나뭇잎마다, 매순간마다 숨겨놓은
당신의 교훈을
깨닫게 하소서!

힘을 주소서, 견고하게 하소서!
남을 패배시켜 내가 위대해지는 것이 아니라,
나 자신과의 싸움에서 이기게 하소서.

깨끗한 손으로 정직한 눈으로,
당신에게 돌아갈 준비를
늘 하게 하소서!

그리하여, 인생이 석양에 걸릴 때에,
내 영혼이 당신 앞에
부끄럼 없이 겸손하게 서게 하소서!

❷ 프란시스(St. Francis, 1182~1226)의 평화의 기도 (박영만 번역)

하느님, 나를 당신의 평화의 도구로 만드소서.
미움이 있는 곳에 사랑을 심게 하소서.

상처가 있는 곳에 용서를,
분열이 있는 곳에 일치를,
의혹이 있는 곳에 믿음을,
그릇됨이 있는 곳에 진리를,
절망이 있는 곳에 희망을,
어두움이 있는 곳에 빛을,
슬픔이 있는 곳에 기쁨을, 심게 하소서.

오 거룩하신 하느님,
위로받기 보다는 위로하고
이해받기 보다는 이해하며
사랑받기 보다는 사랑하게 하소서.

왜냐하면,
우리는 줌으로써 받고
용서함으로써 용서받으며
죽음으로써 영생으로 태어나기 때문입니다.

❸ 어느 수피의 기도

내가 젊었을 때는 세상의 개벽을 기도했고,
중년이 되어서는 나라를 개혁하기를 기도했는데,
지금 나는 나를 변화시키기를 기도합니다.

독서토론

1. 『기도: 생명의 호흡』(박영만 편저, 2000). 이 책은 기독교 2000년 역사가 낳은 명 기도들을 소개한다.

2. 『기도의 에너지: 어떻게 영성수련을 깊게 할 것인가 (The Energy of Prayer: How to Deepen Your Spiritual Practice)』(틱낫한, 2006). 이 책은 틱낫한 스님이 쓴 책인데 한국말로 번역·출판되었다. 틱낫한에 의하면, 기도는 우리가 필요로 하는 것을 위해서 외부적 힘을 요청하는 것이 아니라, 우리가 원하는 것을 얻기 쉬운 내적 환경을 창조하는 것이다. 기도는 종교나 종파를 뛰어넘어 누구나 깨어있음(awareness)과 의도(intention)의 힘을 통해서 건강한 삶을 창조하도록 돕는다. 기도는 이완(relaxation) 이상의 것으로서 우리의 일상적 자아보다 더 큰 무엇인가와 연결하고자하는 인간의 기초적 필요를 충족시키는 길이다. 기도하면 세상의 집단의식 (collectivc consciousness)에 평화와 기쁨이 자라난다. 이 책은 독경(reciting sutras), 절하기(bowing), 걷기 명상, 앉기 명상, 심상(visualization), 호흡수련, 영창(chants), 산 자와 죽은 자에게 기도하기, 기도의 예들, 불교의 기원들(invocations), 기독교의 주기도문해설 등을 제시한다.

46. 비움명상

이해하기

비움명상은 마음을 비우는 명상이다. 비우면 찬다. 무한히 비우면 무한히 찬다. 텅 빈 충만을 경험한다. 텅 빈 마음엔 쉼이 있고 한계가 없다. 텅 빔(虛)이 극에 달하고 고요함이 깊어지면 다투어 일어나던 만물이 제자리로 돌아가고 '참나'는 텅 빈곳에서 스스로 발현한다.

『동의보감』(내경편-신형-허심합도)은 다음과 같이 말한다: "사람이 마음을 비우면(無心) 도와 하나가 되고, 마음을 비우지 않으면 도에 어긋나게 된다." "우리는 우리 존재를 온갖 경험들로 위장한다. 평화는 고요함 속에 머무는 것. 그 평화의 자리에서 보다 깊이 아는 것이 무한한 조화와 열린 사랑으로 가는 길이다."(패트 패트라이티스)

'비움'을 잘 익히면, 휴식할 때에도 '비움'이 절로 되어 깊이 휴식할 수 있다.

수련하기

❶ **도덕경 명상**. 비움의 이미지를 명상瞑想(눈감고 생각)하자.
"천지의 공간은 풀무와 같아서 비어 있으나 다함이 없으며 움직일수록 더욱 더 나온다."(天地之間 其猶橐籥乎 虛而不屈 動而愈出)(도덕경, 5장)
"서른 개의 바퀴살이 하나의 바퀴통에 모여 있더라도 바퀴통의 공간(無)

이 있어야 수레바퀴가 된다. 흙을 빚어서 그릇을 만들더라도 그릇의 공간이 있어야 그릇이 된다. 문과 창문을 뚫어 방을 만들더라도 방의 공간이 있어야 방이 된다. 그러므로 유有(물체)를 이롭게 하려면 무無(공간)를 활용해야 한다."(도덕경, 11장)

"천하만물은 유有에서 생겨나고 유는 무에서 생겨난다."(天下萬物生於有, 有生於無)"(도덕경 40장)

"크게 이룬 것은 모자란 듯하지만 그 쓰임이 끝이 없다. 크게 찬 것은 비어있는 듯하나 그 쓰임이 다함이 없다....맑고 고요한 것이 천하를 바르게 한다."(大成若缺 其用不弊 大盈若沖 其用不窮...淸靜爲天下正)(도덕경 45장)

"학문은 날마다 더하는 것이고 도는 날마다 더는 것이다. 줄이고 또 줄이면 무위에 이르게 되는데 무위이지만 하지 못하는 것이 없다. 세상을 취하되 늘 일을 없앤나. 일을 하게 되면 천하를 취하기에는 부족하다."(爲學日益, 爲道日損, 損之又損, 以至於無爲, 無爲而無不爲, 取天下, 常以無事, 及其有事, 不足以取天下)(도덕경 48장)

❷ **우주 명상**. 우주의 99.9999% 이상이 진공이다. 가히 무에서 유가 나옴직하다. 원자도 대부분이 공간이다. 만물은 차 있기 보다는 대체로 텅 비어있다. "산은 날보고 산같이 살라하고 물은 날보고 물같이 살라한다." 우주는 날더러 자기처럼 비우라 한다. 그렇게 비우면 우리는 텅 비어 넉넉한 하늘이 된다.

❸ **징검다리 명상**. 개념을 징검다리 삼아 하나하나 밟아나가면 저 편 언덕에 다다를 수 있다. 개념이 가이드가 되어 나의 명상여정을 인도한다. "허극虛極(마음을 비우는 것의 극치)에 이르러 고요함(靜)을 굳게 지키면 만물이 다투어 모습을 드러낸다. 나는 그것들이 다시 본래의 모습으로 돌아가는 것을 본다. 만물은 아무리 무성하여도 각기 그 근본 되는 곳으로 돌아간다. 근본으로 돌아가는 것(歸根)을 정靜(고요함)이라 한다. 이

것을 복명復命(본래 자기 모습으로 되돌아간 상태)이라고도 한다. 복명을 상常(법, 불변의 도, 사람으로서 행해야할 도, 항상 변치 않고 순수한 그대로)이라고 하고, 상을 아는 것을 명明이라고 한다. 상을 모르면 망령되이 굴어 흉하나, 상을 알면 세상을 포용하게 된다. 세상을 포용하면 공평해지고, 공평해지면 왕이 되고, 왕이 되면 하늘이 되고, 하늘이 되면 도에 이른다. 도는 영원한 것이니 내 몸이 사라지는 것을 두려워하지 않는다."(致虛極 守靜篤 萬物竝作 吾以觀復 夫物芸芸 各復歸其根 歸根曰靜 是謂復命 復命曰常 知常曰明 不知常妄作凶 知常容 容乃公 公乃王 王乃天 天乃道 道乃久 沒身不殆)(도덕경, 16장)

도덕경 16장을 활용하여 징검다리 명상을 해보자. 날숨에 "허극"이라고 말하면서 명상한다. 들숨 쉰다. 날숨에 "정"이라고 말한다. 이렇게 하면서 계속 다음으로 넘어간다. 곧 '허극虛極 → 정靜 → 귀근歸根 → 복명復命 → 상常 → 명明 → 용容 → 공公 → 왕王 → 천天 → 도道'의 순서를 밟는다.

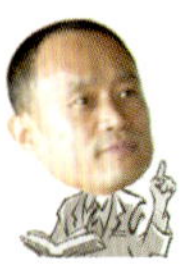

가치 창조적 어울림

도가는 합도合道에서 현덕이, 유가는 천지인합일에서 인의예지가, 요가는 범아일여에서 절대존재 · 순수의식 · 지복의 체험이, 불가는 견성성불에서 자비 · 지혜 · 평화가, 그리고 기독교와 이슬람의 영성수련은 하느님과의 신비한 합일(*unio mystica*)에서 신망애와 평화(shalom)라는 가치가 솟아 나온다. 이러한 가치들은 명상의 열매이며 동시에 씨앗이 된다.

47. 좌망坐忘

이해하기

좌망은 장자 수양론의 정점이다. 좌망은 조용히 앉아서 천지만물은 물론 자신마저 잊어버리는 것이다. '나'라는 거짓말, '언어'라는 거짓말을 잊으면 마음이 수채화처럼 맑고 밝아진다. 진아眞我가 드러나고 도를 크게 통한다(大通).

다시 말해, 좌망은 마음을 씻고(purification) 밝혀(illumination) 합도(union with Dao)하는 수련이다. 씻고 밝히고 합일(하느님과 합일, union with God)하는 것은 기독교 영성수련의 핵심이기도 하다.

수련하기

❶ **준비: 일상생활**. 소유양식의 삶을 벗어나서 어울림양식의 삶을 살자. 우리는 만물을 소유함으로써가 아니라 만물과 어울림으로써 행복해진다.

"샘물이 마르면 물고기가 서로 함께 땅으로 나와 서로 물방울을 토해 적셔주는데, 강과 바다에서 서로를 잊는 것만 못하다. 배를 산골짜기에 숨기며 산을 호수에 숨기고 그것을 견고하다고 한다. 그러나 야반유력자夜半有力者(한밤중에 힘 있는 자, 자연계의 보이지 않는 힘)가 그것을 짊어지고 도주해도 잠자는 자는 그것을 모른다. 크든 작든 잘 보관한다 해도 잃어버린다. 천하를 천하 안에 보관하면 잃을 것이 없을 것

좌망

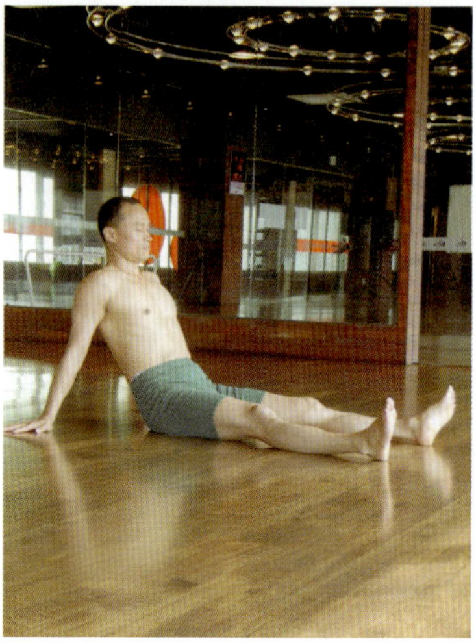

이다."(『장자』 제6편 대종사大宗師, 2장) 천하의 만물을 소유하려하지 말자. 소유를 잊고 천하와 어울리자.

❷ **호흡. 깊고 그윽하게 숨 쉰다.** "진인은 발뒤꿈치에서 시작하여 숨 쉬는 반면 일반인(衆人)은 목구멍으로 숨 쉰다."(『장자』 제6편 1장) 장자가 숨 쉬는 방법에 대해서 언급한 유일한 것이 바로 이것이다.

❸ **장자처럼 좌망하자.** 여유로운 시간에 쾌적한 장소에서 몸을 풀고 조용히 앉는다. 자기 편할 대로 앉는다. 잊기(忘)를 수련하자.

"① 천하를 잊어버리고, 그 후에 ② 물物을 잊어버리고, 그 후에 ③ 생生을 잊어버린다. 생을 잊어버리고 나니 능히 ④ 조철朝徹(동터오듯이 마음이 밝아짐, illumination)하게 된다. 조철한 후에 능히 ⑤ 견독見獨(절대의 도를 봄, 절대자를 봄)하게 된다. 견독 후에 ⑥ 능히 과거와 현재가 없어지고, 과거와 현재가 없어진 뒤에 ⑦ 능히 불사불생不死不生의 경지에 든다."(『장자』 제6편 4장)

위에서 장자는 '잊기'의 테크닉을 가르치지 않고, 잊기의 과정적 체험에 대해서 말한다. '잊기'는 테크닉이라기보다는 '자연自然' 또는 '도道'의 은택이다.

생활수련: 틈틈이 『장자』를 읽자

지옥 같은 세상에서 장자를 만나면 숨통이 열린다. 사르트르는 "타자는 지옥이다"라고 했다. 타자는 실망과 절망, 낙망과 민망이다. 그러나 장자는 한줄기 시원한 산들바람이요 너털웃음이다.

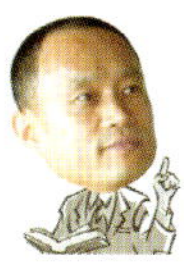

내성외왕, 좌망, 비틀즈, 그리고 포스트모더니즘

1. 『역경』에 나오는 '내성외왕'은 유가와 도가에 공히 영향을 미쳤다. 도가에서 내성은 좌망으로 이루고 외왕은 무위자연의 정치로 이룬디.
2. 좌망은 인위적 인의(仁義)를 잊는 것도 포함한다.(『장자』 제6편 9징) 징자는 인의가 타율직으로 규징되고 익용되는 것을 피하고 제대로 된 인의를 실천하고자 한 것이 아닐까?
3. 비틀즈의 히트 곡 'Let it be'에는 무위자연 사상이 배어있다.
4. 20세기 유럽의 지성 푸코를 위시한 포스트모더니스트들은 역사연구를 통해 권력자가 권력유지와 확장을 위해 선과 악, 정상인과 비정상인을 인위적으로 가르고 소위 '악인'이나 '비정상인'을 형무소 또는 정신병원에 가두는 일이 종종 있었음을 지적한다. 인위적 선악 개념을 좌망해야 한다.

48. 묵조 默照

이해하기

묵조선默照禪은 중국 당나라 때 조동종曹洞宗의 굉지정각宏智正覺 선사가 시작했다. '묵'은 침묵하며 마음을 고요히 비우는 것이다. '조'는 나의 본래면목 곧 '참나'를 밝히는 것이다. 한편, 묵조와 좌망은 사촌지간이다. '중국에 전래된 인도불교 + 도가(좌망) = 선불교(묵조선)'라고 정리된다.

참고로, 선불교에는 간화선과 묵조선이 있다. 당나라 때 임제종에서는 간화선看話禪을 중시했다. 한국에서는 보조국사 지눌知訥 이후 임제종의 간화선이 주류가 되었다. 그러나 지눌은 묵조선도 어느 정도 받아들였다. 또한 고려 말의 승려 경한景閑은 묵조선 계통의 무심선無心禪을 널리 가르쳤다.

수련하기

❶ **준비**. 천천히 걸으며 몸을 푼다.

❷ **묵**默. 등줄기를 세우고 앉아 침묵한다. 말과 생각을 비운다. 눈을 감는다. 또는 반개하고 아래로 시선을 깐다. 잡념과 감정의 부스러기를 비우고 마음을 정화한다. 겹겹이 쌓여있던 때들이 침묵 속에 씻겨 나가면 심신은 새물내를 물씬 풍긴다. 고요히 비추어볼 뿐 큰 깨달음을 얻으려고 조바심하지 않는다. 호흡도 고자누룩해지고 잠자듯 평안하지만 샛별

처럼 깨어있어야 한다. 그렇지 못하면 무사선無事禪 또는 고목사회선枯木死灰禪에 빠진다. 왜냐하면 존재는 깨어있는 '현재'에 피어나기 때문이다. '활동양식'에서 '존재양식'으로 모드(mode)가 전환된다. 일손을 놓고 '그저 존재하는 것'은 즐거운 모험이다.

❸ **조照**. 비우면 차듯이 묵默하면 조照한다. 침묵하면 조명照明 곧 빛이 가득 비추어 밝아짐을 체험한다. 때가 되면 봄볕이 들고 새싹은 절로 자라난다. 침묵의 대지에서 '참나(眞我)'가 새싹처럼 해맑게 올라온다. "음악은 플루트의 빈 구멍에서 이루어지고 글자는 종이의 여백으로 완성된다. 빛은 창이라는 벽의 구멍으로 들고, 신성함은 우리 자신을 비웠을 때 깃든다."(고대 격언) 진아眞我의 진목眞目으로 세상을 보니 너도 나도 모두 부처님이다. "깨달음에 드는 자들이 어떻게 법신을 보는가? 그들은 무한한 거처에서 법신을 보리라. 왜냐하면 그들은 개별 존재에서 부처를 보지 않으며 모든 곳에 두루 있는 부처를 보는 까닭이다."(화엄경)

❹ **보행 묵조**. 조용히 걷는다. 고요한 가운데 세상이 맑고 밝지 않은가? 세상을 보되 마음은 맑스그레한 호수처럼 흔들림이 없다. "호수에 비친 갈대가 바람에 흔들려도 호수에는 먼지 한 점 일지 않고, 둥근달이 호수 속을 훑고 지나가도 물결한 점 일지 않는다." 마음은 진여眞如(있는 그대로의 모습, 불성佛性의 다른 이름)를 비춘다.

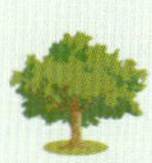

묵조를 위한 이미지

태풍이 연못을 흙탕물로 만들었다. 연못의 맑은 물을 다시 볼 수 있을까? 가만히 놔두면 흙은 아래로 가라앉고 연못은 다시 맑아진다. 맑아진 연못은 해가 뜨면 해님을 비추고 산들바람이 불면 잔잔한 물결로 다시 응답한다.

49. 지관 止觀

이해하기

불가수행을 5문門(보시, 지계, 인욕, 정진, 지관)으로 요약할 수 있다. 여기서 지관止觀은 명상법이다. '지관'은 '그치고 보는 것' 또는 '비우고 통찰하는 것'이다. 지와 관은 상보적이다.

지의대사(538~597)는 중국 남북조南北朝의 불교를 융합하여 천태종天台宗을 창시했다. 천태종은 법화경을 소의경전으로 삼고 지관止觀 명상을 수행한다. 지止란 정신이 한 군데로 집중되어 통일된 상태를 뜻하고, 관觀은 중관中觀하여 무나 유, 몽유夢遊나 집착 등에 치우치지 않고 사물의 실상을 보는 지혜의 훈련이다. 지관止觀이란 거친 것에서 세밀함으로 들어가는 것이다. 거친 몸과 마음을 풀어서 부드럽고 세밀해지면 높은 에너지로 충만하게 된다. 지止와 관觀은 각각 남방불교(소승불교)의 사마타(samatha)와 위빠사나(vipassana)에 대응하는데, 이들과 같은 면도 있고 이들을 대승불교식으로 더욱 발전시킨 면도 있다.

참고로, 신라시대의 승려 원효元曉(617~686)가 『법화경』의 근본사상을 해석하여 법화경종요法華經宗要를 펴내며 통불교의 길을 닦았다. 통불교는 통일신라의 불교 교파들을 통일하며 문화사회적 통합에 기여했는데, 이는 천태종이 수나라에서 한 역할과 비슷하다. 남북으로 분열되어 있는 중국은 수隋에 의해 통일(589)되자 이와 때를 같이하여 천태종天台宗이라는 새로운 종파가 등장하여 남북의 정치적·사회적 통합과 종교적 통합에 중요한 역할을 했다.

수련하기

❶ **준비**. 공기 좋고 쾌적한 수련터를 마련하자. 21세기형 지관 명상을 수련하자.

❷ **지**. 호흡에 집중하며 고요히 앉아있다. 머리 잘린 닭처럼 소리 지르며 부산하게 돌아다니며 무엇을 얻었는가? 그냥 앉아 있자. 아무 일도 하지 않고 아무 생각도 없이. 폭풍우가 연못을 휘젓고 지나갔을 때 어떻게 해야 하나? 그냥 놔둬라. 그러면 진흙은 가라안고 연못은 다시 맑아질 것이다.

조용히 있으면 진흙 같은 오탁이 가라앉는다. 『법화경(묘법연화경)』에 의하면, 인간세계에는 오탁이 범람한다. ① 무질서한 시대의 혼란인 겁탁劫濁, ② 욕망이나 의혹 등의 번뇌가 치성하는 번뇌탁煩惱濁, ③ 인간이 악업의 과보를 두려워하지 않는 중생탁衆生濁, ④ 이기주의와 편견과 사견이 횡행하는 견탁見濁, ⑤ 인간의 생명이 비명으로 감축되는 명탁命濁. 주의력이 흩어질 때마다 계속해서 호흡에 다시 주의를 되돌린다.

❸ **관**. 조용히 마음을 관하면 지혜와 평화를 얻는다. 고요히 마음을 바라보면 갈 것은 가고 올 것은 온다. 진흙이 가라앉으면 연못 속의 금붕어(불성)을 다시 볼 수 있다. 법화경에 의하면 오탁은 불성에 의해서 극복된다. 천년의 어두움도 빛이 비추면 일시에 사라져 처처불상이 드러나고 사사불공을 실천한다. 연꽃이 진흙 속에서 싹 터 나왔음에도 청정하고 무구한 꽃을 피우듯이 우리도 세속의 번뇌 속에서 불성을 피워낸다.

탁함을 적극적으로 가라앉히기 위해서 5관五觀(또는 五門禪)을 해도 좋다. ① 부정관不淨觀으로 탐욕을 다스린다. ② 자비관慈悲觀으로 화를 다스린다. ③ 연기관緣起觀으로 어리석음을 다스린다. ④ 수식관數息觀으로 산란함을 다스린다. ⑤ 불상관佛像觀으로 업장業障을 다스린다. '5관'은 부정적인 것을 지우면서 동시에 긍정적인 것을 보는 '꿩 먹고 알 먹기' 수행이다.

50. 깨움명상

이해하기

깨움명상은 마음을 깨우는 명상이다.

싯달타에게 사람들이 다가와서 물었다.

> "싯달타여, 그대는 누굽니까?" "……"
> "그대는 신입니까?" "아닙니다."
> "그럼 예언자입니까?" "아닙니다."
> "그렇다면 그대는 도대체 누구입니까?" "나는 깨어있는 자입니다."

싯달타는 불교의 창시자인 석가모니 부처님의 이름이다. 부처(佛陀, Buddha)는 깨어있는 자(the awakened one)라는 칭호다. 석가모니는 '석가족의 성자'라는 뜻이다. 싯달타는 미몽과 집착의 세계에서 깨어나 중도를 걸었고, 깨어있되 고요하고 평안한 성성적적星星寂寂의 경지를 체득했다.

많은 이들이 "합의된 혼수상태"(심리학자 Charles Tart의 말)에 빠져서 부富와 명예에 집착하고 있다. 그러나 깨어난 사람은 그물에 걸리지 않는 바람처럼 자유롭다. 불가수련의 많은 부분이 불교라는 종교성을 강요함이 없이 과학적으로 마음을 깨우고 변화시키는 보편적 힘을 지닌다

수련하기 1. 싯달타의 깨우기

싯달타의 호흡법은 단순간명하며 효과적이다. 싯달타는 이렇게 가르쳤다.

> "숲에 가라. 나무 밑이나 고즈넉한 곳에 가서 가부좌로 앉아 몸을 쭉 편다. 온전히 깨어 숨을 들이쉬고 내쉰다. 길게 숨을 들이쉴 때는 숨을 길게 들이쉬는 것을 알면 되고, 숨을 짧게 들이쉴 때는 숨을 짧게 들이쉬는 것을 알면 된다. 들숨 날숨의 전 과정을 의식하면서 숨쉰다."『마하사티파타나 경전(*Mahasatipatthana Sutta*)』

싯달타는 호흡으로 마음을 깨우고 매 순간 온전히 사는 기쁨과 평화를 체험한다. 현재의 삶을 산다. 무엇을 '함'보다 그저 '있음'을 체험한다. 이를 통해 소위 '삶의 고해'에서 평화스럽게 노 젓기를 할 수 있다. 파도치던 마음이 정복된다. "세상을 정복하는 것보다 자신의 마음을 정복하는 것이 더욱 중요하다."(아소카 왕, BC 3C에 인도 역사상 최초의 통일국가를 이룬 왕, 불교 포교에 크게 공헌).

수련하기 2. 틱낫한의 깨우기

틱낫한의 호흡법은 싯달타 호흡의 '변주'로서 이 역시 단순하고 정갈하다. 그의 미소가 떠오른다.

들어오고	나간다
깊고	천천히
고요하고	안락하다

미소 짓고　　놓아버리네
지금 이 순간　　멋진 순간

위의 시는 다음의 원문을 의역한 것이다.

in　　out
deep　　slow
calm　　ease
smile　　release
present moment　　wonderful moment

틱낫한(1926~)은 베트남 출신의 승려로서 1964년에 베트남 전쟁의 난민과 부상자를 돕기 위한 사회봉사청년학교를 설립했다. 1967년에는 마틴 루터 킹 목사 추천으로 노벨평화상 후보가 되었다. 현재 프랑스에서 명상공동체 '플럼빌리지'를 이끌고 있다.

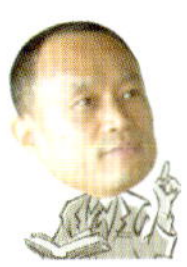

불교와 21세기

1. 불교의 합리주의적 교리체계가 현대사회에 합치되며, 미래는 보살도의 실천으로 중생고통을 함께 해야 발전을 기약할 수 있다.(토인비)
2. 불교는 종교를 명분으로 전쟁을 일으키지 않았다.(야스퍼스)
3. 불교는 현대과학의 결여된 부분을 메꾸어 준다.(아인슈타인)

불교의 명상

1. 싯달타의 깨어있기: 8정도의 일부인 정념正念과 정정正定.
2. 남방불교(소승불교)의 사마타, 위빠사나. 3. 대승불교의 지관止觀, 묵조선, 간화선, 염불, 염불선, 무드라·만트라·만달라 명상 등. 무드라·만트라·만달라 명상은 각각 신·구·의身口意 삼업三業을 제거한다. 남방불교의 사마타와 위빠사나는 대승불교의 지관止觀에 대응한다.
   참고로, '소승불교'라는 말은 대승불교에서 남방불교를 한 수 아래로 보면서 지칭했던 말인데 남방불교에서는 사용하지 않는다.

51. 참선 參禪

이해하기

선은 디야나(dhyana, 명상)라는 산스크리트어를 음차音借한 것이다. 선은 중국불교의 창의적 산물이다. 중국불교는 인도종교를 도교적으로 해석한 결과이다. 예컨대, 붓다의 깨달음은 득도得道로, 불교의 성인들은 진인眞人으로, 열반(니르바나)은 무위無爲로 해석되었다. 도교와 불교의 본격적인 통합은 선禪 사상에서 이루어졌다. 선불교는 송대 성리학에 큰 영향을 주었다. 일찍이 당대부터 '3교(유불도)'의 통합이 나타나고 있고 이것은 송과 명대에 이르러 대중적인 운동이 되었다.

(참)선은 ① 간화선, ② 묵조선, 그리고 ③ 염불선으로 나뉜다. ① 간화선은 화두를 간看(보다)하는 것으로서 한국불교(조계종)의 대표적 수행법이다. 화두는 약 1700개가 전해져 내려온다. 화두는 마음을 깨우는 자명종 역할을 한다. "이 마음은 무엇인가?" 또는 "나는 누구인가?"는 가장 사랑받는 화두 중의 하나이다. ② 묵조선은 침묵 가운데 조명을 기다리는 것이다. ③ 염불선은 염불하며 명상하는 것이다. 염불선은 선불교의 선과 정토종의 염불이 퓨전

좌선

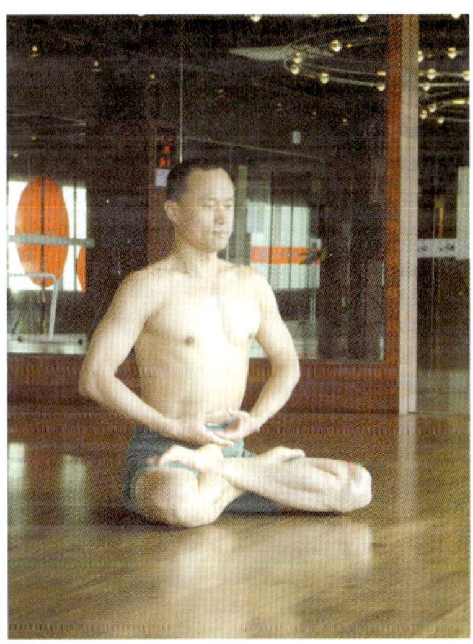

(fusion, 혼합)된 것이다.

벤슨은 『돌파원리(Breakout Principle)』에서 건강하고 생산적 역동성은(healthful and productive dynamism)은 명상중 통찰과 같은 돌파(breakout)가 일어날 때 나타난다고 말한다. 돌파는 집착을 버리고 상투적 정신 패턴을 깨뜨리며 문제해결이나 난관 돌파를 위한 창의성이 발휘되는 순간이다. 이 때 뇌의 전반적 활동성은 낮아지지만, 주의집중과 부교감신경과 연관된 뇌 부위의 활동성은 증가한다. 이는 성성적적惺惺寂寂(별처럼 또렷이 깨어있으면서도 적적한 상태)한 선禪의 경지와 비슷하다. 좌선할 때 취하는 가부좌 자세는 라자요가의 6단계~8단계에서 명상할 때도 활용된다.

수련하기

❶ **좌선**坐禪(앉아서 참선). 몸을 풀고 20분 동안 좌선한다.

① 문자. "나는 누구인가?" 이 화두를 아랫배에 품고 정진하다 보면 깨달음의 순간이 온다. "큰 질문을 품지 않는 사람은 큰 깨달음이 없다. 의심나는 것을 쌓아놓고 모호하게 두는 것은 캐묻고 따지는 것만 못하다."(홍대용, 담헌집) "마음속의 풀리지 않는 문제들에 대해 인내하라. 문제 그 자체를 사랑하라. 중요한 건 모든 것을 살아보는 것이다. 지금 그 문제들을 살라. 그러면 언젠가 먼 미래에 삶이 답하리라."(릴케)

토스토예프스키는 형에게 편지를 쓰면서 다음과 같이 말했다. "인간이란 수수께끼 같다. 나는 이 수수께끼를 풀고 싶다." 그는 '인간'이란 수수께끼 또는 화두를 푸는 여정에서, 『지하생활자의 수기』를 쓰며 반이상적反理想的 인간을 제시하고, 『백치』를 쓰며 기독교적 인간을 이상적 인간으로 제시했다.

심층심리학적으로 볼 때, 참 자아(the Self)를 잃어버린 사람은 자아정체성 위기에 빠진다. 참자아를 찾은 사람이 건강하게 산다.

② 줄기차게 묻고 답하자. 나는 누구인가? 이 질문은 '나'를 '나' 자신에게 소개하는 중매장이 역할을 한다. 내 이름이 나인가? 이름을 바꾸면 내가 아닌가? '김 부장'이라는 것이 나인가? 명예퇴직하고 나면 나는 누구인가? 화장한 내 얼굴이 나인가? 화장기를 지워낸 전혀 새로운 나의 삶, 맨 얼굴의 나, 그리 초라하지 않다. 가면을 벗고 때를 씻고 도금을 지우면 본래의 내 얼굴이 보인다.
질문을 발전시켜도 좋다. 우리는 어디서 와서 왜 살며 어디로 가는가? 나의 나됨은 선천적 자질과 후천적 노력으로 가꾸어지는 것이 아닐까? 나는 제대로 가고 있는가? "인생의 중반기에서 올바른 길을 벗어난 내가 정신 차리고 눈을 떴을 때 컴컴한 숲 속에 있었다."(단테, 『신곡』 '지옥'편) 새로운 길을 선택해야 하는가? 나는 어디로 갈 것인가?

③ 질문을 바라보자. '나는 누구인가?' 이 질문을 깨어서 바라보자. 질문이 스스로 대답하게 놔두자. 명상가는 '만만적적慢慢寂寂' 또는 '고요한 활성'이라는 패러독스 현상을 느끼며, 깨달음과 활연관통을 체험한다.
명상가는 플라톤의 '동굴의 비유'에서 동굴 안에서 입구를 등지고 앉아 동굴 벽에 비치는 그림자만 보던 사람이 동굴 밖으로 나가 찬란한 햇살 아래 참세상을 보는 것 같은 체험을 하기도 한다. 지혜의 불이 밝혀지면 억겁의 무지가 물러난다.

❷ **걷기**. 5분 동안 걷는다.

❸ **좌선**. 2라운드에 들어간다. 좌선 도중에 필요에 따라 몸을 조금 움직이거나, 반가부좌를 형성한 양다리의 상하 위치를 바꾸거나, 가려우면 긁어도 좋다. 여럿이 좌선할 경우 지도자가 죽비를 부딪쳐 소리를 냄으로써 경쾌하게 좌선의 종료를 알린다. 또는 잔잔한 종소리로 좌선의 끝을 알려도 좋다. 명상의 잔잔한 향기를 가지고 세상으로 나온다. 고요함이 종소리처럼 세상에 퍼져나간다. "어떤 것에도 머무르지 않는 마음

을 계발하라."(금강경) 명상의 시작에도 중간에도 끝에도 머무르지 말라, 윈드서핑처럼 흘러가라.

❹ **걷기**. 걸으면서 몸을 푼다.

❺ **나눔**. 지도자나 벗과 더불어 명상체험을 나누고 토론하자.

참선: 중고생들 "정신 집중에 딱"

선원禪院 등에 학생들이 몰린다. 참선은 산만함 대신 집중력을 키워준다. "참선을 하니 수학문제에서 사소한 실수를 하던 것이 사라졌어요." 사찰이나 선원이 아니라도 조용한 공간이면 어디서든 참선할 수 있다.

조선일보 2006. 3. 22

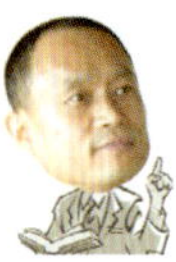

체험과 언어

선불교는 언어를 뛰어넘어 체험의 세계에 알몸으로 뛰어든다. 선불교의 정수를 읊은 4행시는 다음과 같다. '교외별전 불립문자 직지인심 견성성불(敎外別傳 不立文字 直指人心 見性成佛)' '교리 외에 특별한 전달이 있다. 문자에 의존하지 않는다. 직접 자신의 마음을 가리켜, 본성을 보아 부처가 된다.' "미혹을 헤맬 때는 수천 권의 경전이라도 충분하지 못하다. 그러나 깨치고 나면, 한 마디 말도 너무 많다."(휀양)

이러한 선불교가 세계문학사상 대단히 풍요로운 예술과 문학 작품을 창조했다. 언어를 넘어간 선사禪師는 다시 언어세계로 돌아와 자유자재로 언어를 구사한다. 이러한 역설은 도가에서도 발견된다. 도가의 시조인 노자의 첫마디가 "도가도비상도 명가명비상명(道可道非常道 名可名非常名)"이었음에도 불구하고 도가는 풍부한 언어예술문화를 꽃피웠다.

52. 위빠사나(통찰명상)

이해하기

『대념처경大念處經』은 사념처 관(*vipassana*)에 대한 대표적인 불교초기경전이다. '관觀'은 '체험'을 대유법적으로 표현한 것이다. 왜냐하면 '체험'에는 '관'(시각적 체험)이 포함되기 때문이다. 관(위빠사나, vipassana)은 '투명하게 관觀하다' '(집착과 미망에서) 깨어, 있는 그대로 통찰하다' '끌려가지 않고 주시하다' '마음챙김' 등으로 의역된다.

세계에 위빠사나를 보급하고 있는, 미얀마 마하시 사원의 아신 자딜라(1935~현재) 스님에 의하면, 위파사나는 순간순간 일어나는 일들을 그냥 흘려보내지 않고 신경 써서 정확히 이해하는 수행법이다. 앉고 서고 눕는 움직임에서 시작해 점차 느낌, 마음, 법을 관觀하여 알아차리면서 깨달음의 단계를 높여 나간다. 결국 근심과 걱정을 털어내고 평안을 얻는다. 자딜라의 저서 『보니, 거기 세상이 있다』(2005)가 우리나라에서 출판되었다.

수련하기

전통적 사념처관을 필자가 21세기 버전으로 업데이트하여 아래에 제시한다. 4념처(身受心法)를 차례로 관觀(vipassana)하자.

❶ 신身을 관하자

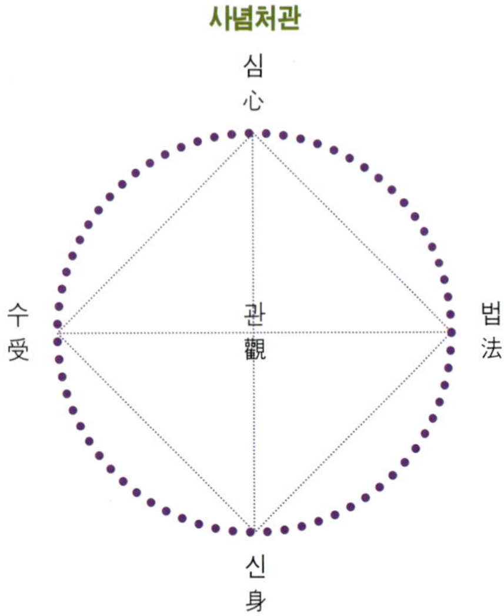

걸음걸이를 관하자. 발이 하늘로 올라갔다가 땅으로 내려오는 과정을 느낀다. 이 과정을 2단계로, 다단계로, 또는 연속흐름으로 느껴도 좋다. 하늘과 땅을 잇는 발의 움직임이 좋다. 몸 전체의 움직임을 느껴도 좋다. 잡념이 떠오르면 올 것은 오게 하고 갈 것은 가게 한다. 잡념을 없애겠다는 또 하나의 잡념을 더하지 말자.

호흡을 관하자, 듣자, 또는 체험하자. 주의가 흩어질 때마다 주의를 호흡에 되돌려라. 호흡이 들어왔다 나간다, 배가 나왔다가 들어간다. 느낌과 생각, 그리고 '나'라는 생각과 세상도 호흡처럼 일어나고 사라질 뿐이다. 제행무상諸行無常과 제법무아諸法無我를 깨닫는다.

❷ 수受(느낌 감각 감정)를 관하자

화가 나는가? '나=화'는 아니다. 자신과 화를 비동일화하자. 자비심을 품고 관찰자 시점으로 느낌을 바라보자. 기쁘면 기쁜 대로 슬프면 슬픈 대로 그 느낌을 살피자. "인식은 고통의 치료제다"(싯달타) 독일의 철학자 피히테는 나폴레옹의 군대에게 패망한 국민들에게 '독일 국민들에게 고함'이란 글을 썼다. 비탄에 빠져있는 그들에게 "불행은 그것을 받아들이고 인식함으로써 극복할 수 있다"고 외쳤다.

느낌을 판단하거나 억누르지 말고 있는 그대로 놔둔다. 무지와 절망도 손님처럼 맞이하자. 불행이 찾아와도 나의 '의식' 자체가 곧 불행은 아니다. 의식은 불행보다 더 깊고 높아서 한마음에 닿아 있다. 느낌의 흐름을 어머니 같은 자비심으로 관한다.

어떤 느낌이나 잡념은 관하거나 알아차리면 꼬리를 감추지만, 어떤 악성잡념들은 관해도 눈덩이처럼 불어난다. 이럴 때는 의지적으로 좋은 느낌을 선택하고, 그 느낌에 관심을 보이자. 좋은 느낌이 자라난다. 그러나 거기에도 집착하지 말고 자비심으로 느낌의 흐름을 관한다. 좋은 느낌이나 나쁜 느낌에도 걸림이 없다면, 원융무애圓融無碍의 경지가 멀지않다.

❸ 심心을 관하자

자신의 마음을 성찰할 수 있는 능력은 인간 고유의 특징이다. 마음에 일어나는 일들을 자각하자. 마음의 무대 위에 올라왔다가는 사라지는 것들을 관하자. 판단정지하고 잠시 아무 것도 할 수 있는 일이 없다는 수동적 마음으로 관하자. 관(또는 통찰, 알아차림, 자각)은 생각과 동일한 것이 아니다. 관은 사고의 가치를 존중하고 활용하면서도, 사고 너머에 존재한다. 생각도 호흡처럼 들어왔다가는 나간다. 사람마다 다양하게 숨 쉬듯이 사람마다 다양하게 생각한다. 일체유심조一切唯心造다.

생각과 분별심이 과도하면 에너지를 빼앗겨 섬세하게 깨어있기 어렵다. 번잡한 생각에 끌려가지 않고 이를 청정심淸淨心으로 관하면 불심(한마음)이 밝아진다. 참고로, 원효는 불심을 일심(一心, 한마음)으로 본다. 맑은 호수처럼 생각의 흐름을 비추되 바꾸려하지 않는다. 생각의 흐름을 이해하면 인습적 생각패턴에서 해방된다. 한마음이 드러나면 사고패턴은 자비 평화 지혜 쪽으로 저절로 변화한다.

다른 한편, 비례물시 하겠다는 의지를 가지고 마음의 내용을 판단하고 마음의 채널을 선택하여 좋은 생각, 상상, 기억 등을 음미하고 관해도 좋다. 얼마 후, 좋은 것도 다 사라진 텅 빈 마음에 최선(best)의 평화와 생명력이 무진장 자리한다.

❹ 법法을 관하자

법은 '세상현상'을 의미하기도 하고 '진리'를 의미하기도 한다. 4념처관으로 싯달타가 깨달은 진리는 연기緣起, 3법인 4성제 8정도였다. 이제 각자의 눈으로 세상을 관하여 진여眞如(Suchness)의 세계를 만나자. 싯달타의 세계관과 비슷하면서도 좀 다른 나만의 세계관을 형성해도 좋다.

세익스피어는 다음과 같이 세상을 관觀했다.

내일 또 내일 (Tomorrow and Tomorrow) – 저자 번역

내일, 내일, 또 내일이
삶의 마지막 순간까지 쉬지 않고
하루 또 하루 종종 걸음으로 살금살금 다가오네.
지난날들은 바보들에게 죽음으로 가는 먼지 길을 비추어 왔네.
꺼져라, 꺼져버려라, 짧은〔덧없는〕 촛불〔인생〕아!
인생이란 단지 걸어 다니는 그림자,
잠시 주어진 시간 동안 무대 위에서 뽐내고 안달복달하지만,
시간이 지나면 영영 사라져 버리는 가련한 광대.
인생이란 백치에 의해서 지껄여지는 이야기,
소음과 광포로 가득 찼고,
의미하는 것이라곤 하나도 없구나. (맥베스Macbeth 5장)

이 시는 싯달타의 삼법인(제행무상, 제법무아, 일체개고)을 연상시킨다. 삼법인에 '열반적정'을 더하면 4법인이 된다. 삼법인 또는 사법인의 궁극적 가르침은 허무가 아니라 자비(사랑)이듯이, 셰익스피어도 사랑의 궁극성과 무한성을 줄리엣의 입을 통해 노래한다. 『로미오와 줄리엣』에 나오는 그 유명한 발코니 장면에서 다음과 같은 시가 읊어진다.

그대〔로미오〕를 향한 나의 선물은 바다처럼 무한하고,
그대를 향한 나의 사랑은 바다처럼 깊습니다.
〔그대에게〕 더 많이 주면 줄수록, 나는 더 많이 가지게 됩니다.
왜냐하면, 둘 다〔주는 것이나 가지는 것이나〕 무한하기 때문입니다.

이 시는 서양문학사에서 사랑의 신비를 읊은 시들 중에서 백미이다.

53. 펼침명상

이해하기

펼침명상은 마음을 펼치는 명상이다. 이는 마음의 다양한 기능을 적극적으로 활용하고 '스트레칭'하는 것이다. 상상, 사색, 인자방사, 유머 등으로 마음을 스트레칭하며 삼매에 들 수 있다. 또한 몸짓, 호흡, 감각작용과 더불어 신경계와 마음을 펼칠 수도 있다.

참고로, 집중(명상)과 펼침(명상)은 상호순환적이다. 곧 '집중 ⇄ 펼침'이라는 패턴이 가능하다. "도에서 하나가 나오고, 하나에서 둘이 나오고, 둘에서 셋이 나오고, 셋에서 만물이 나온다."(노자) 도는 만물로 펼쳐지고 만물은 다시 도道로 돌아간다.

53장에서는 상상(imagination)을 연습하자. 상상은 논리만큼이나 위대하다. 상상은 → 마음의 변화 → 뇌를 비롯한 신경계의 변화 → 몸의 변화로 이어진다.

'상상력은 객관적 진리획득을 방해하는 것이 아니라 창조성을 발휘한다.'고 가스통 바슐라르(Gaston Bachelard, 1884~1962)는 말했다. 바슐라르는 프랑스의 철학자, 과학철학 및 과학사 교수, 그리고 시인이었다. 그는 서구 합리주의와 객관성의 한계를 지적했다. 바슐라르는 시적 영감으로 『불의 정신분석』, 『물과 꿈』, 『공기와 꿈』, 『공간의 시학』, 『몽상의 시학』, 『촛불의 미학』 등을 썼다. 인간은 '상상하다'라는 동사이며, 상상력은 인간정신 활동의 보편적 뿌리다. 바슐라르는 스스로 "상상력의 코페르니쿠스적 혁명"을 이루었다고 말했다. 이에 대해 키에르케고르는 "주관적인 것이야 말로 진리다."라고 맞장구를 친다.

민주주의나 컴퓨터도 사람의 상상 속에 먼저 자리잡고 있었다. 아인슈타인은 우주를 빛을 타고 날아다니는 상상을 하면서 상대성이론을 만들어 냈다. 세이건(Carl Sagan)이나 호킹(S. Hawking)의 베스트셀러 과학책들도 시적 상상력이 돋보인다. 상상과 논리가 어울리고, 객관과 주관이 어울릴 때 인간과 세계에 대한 다원적 이해와 깊은 관조의 길이 열린다.

수련하기: 만물과 대화하자

❶ **마음을 펼쳐서 인간중심주의**(anthropocentrism)**를 넘어서자**. 그러면 만물은 인식객체일 뿐만 아니라 인식주체요 친구로 다가온다. 온 감각과 마음을 열어놓고 자연에게 말을 걸자. 땅, 물, 하늘 등에게 따뜻한 마음을 보내자, 달처럼 큰 미소를 보내자. 만물과 상상의 대화가 시작된다. 얼마 후 상상은 실제가 된다.

❷ **프란시스**(St. Francis)**를 모델링하자**. 프란시스는 "형제 태양과 자매 달의 찬가(the Canticle of Brother Sun and Sister Moon)" 를 노래했다. 이 찬가는 천지인(하느님, 자연, 사람)이 어울리는 창조영성을 보여준다. 필자가 편저한 『기도: 생명의 호흡』에 이 노래와 프란시스의 다른 기도들이 영어와 한글로 실려 있다.

'Brother Sun, Sister Moon(형제 태양이여, 자매 달이여)'라는 영화(1973)도 있다. 이는 중세 이탈리아를 배경으로 젊은 시절의 방황을 거쳐 평화의 사도가 되어가는 프란시스의 인생을 담고 있다. 프란시스는 하느님과 이웃과 자연을 사랑하며 대화했다. 그는 가난하고 소외된 자의 벗이 되었으며 새와 이야기하고 말썽피우는 동물들을 타이르기고 했다.

그는 기독교 역사상 가장 사랑받는 사람들 중의 한 명이다. 미국 캘리포니아 주에 있는 '샌프란시스코(San Franciso)'는 '성聖 프란시스(코)'라는 말로서 그를 기리는 지명이다.

❸ **'태양의 찬가'**. 성바오로딸수도회가 프란시스의 '형제 태양과 자매 달의 찬가'를 아래와 같이 편역했고, 오톨라니(R. Ortolani)가 '태양의 찬가'를 작곡했다.

오 감미로워라 가난한 내 맘에
한없이 샘솟는 정결한 사랑
오 감미로와라 나 외롭지 않고
온 세상 만물 향기와 빛으로
피조물의 기쁨 찬미하는 여기
지극히 작은 이 몸 있음을

오 아름다워라 저 하늘의 별들
형님인 태양과 누님인 달은
오 아름다워라 어머니이신 땅과
과일과 꽃들 바람과 불
갖가지 생명 적시는 물결
이 모든 신비가 주 찬미 찬미로
사랑의 내 주님을 노래 부른다.

54. 사색삼매

이해하기

명상冥想 또는 명상瞑想이라는 말의 한자적 의미는 (눈감고) 그윽하게 생각하는 것 곧 사색하는 것이다. 사색은 사람답게 사는 길이며 삶을 풍요롭게 한다. 생각을 단순하게 하거나 비우는 것만이 명상이 아니라, 사색삼매에 빠지는 것도 명상이다. 사색삼매나 독서삼매는 성성적적惺惺寂寂한 마음을 수놓는 지혜의 불꽃놀이다.

매 순간 사색의 씨앗이 불어오고 있다. 천지인이 모두 사색의 대상이다. 느끼고 생각하고 직관하고 명상하자. 사색의 결과는 생생한 체험의 세계(lived or experienced worlds), 단편적 또는 체계적 지식과 지혜, 인생관과 세계관 등이다. 사유의 결과는 다시 사유의 대상이 될 수 있다.

"여행은 힘과 사랑을 그대에게 들려준다. 어디론가 갈 곳이 없다면 마음의 길을 따라 걸어가 보라. 그 길은 빛이 쏟아지는 통로처럼 걸음마다 변하는 세계, 그곳을 여행할 때 그대는 변화하리라."(루미, 이슬람교 영성시인)

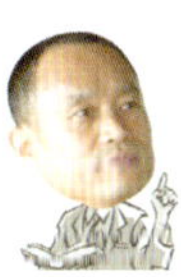

베르그송의 '생각'

프랑스의 대표적 철학자 베르그송(1859~1941)은 앎에 이르는 생각방법에는 2가지가 있다고 주장한다. 그의 저서 『형이상학 개론』(1903)을 참고하자.

1. 과학적 생각은 사물을 고정적 · 불연속적인 것으로 보고 사물을 분석화 · 공간화 · 개념화한다. 이는 물질세계에 영향을 미

치는 데는 유용하지만 존재의 본질적 실재에는 도달할 수 없다.

2. 직관(적 생각)은 공감(sympathy)을 통해 사물의 중심부까지 이르는 총체적 · 직접적 인식이다. 직관은 존재의 지속과 끊임없는 흐름을 파악한다.

수련하기

❶ **걸으며 사색하자.** 천천히 걸으며 사색을 위한 질문 주제 또는 중심단어를 떠올린다. 수필을 쓰듯이 생각과 느낌을 풀어나간다. 거미줄을 치듯이 중심과 주변, 안과 밖, 존재와 인식과 가치, 천지인 등을 이으며 전방위로 생각을 엮어나간다. 한 눈으로 세상을 보고 다른 한 눈으로 내면을 응시한다.

참고로, 몸의 모든 기관들 중에서 단위무게당 산소 · 에너지 소비율이 가장 높은 기관이 뇌다. 뇌를 사용하면 다이어트도 된다. 사색하면 지혜로운 미인이 된다. 걷기사색은 필자로 하여금 박사과정의 모든 과목과 시험에서 'A'학점을 받도록 지력知力을 실어주었다.

❷ **음악을 들으며 사색하자.** 20세기의 대표적 신학자들 중의 한명인 칼 바르트는 모차르트를 들으며 책을 썼다. 필자와 같이 버클리에서 공부했던 한 친구는 모차르트를 들으며 바르트와 왕양명의 비교연구에 대한 박사학위논문을 쓰다가, 아무래도 이미자가 더 좋다면서 이미자의 노래를 들으면서 논문을 썼다. 참고로, 그 친구는 필자보다 나이가 훨씬 많다.

❸ **대화하며 사색하자.** 동서양의 많은 고전들은 대화형식으로 씌어졌다. 예

컨대, 소크라테스의 『대화록』을 비롯해서 『논어』, 『장자』, 『성경』, 『대장경』, 『바가바드 기타』 등에는 풍성한 대화와 사색이 들어있다. 문학작품이나 연극·영화에서처럼 분위기 있게 대화하자. TV 드라마 '겨울 연가'의 대사를 말하기 위해서 한국말을 배우는 일본인들도 있다.

또한, 퇴계와 기대승처럼 대화하자. 이 두 사람은 나이와 직위를 초월하여 오랫동안 편지로 대화했다. 『퇴계와 고봉, 편지를 쓰다(이황, 기대승 편지)』를 참고하자. 1558년 퇴계와 고봉의 대화는 시작되었다. 그 당시 퇴계는 58세, 고봉은 32세에 불과했다. 청년 고봉은 서울로 과거보러 가는 길에, 성균관 대사성(오늘날 국립대 총장에 해당)인 퇴계를 찾아가 자신의 철학적 소신을 피력하면서 질문과 논쟁을 제기했다. 이는 파격적인 일이었다. 더 놀라운 것은 퇴계의 응수였다. 퇴계는 고봉의 학문적 열정과 과감한 도전을 사랑하여 과거급제하고 귀향하는 고봉에게 먼저 편지를 띄웠다. 두 사람은 이렇게 시작하여 일상의 삶에서 시작하여 첨예한 철학적 토론까지를 편지로 나누었다. 세계문화사에 빛나는 편지들! 그 분들이 살았던 하늘아래 같은 나라에 산다는 것이 행복하다.

❹ **책과 더불어 사색하자.** 명상과 사색을 돕는 양서들이 많다. 마음의 눈으로 책을 읽자. 예컨대, 철학자 파스칼(1623~1662)의 『팡세(Pensées, 瞑想錄)』를 읽으며 그의 사색에 동참하자. 『팡세』의 일부를 아래에 소개한다.

"가엾은 우리들은 우리 것이 아닌 시간(과거와 미래) 속에서 방황하며, 우리가 소요하는 '지금'을 존중하지 않는다. 각자의 마음속을 살펴보라. 자기 생각이 모두 과거와 미래에 의해서 점령당하고 있다는 사실을 알 수 있을 것이다. 우리는 지금 현재의 생활을 하고 있다기보다는 부단히 미래의 생활을 희구하고 있을 따름이다."(172절)

"사람은 자연 속에서도 가장 약한 한줄기 갈대에 지나지 않는다. 하지만 사람은 '사색하는(생각하는) 갈대'다. 이 갈대 같은 존재를 쓰러뜨리기 위해서 우주는 무슨 특별한 무장을 할 필요가 없다. 한 줄기 바람이나 물 한 방울이면 충분하다. 그러나 우주가 사람을 쓰러뜨릴 때에도 사람은 우주보다 한층 고귀하다. 왜냐하면 사람은 자기가 죽는다는 것과 우주가 자신보다 힘이 세다는 것을 알고 있기 때문이다. 그러므로 인간의 존엄성은 '사색한다'는 사실에 있다. 인간의 출발점은 바로 여기에 있다."(347절)

❺ **사색하며 창작하자**. 사색하며 시를 비롯한 문학작품을 쓰거나 예술작품을 만들며 창작삼매에 빠져보자. '나의 팡세'를 써 나가면 어떨까? 문화적 과학적 발명이나 새로운 제도의 고안과 실천에 사고력과 실천력을 펼쳐도 좋다. '한글'이나 '훈글(컴퓨터 소프트웨어 프로그램)'은 문화적 발명의 좋은 예이다.

55. 인자방사 仁慈放射

이해하기

인자함은 마음과 세상을 새롭게 창조 할 궁극적 힘이다, 그렇지 않은가? 인자를 의지적으로 스트레칭(방사, 발산)하자. 인자함은 나눌수록 더욱 커진다.

일찍이 환인이 환웅을 내려 보내 '홍익인간'을 전한 것이나, 하느님이 세상을 극진히 사랑해서 예수를 내려 보낸 것도, 모두 인자방사다. 싯달타(석가모니 부처님)가 이미 온 것이나, 미륵불이 앞으로 도래할 것도 자비스트레칭이다. 유림儒林도 인애를 방사하여 평천하를 이루고자 한다.

수련하기 1. 인자방사

❶ **인자한 마음을 방사하자.** 몸을 부드럽게 푼다. 자연스럽게 앉아서 중단전 곧 심장주변으로 인자의 에너지를 들이쉬고 내쉰다. 인자의 기운이 온몸에서 샘솟는다. 인자의 샘이 되면 스스로도 그 샘에서 마신다. 들숨에 인자를 마시고 날숨에 인자를 내쉰다. 몸을 스트레칭하듯이 인자한 마음을 스트레칭하자. 인자의 기운이 자신, 가족, 친척, 이웃, 모르는 사람, 미워하는 사람, 소외된 사람에게 퍼져 나간다. 인자의 바람이 다른 존재들에게 불어간다. 산천초목, 동식물, 그리고 외계로 퍼져나간다. 연기의 그물망을 타고 인자는 무한히 펼쳐진다. 그리고 인자는 부메랑처럼 하늘을 날다가 돌아서 자신에게로 돌아와 마음을 풍요롭게

한다.

❷ **인자를 실천하자**. 심언행사心言行事가 상통하는 삶을 살자. 곧 '심 ⇄ 언 ⇄ 행 ⇄ 사'라는 선순환의 패턴을 구축하자. 마음의 인자함을 삶(언행사言行事)에서 펼쳐 보이자. 오늘도 누군가에게 인자함과 친절을 베풀자.
"나의 종교는 친절이다."(달라이 라마, 티벳 망명정부의 종교·정치 지도자)
약육강식과 적자생존이 아닌 인자와 상생의 세상을 창조하자.
"달라이 라마여, 티벳을 짓밟은 사람들에게 왜 화내지 않는가?"
"그들은 우리에게서 모든 것을 빼앗아 갔다. 그들이 내 마음까지 빼앗아 가도록 놔둬야 하는가?"
달라이 라마는 그들에게도 자비심을 방사하고 있다.

수련하기 2. 라훌라의 명상

어둠이 빛을 이겨 본 적이 없다. 빛이 비추면 천년의 어두움이 물러간다. 선이 악을 물리친다. 싯달타는 자신의 아들 Rahula에게 다음과 같이 명상을 가르쳤다.

❶ **친애**(loving kindness)에 대해 명상하라, 이것이 악의惡意를 몰아낼 것이다.

❷ **자비**(compassion)에 대해 명상하라, 이것이 잔혹함을 몰아낼 것이다.

❸ **온화함**(gentleness)에 대해 명상하라, 이것이 굳은 마음을 녹일 것이다.

❹ **평정**(equanimity)에 대해 명상하라, 이것이 걱정을 몰아낼 것이다.

❺ **육체가 부패함**을 명상하라, 이것이 욕망을 몰아낼 것이다.

❻ **무상**(impermanence)에 대해 명상하라, 이것이 자만을 몰아낼 것이다.

❼ 들이쉬고 내쉬는 **호흡명상**을 계속하라. 이것이 많은 열매를 맺을 것이다.

❽ **자비**를 명상하라. 이것이 탐욕을 몰아낼 것이다. **평화**를 명상하라. 이것이 화남을 몰아낼 것이다. **지혜**를 명상하라. 이것이 무지를 몰아낼 것이다. 자비와 평화와 지혜를 방사하라. 이것이 세상을 행복하게 할 것이다.(8번은 필자가 첨가한 것이다.)

56. 제물 齊物

이해하기

장자에 의하면, 도道가 물화物化하여 만물이 된다. 예컨대, 도가 물화하여 장자도 되고 나비도 된다. 따라서 장자와 나비는 현상차원에서는 다르지만 본질차원에서는 같다. 이도관지以道觀之(도로써 사물을 봄)하면 물物과 아我, 나와 나 아닌 것의 대립을 넘어서서 제물齊物하게 되며 자연스러운 변화에 따라 도道와 더불어 살다가 죽어서도 도道의 품으로 돌아간다.

제물은 '4가지 마음 아우름'을 포괄하는 종합마음명상이다. 곧 제물이란 마음을 도에 모으고, 소아를 비우고, 이도관지로 통찰하고, 나아가 심신이 도와 합일하여 도의 무한한 세계로 펼쳐지는 것이다.

수련하기

❶ **읽기**. 『장자』 제2편 제물론齊物論, 12장에 나오는 '호접몽胡蝶夢(나비 꿈)'이라는 유명한 이야기를 살짝 각색하면 다음과 같다.

옛날에 장자가 꿈에 나비가 된 적이 있었다. 나비는 기분 좋게 훨훨 날아다녔다. 나비는 자신이 장자라는 사실을 몰랐다. 갑자기 꿈에서 깨어보니 놀랍게도 그 나비는 장자 자신이었다. 그런데 잠시 후 장자는 묘한 생각을 하게 되었다. "장자가 '나비 꿈'을 꾸었던 것인가? 아니면 나비가 지금 '장자 꿈'을 꾸고 있는가? 나는 장자인가? 나는 나비인가?"

❷ **명상**. 제물齊物에서 제齊는 '가지런하다', '질서정연하다', '같게 하다'는 뜻이다. 제물齊物은 상아喪我 또는 망아忘我의 경지에서 천하만물을 차별 없이 보고 물아일체物我一體로 어울리는 것이다. 장자의 제물은 마음을 다스리는 법일 뿐만 아니라 춘추전국시대의 갈등과 대립을 해결하려는 방법이었다.

❸ **만트라**. "제물~~ 제물~~"이라고 음송하면서 만트라명상을 하자. 몸과 마음이 도道의 세계로 펼쳐진다.

PART

5

종합명상

도입: 종합명상이란?

종합명상이란 몸과 마음, 나아가 몸숨감맘삶을 천지인天地人과 어울려 고루 수련하는 명상이다. 선도수련, 라자요가, 불교의 8정도, 그리고 유학의 8조목은 대표적 종합명상 또는 종합수련이다. 이들을 비교하면 다음과 같다.

수련체계 2

동서양의 종합명상	5중 수련체계							
	삶		몸	숨	감	맘		
	8중 수련체계							
선도수련	양생1 (유위적 건강생활)	양생2 (무위자연의 삶)	조신 調身	조식	조감	조심1 포일 抱一	조심2 좌망	조심3 조철/합도
라자요가	생활수련1 (금계)	생활수련2 (권계)	자세와 동작	호흡 수련	감각 수련	명상1 (집중)	명상2 (정려)	명상3 (삼매)
불교 8정도	정어(正語, 바른 언어) 정업(正業, 바른 행동) 정명(正命, 바른 직업) 정정진(正精進, 바른 노력)		정견(正見, 바른 견해) 정사(正思, 바른 생각) 정념(正念, 바른 깨어있기) 정정(正定, 바른 집중)					
유학 8조목	수신 제가 치국 평천하		격물 치지 성의 정심					

학교에서의 전인교육, 기독교의 영성수련(5단계 '영적독서'), 그리고 불가(한국 조계종)의 5대 수련도 몸과 마음을 고루 양육하는 대표적 종합명상 또는 종합수련이다. 이들을 비교하면 다음과 같다.

수련체계 3

<table>
<tr><th></th><th colspan="5">다중 수련체계</th></tr>
<tr><td rowspan="2">학교 전인교육</td><td colspan="2">지성IQ</td><td>감성EQ</td><td>영성SQ</td><td>도덕성MQ</td></tr>
<tr><td colspan="3">창의성CQ</td><td colspan="2">건강HQ</td></tr>
<tr><td>기독교 영성수련</td><td>읽기</td><td>묵상</td><td>기도</td><td>명상</td><td>실천적 삶</td></tr>
<tr><td>한국 불가 5대 수련</td><td>독경</td><td>간경</td><td>염불</td><td>선</td><td>보살행</td></tr>
</table>

57. 선도 仙道

이해하기

도가는 도가철학(Daoist philosophy), 도교道教(Daoist religion), 그리고 선도仙道(Daoist spirit-mind-body discipline)를 포함한다. 선도는 양생과 삼조(조심, 조식, 조신)로 구성된 심신수련법이다. 동아시아의 선도와 인도의 라자요가는 최고수준의 종합심신수련법이다.

❶ **양생**養生. ① 건강한 삶을 영위한다. ② 무위자연의 삶을 산다. 무위자연의 삶은 양생의 극치로서 사람과 생태계를 보전하고 양육한다. "무위자연이란 인위적인 욕심을 내지 않고 자연의 순리에 따르는 삶이다. 사람은 땅을 본받고 땅은 하늘을 본받고 하늘은 도道를 본받고 도道는 자연自然(스스로 그러함)을 본받는다."(도덕경, 25장)

❷ **조신**. 도인체조(기체조)로 몸을 푼다. 자세와 동작을 취할 때 몸 전체의 '상하전후좌우내외'의 균형을 이루자. 기를 활용하여 움직이며 근력은 최소 최적으로 쓴다. 노자는 '상선약수上善若水(최상의 선은 물과 같다)'라고 했다. 자세와 동작이 물처럼 유연하고 얼굴표정과 시선이 부드러우면 천지기운과 기혈수순환이 순조롭고 마음이 고요해진다.

❸ **조식**. 다양한 자세를 취하고 단전집주丹田集注하면서 코로 단선호흡 한다. 리듬감 있게 숨쉬며 대자연과 더불어 기와 공기를 교류한다. 수승화강이 일어나 두한족열을 체험한다. '7호흡법'으로 호흡하되 자신에게 맞게 호흡의 길이를 조절한다.

❹ **조심**. 조심의 기초는 조감調感이다. 나아가 조심調心은 심재心齋, 수일守一(또는 포일包一), 좌망坐忘 등을 포함한다. 심재는 몸과 마음을 깨끗하게 닦는 것이다. 수일은 하나(예컨대, 단전, 동작)에 마음을 모으는 것이다. '좌망'은 고요히 앉아서 모든 것을 잊어버리고 무념무상과 조철朝徹 등을 체험한다. 조철이란 새벽하늘처럼 밝아지는 것이다. 밝아지면 합도合道의 지평이 보인다.

수련하기

선도수련의 한 패턴은 다음과 같다.

❶ **준비**. 평소에 양생하자.

❷ **조신**(10분). 공기 좋고 쾌적한 수련장에서 걷기와 기체조로 몸을 푼다.

❸ **삼조**(15분). 서서 3분 단전호흡 → 앉아서 3분 단전호흡 → 누워서 3분 단전호흡 → 앉아서 6분 명상한다. 다양한 응용자세를 취해도 좋다. 예컨대, 서서 양팔을 벌린다. 필자는 1977년부터 도가수련을 해오면서 수 백 가지 자세를 취하면서 단전호흡 했다.

❹ **조신**. 기지개 켜고 몸을 푼다.

❺ **선무와 기치유**

❻ **도담**道談. 차 한 잔 하며 수련체험을 지도자나 도우들과 나눈다.

❼ **무위자연**의 삶을 산다.

독서토론

수련하면서 자신의 '몸과 마음'이라는 책을 읽자. 1120권으로 구성된 『도장道藏』은 도가경전의 집대성으로서 '몸과 마음'이라는 책의 각주다. 선도를 오래 수련하면 무궁무진한 체험을 한다. 『도장道藏』도 읽고 아래의 글도 참고하며 서로의 체험을 나누자.

1. 정만精滿 → 기장氣壯 → 신왕神旺 → 신건身健. 『동의보감』(내경편)은 다음과 같이 말한다. "정精은 기氣를 생기게 하고(精能生氣), 기氣는 신神을 생기게 하는데(氣能生神), 온몸을 기르고 지키는 데 있어 이보다 더 큰 것이 없다. 양생을 하는 사람들은 무엇보다도 정을 보배롭게 여긴다. 정이 가득 차면 기가 씩씩하고(精滿則氣壯), 기가 씩씩하면 신이 왕성하고(氣壯則神旺), 신이 왕성하면 몸이 건강하고(神旺則身健), 몸이 건강하면 병이 적다. 몸 안으로는 오장五臟이 널리 번성하며, 겉으로는 피부가 윤택하고 얼굴에서 빛이 나며 눈과 귀가 총명하고 늙어서도 더욱 건강하다."

2. 단전호흡 → 단전 축기 → 임독운기 → 전신운기 → 양신 → 도태출신 → 우주운기. 임독운기는 단전에 모인 기를 임맥과 독맥을 통해 순환시키는 것이다. 전신유통은 기를 전신에 유통시키는 것이다. 양신養神은 단전에 신神(미세한 고차원 생명에너지)이 자리 잡는 것이다. 도태출신道胎出神은 단전에 자리 잡은 신이 몸 밖으로 나가는 것이다. 우주운기는 몸(소우주)과 대우주간에 기를 돌리는 것이다.

3. 연정화기練精化氣(정을 단련하여 기로 바꾼다) → 연기화신練氣化神(기를 단련하여 신으로 바꾼다) → 연신환허練神還虛(신을 단련하여 허의 상태로 돌아간다) → 연허합도練虛合道(허를 단련하여 도와 합일한다)

4. 수련도중에 6신통이 생길 수 있다: 천안통天眼通, 천이통天耳通, 타심통他心通, 숙명통宿命通, 신경통神境通, 누진통漏盡通.

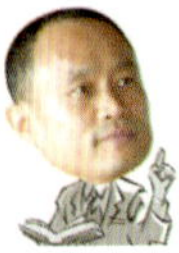

신통? 초능력?

신통이나 초능력에 집착하면 수련의 진보가 막히거나 사도邪道로 빠진다. 정도正道는 6신통을 넘어 도道와 덕德을 기르는 광대한 길이다. 술術이 도道를 만나야 완전해진다. "하루살이에게 내일에 대해서 이야기할 수 있겠느냐? 우물 안의 개구리에게 하늘의 광대함을 논할 수 있겠느냐? 작은 지혜는 큰 지혜에 미치지 못하고, 짧은 동안 사는 자는 오래 사는 자에 미치지 못한다. 아침 버섯은 저녁을 알지 못한다. 여름 한 철을 사는 쓰르라미는 봄과 가을을 알지 못한다."(장자)

58. 라자요가

이해하기

라자요가는 심신을 조율하여 마음의 불협화음을 비워 대 자유(*moksha*, liberation)에 이르는 길이다. 라자요가는 파탄잘리(Patanajali)의 『요가경(Yoga Sutra)』에서 가르치는 요가를 지칭한다. 'raja'는 '왕의', 'royal'이라는 뜻이다. 따라서 raja yoga는 '왕의 요가, 또는 왕도 요가'를 의미한다.

『요가경(Yoga Sutra)』은 195경구(aphorisms)로 구성된 얇은 책으로서 다음과 같이 4부로 구성된다. ① 삼매(samadhi), ② 수련(sadhana), ③ 힘(vibhuti), 그리고 ④ 대자유(kaivalya). 『요가경』은 자유에 이르는 8단계 수련과정을 체계적으로 제시하며, '마음의 동요와 무질서 → 고통; 심신수련으로 동요와 무질서의 지멸止滅 → 고통으로부터의 자유와 행복'이라는 패턴을 지닌다.

라자요가의 8단계 수련은 다음과 같다. 1~5단계는 외적수련이고 6~8단계는 내적수련이다. 외적수련은 내적 수련의 토대가 된다. 1~2단계는 도덕적 영적 통제다. 3~4단계는 육체적 통제다. 제3단계는 몸을 부드럽게 만드는 체위법으로서 제4단계 호흡수련을 위해 필수다. 호흡을 길들이고 제5단계 제감을 익히면 마음과 미수설 순비가 된 것이다. 미지막 세 단계(samyama)는 마음명상과정으로서 집중, 정려, 그리고 사마디(samadhi)다.

수련하기

❶ **금계**禁戒(yama). 금계는 5가지 사회적 규범이다: 불살생不殺生, 불망언不妄言, 부도不盜, 불음不淫, 그리고 불탐욕不貪慾. 이러한 도덕률은 동서고금에 편재한다. 이를 적극적으로 해석하면 생명 보존과 양육, 정직과 지혜의 말, 나눔, 바른 성적 관계, 그리고 비움·자비가 된다.

❷ **권계**勸戒(niyama). 권계는 5가지 개인적 규범이다: 청결, 만족滿足, 수련 또는 고행苦行, 자기연구를 위한 경전공부, 염신念神 또는 참 자아로 귀의. 금계와 권계는 도덕적 영적 삶으로서 심신에 안정을 준다.

❸ **아사나**(asana, 자세와 동작). 몇 가지 아사나로 긴장과 이완弛緩의 리듬을 타며 몸을 푼다. 이는 몸을 단련·정화하고 안정된 자세로 호흡수련에 들어가기 위함이다. 라자요가는 안정되고 편안한 아사나를 취하라고 말한다. 중세에 하타요가가 아사나를 구체적으로 수십 가지로 확장시켰고, 현대요가는 더 많은 아사나들을 만들어 냈다. 이들은 인터넷의 요가 사이트들에 공개되어 있다. 아사나는 유연, 강화强化, 균형, 정미整美, 교정 등의 효과를 가져 온다.
'4장. 늘줄이기'와 '5장. 도인체조와 하타요가'에 나와 있는 자세와 동작들을 참고하자.

❹ **조식**調息(호흡수련, pranayama). 편안히 앉아서 호흡의 리듬을 고요하고 길게 안정시킨다. 눈을 감고 호흡한다. 또는 눈을 반쯤 뜨고 특정대상(배, 강물, 하늘 등)을 응시凝視 또는 응념凝念하면서 호흡한다.
들숨과 날숨을 잘 조율한다. 들숨보다 날숨을 길게 한다. 교호호흡으로 좌우의 균형을 이루고, 풀무호흡으로 기혈순환을 원활하게 하여 심신을 정화하고, 1:4:2 복식호흡에 들어간다. 날숨에 복부腹部를 수축收縮시켜 횡격막橫隔膜을 위로 밀어 올려서 내장체조內臟體操를 일으키고 복부

의 압력腹壓을 높여서 신진대사를 촉진한다. 들숨쉬면 몸통이 모든 방향으로 조금 부풀어 오르고 날숨쉬면 몸통이 모든 방향으로 조금 오므라든다. 외호흡과 더불어 내호흡內呼吸을 의식하니 세포에 프라나(기운)가 드나들며 모든 기관과 기능이 활기차진다.

❺ **제감**制感(pratyahara). 제감(감각을 통제함)은 마음 모으기를 위한 준비단계다. 보고 듣고 냄새 맡고 맛보고 만지는 일을 그치면 뇌와 마음이 휴식과 평정을 유지한다. 5감의 속박束縛과 그릇된 감수感受를 벗어나서 내면을 향하고 진아眞我와 우주의 실상實相을 보자.

❻ **집중**(dharana). 마음을 모으자. 호흡, 소리, 물체, 코끝, 신상神像 등의 대상에 집중한다. 집중의 대상은 흔들리는 마음을 고정시키는 닻이다. "하나의 대상이나 장소에 주의집중하라."(요가경) 한 점 만들기(*ekagrata*, one-pointedness)는 마음이 이것저것에 집착하는 것을 방지한다. "감각과 마음을 한 점에 묶어두는 것은 고된 수행의 최고 형태이다."(마하바라타) "모든 감각이 고요하고, 마음이 쉬고, 생각이 흔들리지 않을 때—이것을 현자는 가장 높은 상태라고 말한다."(우파니샤드)

❼ **정려**靜慮(dhyana). 정려는 주의집중이 계속되는 상태다. 간간이 잡념이 생겨도 너무 신경 쓰지 말고 무관심한 채 잡념이 절로 사라지게 내버려두자. 주의산만을 털어내자. 하나의 대상에 다시 주의집중하자. 집중이 강물처럼 계속 흐른다. 마음이 고요하고 순수하고 맑아진다.

❽ **사마디**(samadhi). 사마디는 명상가가 궁극적 존재에 몰입된 주객합일의 행복한 의식상태다. 인식주체(혹은 observer), 인식대상(혹은 observed), 그리고 인식함(혹은 observing)의 경계가 무너질 때 정려가 사마디가 된다. 이 때 인식대상의 궁극적 본질이 직관적으로 드러나며 수행사는 내면의 세계를 탐구하여 마침내 의식의 중심 곧 아트만(atman)을 체험한다.

특히, '씨 없는(nirbija, seedless)' 사마디는 집중의 대상(혹은 씨앗)이 없는 최고경지다. 라자요가의 6~8단계를 통틀어 삼야마(samyama)라고 부른다. 삼야마는 내적수련이고 라자요가의 1~5단계는 외적수련이다. 그런데 삼야마도 '씨 없는 사마디'에 비하면 외적이 된다. '씨 없는 사마디'는 가장 깊은 내면의 신비이며 언어를 지나 체험으로 알아지는 경지다.

사마디는 신아일치神我一致, 범아일여, 삿칫아난다(절대존재 · 순수의식 · 지고행복), 또는 대자유의 경지다. 순수의식은 깊은 통찰력과 깨달음으로 이어진다.

제3단계에서 제8단계까지 1시간 정도 수련한다. 그 후 천천히 걸으면서 춤추듯 몸을 푼다.

독서토론

『파탄잘리의 요가경: 새 번역과 주석 (The Yoga-Sutra of Patanjali: A New Translation with Commentary)』(Hartranft, 2003)

이 책의 저자는 불가와 요가의 수련을 통합하는 센터를 설립하여 수련하고 있다.

59. 유가명상

이해하기

유가의 대표적 명상법은 거경居敬이다. 거경, 궁리窮理, 역행力行은 유가수련의 삼요소다. 삼요소를 확장하면 『대학』의 8조목이 된다. 거경은 내성외왕內聖外王 또는 수기치인修己治人을 이루는 원동력이며, 성인聖人이 되어 평천하를 실현하는 길이다. "마음은 몸을 주재하고, 경은 마음을 주재한다."(『성학십도聖學十圖』 제8 심학도心學圖)

유가명상은 불가나 도가의 명상에 비해 덜 알려져 있다. 그러나 유가명상도 이들에 비해 뒤지지 않는 장점을 가지고 있으므로 유불도의 명상들은 상보적이다. 예컨대, 유가명상은 마음의 본성인 인의예지를 세상에서 실현하고자 하므로, 불가 참선의 '공병空病'이나 도가명상의 탈속적 도피를 치유한다.

거경에 대해서 박영만・송민영의 『통합교육과정과 전인교육』 제4장 '2. 퇴계'를 참고하자.

수련하기: 거경

거경은 일신주제이며 경천이고, 주일무적이며 엄제정수이고, 심신 가다듬기다. 거경을 정규시간이나 일상생활에서 실천하자.

❶ **일심주제**一心主宰. 거경은 일심一心을 주재하는데 그 일심이 성과 정을 통제하고, 나아가 성정의지性情意知를 조율한다. 퇴계의 『천명도설天命道說』에 의하면 심心은 성性과 정情을 통섭通攝하는 주체다. 성과 정은 마음의 두 차원인데, 성은 이理로서 마음의 본체요, 정은 이理·기氣가 동시에 드러나는 마음의 작용이다. 성은 체體요 정은 용用인데, 이발기수理發氣隨하여 사단四端이 발현되고, 기발이승氣發理乘하여 7정七情이 발현된다. 마음은 이理·기氣를 겸하고 성性·정情을 통제한다. 성이 발현하여 정이 되는 순간에 선악이 갈라지므로 지경持敬의 자세로 선善의 경지를 유지한다.(『성학십도』 제6 심통성정도心統性情圖)

❷ **경천**敬天. 경천은 사람의 본분이다. 사친事親(부모를 섬김)의 마음과 아울러 외경과 공구恐懼(두려워함)로 사천事天할 수 있다.(퇴계집, 권6, 56) 퇴계는 성리학에서 원리적으로 제시한 하늘(天理, 天命, 天道)을 머리로 이해할 뿐만 아니라, 경외하는 가슴으로 정감적으로 느껴 만나고, 선한 역행力行의 원동력으로 삼았다. 경천 속에서 수련자는 하늘의 대사가 되고 노래가 되며 편지가 된다.

❸ **주일무적**主一無適. 주일무적은 하나에 주의집중하여 마음이 이리저리 해매지 않는 것이다. 또한 주일무적은 마음을 오로지 하나로 하여 잡념을 가지지 않는 것이다. 주일무적은 기심수렴其心收斂(마음을 수렴함)이나 상성성법常惺惺法(항상 깨어있는 법)과 상통한다. 인의예지仁義禮智나 성인의 모범에 주의집중해도 좋다.

❹ **정제엄숙**整齊嚴肅. 정제엄숙은 몸가짐을 정돈되고 가지런히 하며 마음을 엄숙하게 하는 것이다.(『성학십도』 제8심학도) 목욕재계沐浴濟戒와 정좌靜坐도 좋다.

퇴계에 의하면, 경敬은 고요하여 움직이지 않는 마음의 본체와 감응하여 고요할 때와 활동할 때를 관통하여 한 마음을 주재한다. 마음이 발동하기 이전에 고요할 때 엄숙嚴肅한 것이 경敬의 체體가 되고, 마음이 발동한

이후 활동할 때 정제整齊한 것이 경敬의 용用이다. 다시 말해, 경은 고요한 정시靜時에는 마음을 조존操存(붙잡아 간직)하거나 존양存養하여 안으로 심성의 도덕적 바탕을 배양한다. 경은 동시動時에는 생각과 행위를 성찰省察한다. 성찰省察은 활동에 따른 정正·사邪, 득得·실失, 시是·비非, 선善·악惡을 분별하여 살펴, 악惡이 발현될 수 있는 가능성을 억제한다.(『聖學十圖』 第八 心學圖, 第九 敬齋箴圖) 그리하여 흩어진 마음을 거두어들이고(收放心) 덕성을 기르며(存德性) 인욕을 떠나 천리를 보존한다(去人慾 存天理).

❺ **심신 가다듬기**. 심신을 가다듬는 사물四勿과 구용九容은 거경에 도움이 된다. 사물四勿은 논어에 나오는 말로서 비례물시非禮勿視(예가 아니면 보지 말라), 비례물청非禮勿聽, 비례물언非禮勿言, 비례물동非禮勿動 등을 가리킨다.

구용九容은 『예기禮記』에 나오는 말이다: 발의 동작은 무게 있게, 손가짐은 공손하게, 눈은 단정하게 보고, 말이 적어 입은 멈추어 있는 듯하고, 말소리는 침착하여서 고요하고, 머리는 곧게 유지하고, 호흡은 조용히 엄숙하게 하고, 서 있는 모습은 덕스럽고, 얼굴빛은 장중하게.(足容重, 手容恭, 目容端, 口容止, 聲容靜, 頭容直, 氣容肅, 立容德, 色容莊)

독서토론

『유가 명상: 오카다 다케히코와 정좌전통 (Confucian Way of Contemplation: Okada Takehiko and the Tradition of Quiet-Sitting)』(Taylor, 1988)

이 책은 유가의 명상, 특히 다케히코와 정좌(靜坐)에 대해서 논한다.

60. 영성수련

이해하기

기독교 영성수련의 대표는 영적독서(렉치오 디비나, *lectio divina*)다. 영적독서는 ① 영적독서(*lectio divina*) 또는 간단히 독서, ② 묵상, ③ 기도, ④ 명상, ⑤ 행함으로 구성된다. 첫 단계인 '영적독서'가 5단계수련을 대표하는 이름이 되었다. 영적독서에 대해 필자가 쓴 『기도: 생명의 호흡』과 『성경산책』을 참고하자.

영적독서의 5단계

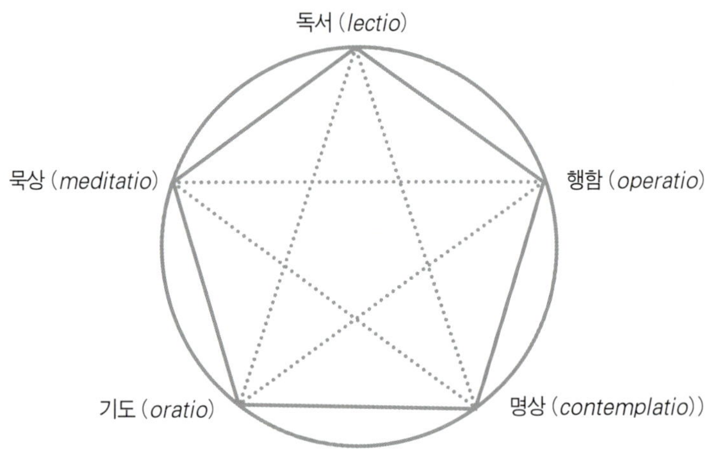

수련하기: 영적 독서(*lectio divina*)

❶ **독서**. 믿음 소망 사랑의 마음을 준비하자. 성경이나 영성서적의 일부분을 호흡에 맞추어 소리 내어 읽으며, 동시에 온 몸으로 듣는다.
참고로, 4중 성경해석은 ①신비적 해석, ②비유적 해석, ③도덕적 해석, 그리고 ④문자·역사·과학적 해석이다. 한편, 기독교 전통에는 '네 권의 책(the Four Books)'이 있는데, 그것은 성경, 자연, 영혼, 그리고 삶이다. 예컨대, 자연이라는 '책'에서는 물소리 바람소리가 하느님의 말씀이다.

❷ **묵상**. 성경 요한1서 4장을 음독했다면, 이제는 이 부분을 묵독하면서 되새김질하자. 특히 마음에 와 닿는 "하느님은 사랑이시다(God is love)"(요한1서 4장 16절)를 소처럼 계속 되새김질하면서 묵상하자. 이 말씀에 대해서 느끼고 상상하고, 생각하고, 직관적으로 공명하자. 밥을 오래 씹으면 단맛이 나듯이 말씀을 되새김질하면 달고 오묘한 맛이 난다.

❸ **기도**. 말씀묵상을 통해 기도단계로 나아간다. 잘 먹은 젖소는 좋은 우유를 낸다. 마찬가지로, 성경말씀을 잘 '먹은' 사람은 좋은 기도를 한다. "기도는 하느님과의 대화이다."(존 크리소스톰) 사랑의 하느님과 사랑의 대화를 나누자. "기도는 찬양, 고백, 감사, 간구(supplication) 등을 포함한다."(오리겐)
기도의 3요소는 순수(*pura*), 간결(*brevis*), 그리고 자주(*frequens*)이다. 예컨대, " 하느님의 사랑에 감사합니다. 하느님을 사랑하고 이웃을 사랑하게 하소서!"라고 자주 기도한다.
참고로, 산이나 기도원에서 크게 부르짖는 기도와 조용한 기도나 명상이 균형을 이루면 좋다.

❹ **명상**. 명상은 자신을 비워 하나님과 신비한 합일(*unio mystica*)을 이루는 단계다. 자신의 생각과 느낌, 언어와 심상(image), 그리고 기도까지 그치고 침묵 속에 하나님을 바라고 듣자. 내가 가진 모든 것(언어, 사고패턴, 예술성, 7정, 명예욕, 가치관 등)을 비우자. 나의 나됨(who I am, what I am) 자체와 전존재를 겸허히 비우고 하나님 앞에 '벌거벗은 단독자'로 선다. "꽃을 버려야 열매를 맺고 강을 버려야 바다에 이른다."(화엄경) 마음의 지성소에서 밀월의 시간이 흐른다. 성경과 나와 만물의 원저자이며 살아계신 하나님을 만난다. 영원과 무한을 맛본다. 만물은 하나님 안에 있고, 하나님은 만물 안에 있다.(All in God, God in all) 궁극적으로 명상은 길 없는 길, 은혜의 길을 간다.

❺ **행함**. "행위가 따르지 않는 믿음은 죽은 것이다."(성경, 야고보서 2:17) 태풍의 눈처럼 고요한 명상은 태풍처럼 역동적인 삶으로 나타난다, 인도에서 봉사의 삶을 산 20세기의 성녀 테레사 수녀처럼 사랑의 핵폭탄이 된다. 명상가는 하늘과 땅과 사람을 사랑한다, 경천애인을 기도하고 실천한다.

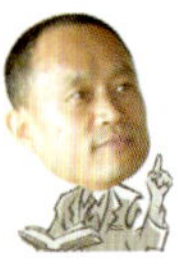

기독교 명상가들

에크하르트(Eckehart, 1260년경~1327/28), 아빌라의 테레사(Teresa of Avila, 1515~1582), 십자가의 요한(John of the Cross, 1542~1591), 토마스 머튼(T. Merton, 1916-1965) 등은 명상의 대가들로서 "지도 밖으로 행군"했고, 언어를 넘어 길 없는 길을 걸어갔다.

"나는 무엇도 소유하기를 원하지 않고, 무엇도 알기를 원하지 않고 무엇도 소망하기를 원하지 않는다."(에크하르트) 에크하르트와 선불교의 비교연구가 활발하다. 참고로, 달마대사는 "구하는 마음이 있을 때 거기가 바로 지옥이고, 구하는 마음이 없을 때 거기가 바로 극락이다."라고 말했다. "모든 것을 맛보려면, 아무것도 맛보려 하지 말라. 모든 것을 얻으려면 아무것도 얻으려 하지 말라. 모든 것이 되고자한다면 아무것도 되려고 하지 말라. 그대가 있지 않은 곳에 다다르려면 그대가 있지 않는 데를 거쳐서 가라. 아직 다다르지 않은 곳에 다다르려면 도중 아무 곳에도 발을 멈추지 말라."(십자가의 성 요한) 십자가의 성 요한은 16세기에 아빌라의 데레사와 함께 가르멜수도회를 개혁했다.

"명상이란 테크닉이 아니라 은총이다. 명상은 명상 안에 스스로의 스승을 가지고 있다."(머튼) 머튼은 가톨릭 수도사로서 동서양의 종교 · 영성과 대화했고 세계평화와 생태계평화에도 관심을 쏟았다. 머튼과 달라이 라마는 만나자마자 친구가 되어 3일 동안 이야기하면서 같이 지낸 적도 있다. 머튼의 『장자』 번역도 일품이다.

꿈

필자가 박사논문 주제를 정하려고 이 생각 저 생각 할 시절에 머튼이 필자의 꿈에 2번 나타났다. 꿈 속 에서 필자와 머튼은 무언의 영적교류를 했다. 결국 필자는 '머튼과 동서양의 영성'을 다루는 박사논문을 썼다. 머튼이 『건강명상』을 읽는다면 동서양 영성 · 명상의 대화, 자신이 못다 이룬 성명쌍수性命雙修, 21세기 연구까지 포함하는 간학문적 연구(interdisciplinary study) 등에 흐뭇해 하리라.

독서토론

"사람이란 보름시기 나섯 수레의 책을 읽어야 한다." 양서를 읽으면 독선을 버리게 되며 잘못 된 길에 들지 않는다.

1. 『세계 영성: 종교적 탐구의 백과사전적 역사 (World Spirituality: An Encyclopedic History of the Religious Quest)』 이 시리즈는 동서고금의 영

성·종교·철학 등에 대한 책들을 출판하고 있다. 예컨대, 『남중부 어메리컨 인디언의 영성(South & Meso-American Native Spirituality)』(1997), 『불교 영성 제2권(Buddhist Spirituality Vol. 1)』(1999), 『유가 영성 제2권 (Confucian Spirituality Vol. 2)』(2004).

2. 『서양 영성의 고전들(The Classics of Western Spirituality)』(Paulist Press). 이 시리즈는 기독교를 비롯하여 서양의 영성 고전들을 출판하고 있다. 예컨대, 『켈트 영성(Celtic Spirituality)』(2000), 『아빌라의 존: 들어라, 오 딸이여(John of Avila: Audi, Filia)』(2006).

3. 영성을 비롯하여 각 분야의 고전과 양서가 인터넷에 뜬다. 예컨대, www.google.com에서 Confucian texts, Daoist texts, Buddhist texts, yoga texts, classics, Christian texts, Great Books, spiritual poems 등을 찾자. 수많은 책과 정보를 꿰뚫는 혜안을 갖추려면 명상이 필수다.

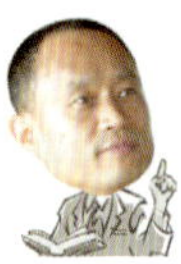

과제: 주말수련, 휴가수련

1. 리트릿(retreat, 피정). 성 베네딕도회 요셉수도원은 '하느님을 찾는' 삶을 사는 가톨릭 수도사 공동체이며, 수도원을 찾는 손님들에게 고요한 기도의 공간을 제공하는 것을 선교적인 임무로 삼고 있다. 또한 한국문화에 맞는 수도생활의 토착화를 위해 노력하고 있다. 종교에 관계없이 누구나 요셉수도원에 가서 수도사들과 같이 수도생활하고 배 밭에서 일도 같이 할 수 있다.(www.osb.or.kr/~joseph/)
2. 템플스테이(www.templestay.com)는 자연 문화 사람이 어울리는 일이다. 참가자는 자연환경과 1,700여 년의 불교문화가 어우러진 한국 사찰에서 수행자가 되어 정갈한 일상을 체험한다. 수행자는 본래 내 모습을 찾고 마음의 풍요로움을 갖고 일상으로 돌아가는 생활의 전환점을 맞기도 한다.

61. 수피댄스 Sufi dance

이해하기

수피댄스는 예술이며 명상이다. 수피(sufi)는 겸허히 춤에 몰입하면서 신과 사랑의 합일을 체험한다. 구태여 수피가 아니라도 좋고, 신을 안 믿어도 좋다. 사랑의 춤을 춘다면 그것으로 족하다, 신은 사랑이기 때문이다.

수피는 이슬람교의 영성가를 의미한다. 수피는 소박한 양털(suf) 옷을 입었으므로 수피라고 불리게 되었다. 수피는 가난하되 비루하지 않고 아름답다. 수피댄스는 수피 시인 루미(Rumi, 1207경~1273)가 확립한 명상춤이다. 원효대사가 중생 속에 들어가 무애無碍춤을 추며 한마음의 진리를 설파했듯이, 루미는 힘들게 살아가는 서민들과 함께 춤추며 이슬람의 진리를 전했다. 루미는 이슬람권과 유럽에 영향을 끼쳤으며 오늘날 미국에서 가장 많이 읽히는 시인들 중의 한 명이다.

터키의 메블라나사원에서 매년 12월에 수피댄스 축제가 열린다. 이 축제에 세계의 관광객들이 몰려든다. 이슬람의 심장은 수피이고 수피의 심장은 사랑이다. "한 손에 코란, 한 손에 칼"이라는 말은 오해이며, 자살폭탄테러는 이슬람세계 일부의 일그러진 초상이다.

수피댄스

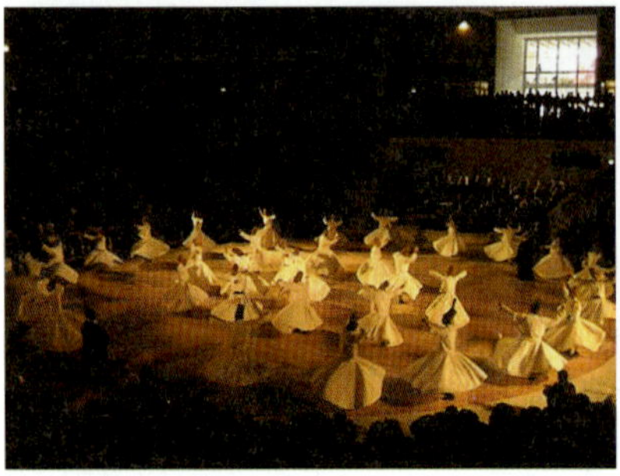

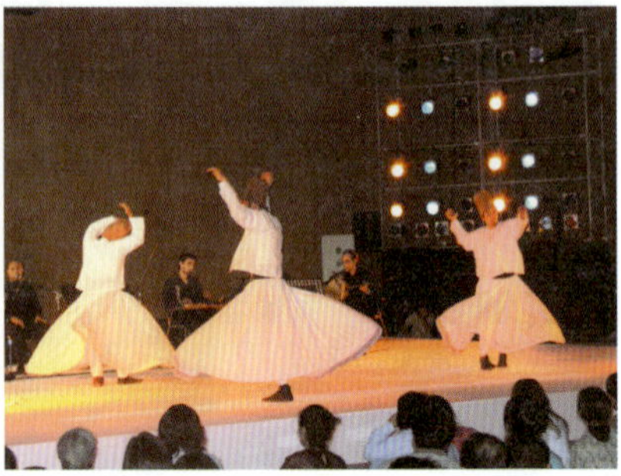

터키 테스타르 앙상블 단원들. 2005년 9월 강원도 오대산 월정사

수련하기

수피댄스를 아래에 소개한다. 이를 참고로 하여 자신의 명상춤을 만들자.

❶ **준비**. 춤꾼(세마젠)은 묘비를 상징하는 갈색의 원통형 모자를 쓰고 흰색의 길고 둥근 치마(펠레린)를 입고 위에는 수의를 뜻하는 하얀 저고리를 입는다. 또 그 위에 무덤을 상징하는 검은 망토를 입는다. 검은 색은 어머니 뱃속과 무덤 속에서 접하는 어둠을 상징한다.

❷ **기도와 피리**. 참가자들이 함께 기도를 한 후 네이(터키의 갈대 피리)를 불기 시작한다. 네이 소리는 신에 대한 그리움을 나타낸다.
루미는 갈대피리에 대해 다음과 같이 노래했다.
"홀로 외로운 갈대의 이야기를 들어보세요. '갈대밭으로부터 잘려 나왔기에, 나는 이렇게 슬픈 소리를 낸답니다. 사랑하는 누군가와 헤어진 경험이 있는 사람은, 누구라도 내 말을 이해합니다. 원천(또는 고향)으로부터 뽑혀진 사람은, 누구나 다시 돌아가기를 희구합니다.'"

❸ **춤**. 춤꾼들이 등장하여 서로 인사한다. 무덤에서 나와 신에 대한 의식이

준비되었음을 알리기 위해 망토를 벗는다. 하늘로 향하는 우주선처럼 천천히 몸을 움직이기 시작한다.

이들은 두 손을 펼쳐 오른손을 하늘로 향하고, 왼손은 땅으로 향하게 하여 신으로부터 받은 축복을 세상 사람들에게 널리 전한다. 춤꾼은 하늘과 땅을 잇는다. 한 발을 땅에 딛고 끊임없이 침묵 속에 회전한다. 회전속도가 빨라지자 치마가 허공에 펼쳐진다. 흰옷은 장례 때 죽은 사람을 감싸는 수의를 뜻한다. 회전하는 삶에 죽음이 늘 함께 있다. 원심력과 구심력이 증가한다. 원심력을 따라 내면으로 들어가 참자아를 탐색하고 거기에서 하느님을 만난 후 구심력을 따라 내면의 빛을 온 세상에 뿜어낸다. 빛으로 가득 찬 세상을 둘러본다. 온 세상이 빛이다. 자신도 주위 만물도 모두 빛이다.

고개를 23.5도의 지구 자전축만큼 오른쪽으로 기울여서 회전춤을 춘다. 춤꾼들은 스스로 자전하며, 더불어 강강수월래처럼 큰 원을 그리면서 공전한다. 한참 군무를 추다가 어느 순간 혼자서 돈다. 얼굴에는 평온한 무아의 경지가 느껴진다. 하느님과 하나가 되는 태브힛 상태를 경험한다.

❹ **마무리**. 춤추다가 누워도 좋다. 누워서 고요와 평안에 잠긴다.

❺ **명상에서 삶으로**. 명상춤의 에너지로 루미의 7가지 교훈을 실천하자. "남에게 친절하고 도움주기를 흐르는 물처럼 하라. 연민과 사랑을 태양처럼 하라. 남의 허물을 덮는 것을 밤처럼 하라. 분노와 원망을 죽음처럼 하라. 자신을 낮추고 겸허하기를 땅처럼 하라. 너그러움과 용서를 바다처럼 하라. 당신의 원래 모습대로 내보이고 당신이 내보이는 바대로 되어라."

필자의 체험

1. 필자는 1999년에 뉴욕의 한 수피센터를 찾아가서 여러 사람들과 밤새 수피댄스를 춘 적이 있다. 우리들은 도공陶工의 물레 위의 차진 진흙처럼 돌아가다가 아름다운 질그릇으로 빚어졌다. 사람들은 가무강신을 체험하기도 하고 초월여행을 떠나기도 했다.
2. 수피댄스와 우리나라 대한수도원에서의 '성령춤'은 유사한 점이 있다. 성령춤은 성령의 감동감화 속에서 지도자를 따라 여러 사람이 빙빙 도는 춤이다. 이 때 손뼉을 치거나 노래를 부르기도 한다.

62. 영가무도악 詠歌舞跳樂

이해하기

영가무도악은 김항의 '영가무도'에 필자가 '악'을 더한 것이다. 영가무도는 유학자 김항金恒(1826 ~1898, 호는 一夫)이 전한 것으로서, 소리와 노래와 춤이 어우러진 심신수련법이다.

영가무도악

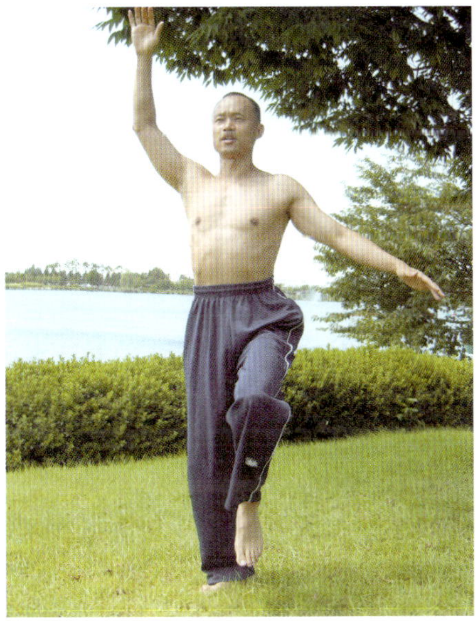

영가무도는 음·아·어·이·우의 오음을 영(읊음) · 가(노래)하며 무(춤) · 도(뜀)한다. 김항은 명상 중에 무의식적으로 입에서 나오는 소리를 그대로 읊고 노래했으며 기운에 휘감기며 무아의 경지에서 잔디가 사그라지도록 뛰며 노래했다.

영가무도와 더불어 학문에 매진한 김항은 후천개벽사상을 체계화한 『정역正易』을 저술하였다. 정역은 한민족의 큰 비전을 담고 있으며, 증산교 대종교 원불교 등 민족종교 확립에 기여했다.

수련하기

박영만 버전의 영가무도악을 아래에 소개한다.

❶ **영**詠(읊다). 음-아-어-이-우 5음을 자연스럽고 자유스럽게 읊는다. 아-리-아-리-랑 5음을 읊어도 좋다. 소리의 장단 고저 강약 그리고 음색을 조율한다. 소리가 하늘로 올랐다가 구름을 타고 들판으로 내려오고, 소리가 이어졌다가 끊어지고, 고개 마루에서 꺾어지고 낙엽처럼 굴러도 좋다. 천지기운이 '나'를 타고 소리를 낸다. 5음으로 5장6부를 마사지한다는 이미지를 가진다.

❷ **가**歌(노래하다). 소리가 기운을 받아 노래가된다. 오음의 음률이 몸과 자연의 기운과 조화되게 한다. 단전에 힘이 생기고 목소리가 우렁차고 힘차게 바뀐다.

❸ **무도**舞蹈(춤추고 뛰다). 흥에 겨워 춤추기 시작한다. 산에서 달빛에 젖는 영가무도는 신화처럼 아름답다. 심신이 활력을 얻는다. 평화롭고 머리가 맑아진다. 춤이 깊어지면 혜광이 번뜩인다. 박수도 치고 무릎도 친다. 가볍게 천지간에 뛴다. 나는 하늘로 오르고 하늘은 내게로 내려온다. 가무강신이다.

❹ **악**樂(악기). 춤과 더불어 악기를 연주한다. 향피리, 젓대, 해금, 장구, 또는 좌고도 흥에 겨워 춤춘다. 참고로, 이 악기들은 아악의 백미이며 악가무일체의 종합예술인 수제천壽齊天에서 쓰였던 것들이다.

63. 다도 茶道

이해하기

다도는 찻잎 따기에서 차를 우려마시고 이를 음미하기까지의 길이다. 차는 약리적 기능으로 정신을 맑게 한다. 다도는 오감을 어루만지고, 고요한 분위기와 따뜻한 물로 신진대사를 원활하게 하며 사색과 명상의 실마리를 제공한다. 차는 암 비만 노화예방 등에도 효과가 있다.

인류역사에서 가장 오래된 음료 중의 하나인 차는 오늘날 세계에서 가장 많이 소비되는 음료 중의 하나다. 한국의 다도정신은 원효의 화정和靜 정신을 기조로 하여 고려시대의 이규보와 정몽주, 조선의 서산대사, 정약용, 초의선사草衣禪師(1786~1866) 등을 중심으로 전개되었다. 정약용은 차나무를 무척 사랑하여 스스로 호를 다산茶山이라 지었다. 초의선사는 다선일미茶禪一味(차와 선이 하나의 맛이다)를 체득했다. 차를 마시며 법희선열法喜禪悅을 맛보았다. 차茶 안에 진리(法)와 명상(禪)의 희열이 녹아있다. 오늘날 직업에는 프로인데 삶에는 아마추어인 사람들은 다도를 통해서 삶에도 프로가 되면 어떨까?

수련하기

❶ **다도의 핵심**. 초의선사는 다도의 핵심을 다음과 같이 간추린다. "정조결精燥潔이면 다도진의茶道盡矣니라", 즉 만들 때 정성을 다하고 저장할 때

건조하게 하며 마실 때 청결하면 다도는 다 된 것이다.

❷ **초의선사 따라하기**. 초의선사는 다도와 시서화詩書畵를 회통回通했다. 그는 차를 마시며 잡념을 잊고 명상에 들기도 하고, 멋들어지게 시를 읊기도 하니 삿된 마음이 사라진다. 공자는 『시경』을 요약하여 '사무사思無邪(생각에 삿됨이 없음)'라고 했다. 초의선사는 인적 드문 정자에서 새소리를 듣기도 하며, 산 속 오솔길을 따라 송림에 걸린 달을 보기도 하며 화조풍월花鳥風月을 즐겼다. 향을 사루어 은은히 퍼질 때 차 한 잔 달여 놓고 무심히 앉아 있으니, 청고하고 담적한 마음에 편안한 풍류가 흐른다.

❸ **산을 마신다**. 우리 몸의 2/3가 물이다. 시시때때로 여유를 찾아 차와 그 향기와 따스함으로 몸을 채우면 신선이 따로 없다. 차를 혀에 살짝 올려놓으면 차향茶香과 산 맛이 스며든다. "차를 든다는 것은 산을 마신다는 것이요, 바람소리 물소리를 듣고 천년의 고요를 든다는 것이다." (안견)

인터넷 사이트 소개

부산여자대학이 한국다도협회의 도움을 받아 만드는 사이버 전통 다도 박물관(cyber Tea-Ceremony Museum)

⇒ http://dadokorea.pwc.ac.kr

64. 태극권

이해하기

태극권은 '움직이는 명상'이다. 태극권은 중국에서 긴 역사를 통해서 발전되어왔는데 역경易經의 태극太極사상, 도가 철학, 기공氣功, 양생도인법, 호신술, 소림사무술 등을 절묘하게 조화해 집대성한 것이다. 태극권은 몸과 마음을 부드럽게 하며, 기혈순환과 신진대사를 촉진하고, 정민精滿, 기장氣壯, 신명神明, 그리고 합도合道를 이룬다.

태극권에도 여러 종류가 있는데, 필자는 간화24식 태극권을 수련해왔다. 이는 중국 국가체육운동위원회가 1956년에 다양한 태극권의 많은 동작 중에서 가장 요긴한 24개의 동작을 추출하여 대중화시킨 것이다.

여기서는 필자가 만든 '팔괘태극권'을 소개한다. 팔괘태극권은 삼조三調, 정중동靜中動, 동중정動中靜, 그리고 'Le Caf와 역逆 Le Caf의 균형'을 기본으로 한다.

프랑스어 Le는 영어의 the에 해당한다. CAF는 올림픽의 최초 슬로건인 ① Citus(더 빨리), ② Altus(더 높이), ③ Fortis(더 세게)라는 희랍어의 첫 머리를 딴 합성어다. 따라서 역逆 Le Caf란 '느리게, 낮게, 부드럽게'를 의미한다. Caf가 교감신경을 자극하여 심신을 흥분시킨다면, 역逆 Caf는 부교감신경을 활성화하여 심신을 안정시킨다.

수련하기: 팔괘 태극권

❶ **준비**. 쾌적하고 공기 좋은 곳에서 여유롭게 몸을 푼다. 땅에 팔괘도를 그리고 그 안에 들어가 선다. 또는 땅에 팔괘도가 그려져 있다고 상상해도 좋다. 팔괘는 중국 최고最古의 제왕 복희伏羲가 천문지리를 관찰해서 만들었다고 전해진다. 복희가 그린 팔괘도가 복희팔괘도다. 이 외에 문왕팔괘도, 일부팔괘도(정역팔괘도) 등도 있다.

복희팔괘도

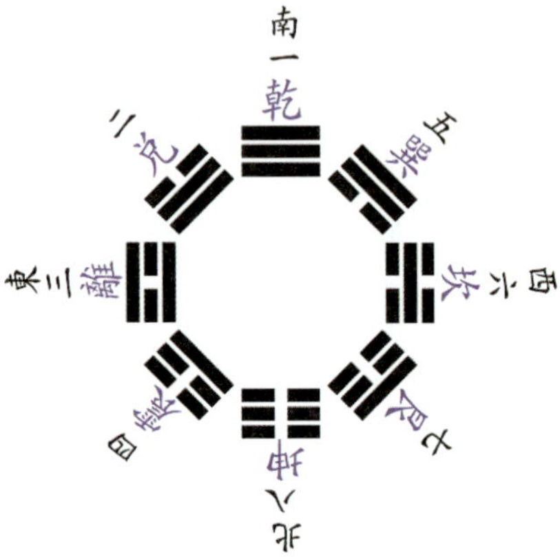

팔괘 태극권 - 날개 짓

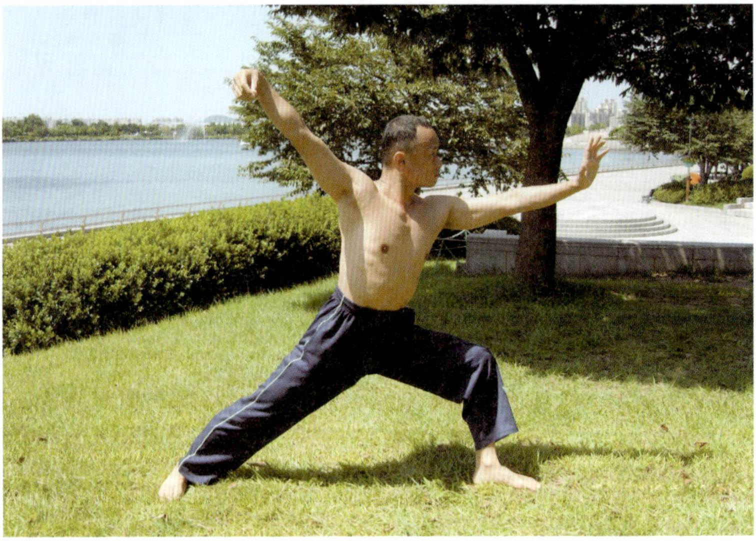

❷ **날개짓**. 팔괘의 중심에 서 있다가 동쪽을 향해 궁보(lunge)로 전진하며 나래짓한다. 곧 한 손은 앞으로 뻗고 다른 손은 위로 쳐든다. 잠시 정지했다가 팔괘의 중심으로 돌아온다. 이런 식으로 사방팔방으로 동작한다. 나래짓을 비롯하여 다양한 동작을 취해도 좋다.

동작을 하며 태극의 원리 곧 음양의 조화를 체현體現해 내자. ① 심신의 조화, ② 몸의 자세와 움직임에서 상하上下, 좌우左右, 전후前後, 내외內外, 개합開合, 허실虛實, 선후先後의 조화를 이룬다. ③ 힘씀과 호흡에 있어서 동정動靜, 강유剛柔, 완긴緩緊, 속만速慢, 경중輕重의 조화를 이루자.

이 때 의식·호흡·동작의 어울림을 추구하고 전기치유專氣致柔(기에 전념해 부드러움에 이름), 이유극강以柔克剛(유함으로 강함을 이김)을 체험하자.

❸ **마무리**. 8괘 주위로 천천히 걷는다. 앞, 뒤, 옆으로도 걷는다.

독서토론

태극권의 철학적 뿌리인 『역경』과 『도덕경』을 읽자. 왕종악의 『태극권경』을 읽자. 왕종악은 장삼봉이 창시한 태극권을 발전시켰다.

65. 틈새명상

이해하기

"틈을 이용하지 못하는 사람은 항상 틈이 없다."(유럽 속담) 짧은 시간 집중적으로 자주 명상하는 것도 효과적이다. 살짝 헤어진 창호지 틈을 통해 들어오는 햇살처럼 틈새명상이 마음을 그윽하게 밝힌다.

수련하기

❶ **여유**. 바쁜 중에도 여유를 찾는다. 공기 좋고 쾌적한 장소에 앉거나 걷는다. 몸을 전후좌우로 흔들어 몸을 이완한다. 얼굴과 몸에서 불필요한 힘을 뺀다. 긴장을 인식하지 못하면, 참호에서 졸면서도 총을 꽉 부여잡은 병사처럼 굳어진 채로 산다.

❷ **심호흡한다**. 고개를 숙이면서 날숨 쉬고 고개를 뒤로 젖히며 들숨 쉰다. 자연스럽게 숨 쉰다. 평화로운 마음으로 하나에 집중한다. 예컨대, 아름다운 느낌, 추억, 대상, 사진 등에 집중하여 그 긍정적 흐름을 지속한다. 순간에 영원과 무한을 선취先取하는 즐거움이 있다.

❸ **명상의 씨앗**. 매순간 명상의 씨앗이 불어온다. 명상은 삶의 숨표와 의미를 찾아주며 과속인생에 브레이크 역할을 한다. 명상의 창으로 본 삶은 아름답고 경이롭다. '새털구름과 하늘, 녹색 바람, 낙동강변의 아침 안개, 외국에 처음 나갔을 때 꿈에 나타나서 필자의 이불을 덮어주시던

어머니, 때를 따라 내리는 비, 유기농 딸기, 진흙탕 같은 정치·경제 속에 피는 연꽃 같은 미담 등등.' 이렇게 매순간 명상의 씨앗이 불어온다. 이 씨앗을 명상의 마음 밭에 심어 열매를 맺는 일은 각자의 몫이다. 머튼이 지은 『명상의 새 씨앗들(New Seeds of Contemplation)』을 참고하자.

❹ **샤워명상**. 샤워하며 물의 감각을 즐기며 콧노래를 부르자. 그리고 말쑥한 모습으로 변신하자.

❺ **해우소명상**. 명상할 틈도 없이 바쁘게 돌아가는 고층빌딩! 그러나 거기에 아늑한 해우소가 있다면 이는 구원의 장소다. 해우소解憂所(근심을 더는 곳, 화장실을 의미함)에 즐거운 마음으로 가자. 머리에서 빠져나와 몸에 집중하자. 장기의 감각을 느끼며 여유 있게 일보고 근심을 덜어낸 가벼운 마음으로 나온다.

66. 명상일기

이해하기

"돌아보아 성찰하지 않은 삶은 살 가치가 없다."(소크라테스) 탄생에서 죽음이라는 궤도를 따라 우리 각자는 여행담을 쓰고 있다. 저녁노을이 산천을 물들일 즈음 기차창문으로 내다보면 시골풍경도 보이고 내 얼굴도 보인다. 이처럼 일기는 고즈넉하게 나와 세상풍경을 비춘다. 조용한 시간과 공간을 마련하자. 몸을 풀고 호흡과 마음을 가다듬으며 일기를 쓰자. 일기를 일주일에 한 번 써도 좋다. 필자는 초등학교 때부터 일기를 써왔다. 일기가 명상록의 역할도 한다. 필자의 명상일기를 소개한다.

수련하기: 명상일기 쓰기

❶ 2005년 7월 23일. 1999년 5월 미국에서 돌아와 안양에 살다가 2005년 4월에 백석동에 이사 왔다. 어머니(1929. 7. 23 ~ 1993. 9. 13)가 보고 싶다. 7월 장대비를 맞을 때 마음에 떠오른 시를 지금 다듬는다.

장대비 명상

장대 빗줄기처럼 세상에 힘차게 나와
강물이 되어 대지를 탐험하다가
여기 백석동 오피스텔 9층에서 하늘과 한강의 입맞춤을 바라보며
바다로, 하늘로 가는 길을 살핀다.

❷ 2005년 11월 11일. 허 교수의 늦둥이 아기가 생각난다. 싱글인 내가 친구의 아가 사랑을 시에 담는다. 필자는 이 시를 허 교수에게 보냈고, 허 교수는 아래의 사진을 필자에게 보내 주었다. 지우와 엄마의 해맑은 얼굴은 천국이다.

지우와 엄마

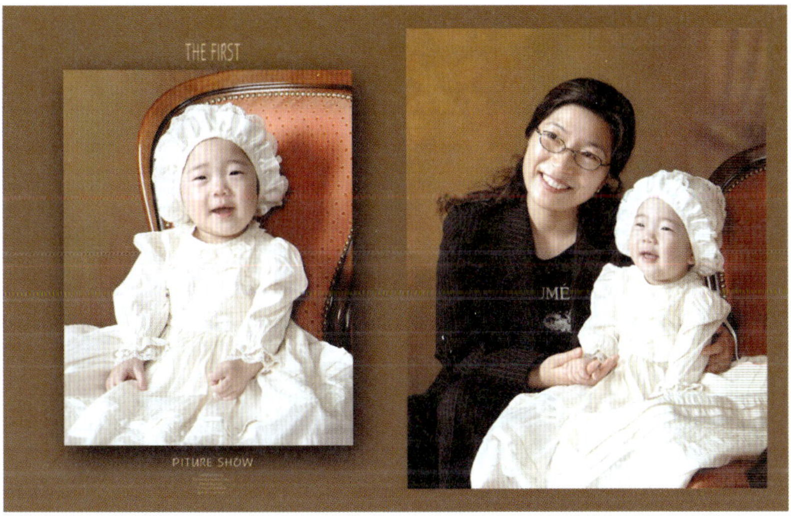

아가 명상

아가야,
너의 맑은 눈엔
은총 같은
푸른 하늘이 남겨 있구나.
그리고 그 하늘엔
엄마 아빠의 사랑도
뭉게구름처럼 더덩실 피어나는구나!

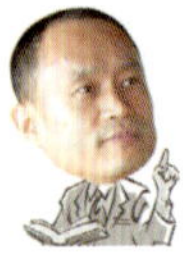

시심詩心을 이웃과 나누면 행복해진다.
"시인의 명성을 갖는 것보다 시심을 지녀라."(알프레드 테니슨)

67. 사일런스 데이 silence day

이해하기

주말을 '사일런스 데이(침묵의 날)'로 보내자. 말이 나올 때 실제는 사라지고, 실제가 나타날 때 말은 사라진다. "도라 말할 수 있는 도는 참 도가 아니고, 이름 부를 수 있는 이름은 참 이름이 아니다.(道可道非常道 名可名非常名)"(『老子』 첫 구절) "아는 자는 말하지 않고, 말하는 자는 알지 못한다. 현자는 무위의 위를 행하고 무언의 가르침을 실천한다."(노자) "말을 잘하는 것과 말을 많이 하는 것은 별개의 것이다."(소포클레스)

"이 세상은 풍요로운 감옥이다."(마르쿠제, 20세기 독일의 대표적 사상가) 이러한 세상을 탈출하여 산, 섬, 수도원, 산사山寺, 펜션, 별장, 또는 시골로 가자. 침묵은 언어와 문자의 홍수 속에 떠내려가는 현대인의 심신을 정화시켜준다. 침묵의 향기와 내공을 품고 세상에 돌아가면 세상은 새뜻한 소풍이 된다. 필자의 침묵수련 체험을 아래에 소개한다.

수련하기

주말에 산골 별장으로 가자. 라디오나 TV를 끄고 1박2일을 즐기자. 라디오와 TV는 모두 20세기에 등장한 것들이다. 문자는 약 5000년 전에 발명되었다. 인류는 인류사의 대부분을 TV도 문자도 없이 살았다. 자연을 '읽으면' TV나 신문보다 더 재미있다. 말은 침묵을 바탕으로 삼을 때 진실해진다. 침묵은 존재의 지킴이 역할을 한다.

산골길을 호흡하며 걷는다. 잡념이 사라지고 마음이 깨어난다. 걷다가 나무들 옆에 친구처럼 더불어 선다. 그냥 서 있어라. 가만히 서 있는 일은 부산히 움직여야 생존할 수 있는 현대인에게 모험이다. 불안한 자신에게 "여기는 안전한 곳이야"라고 설득한다. 언어를 매개로 하지 않고 상황을 느낀다. 무슨 일이 일어날까? 편안히 존재의 중심에 서서 아무 행위나 판단 없이 그저 존재할 수 없을까? 백자처럼 소박하면서도 고려청자처럼 우아하게 존재하면 어떨까? Korea라는 말의 기원이 된 '고려高麗'라는 국호는 '높고 우아함'을 의미한다. 한 줄기 바람 외에 아무것도 없다. 조용하다. 시간의 지루한 껍질이 벗겨져 나가면 그 안에서 새 싹이 돋아 오른다. 홀로 있는 시간에 자신을 사귀고 자신을 알아 나간다. 해가 나는데도 마침 비가 몇 방울 떨어진다. 비를 맞으며 걷는다. 비오면 비 오는 대로 세상은 아름답다. 햇볕만 비추면 대지는 사막이 된다. 가랑비에 옷은 젖어가고 숲의 침묵은 수채화처럼 영롱하게 빛나기 시작한다. 저기 먼 산이 정겹게 다가온다. "산은 내 앞에 있는 것이 아니라, 내 안에 있다."(평생 산을 그린 화가, 이영국의 묘비 글)

비 그치고 밤이 되니 별들이 반짝인다. 별은 낮에도 있지만 밤에만 보인다. 집중력이 관건이다. 수묵화처럼 고요한 마음에 둔탁한 시간의 문을 열고 사색의 별이 하나 둘 떠오른다. 한용운의 '님의 침묵'도 떠오른다. "나는 향기로운 님의 말소리에 귀먹고 꽃다운 님의 얼굴에 눈멀었습니다…… 제 곡조를 못 이기는 사랑의 노래는 님의 침묵을 휩싸고 돕니다." 얼마 후 성성星星한 침묵과 마주한다. 침묵의 만트라에 몸과 마음이 평화롭다. 이슥고 솜이불 같이 다사로운 침묵을 덮고 스르르 잠에 든다.

68. 슬로우 데이 slow day

이해하기

"밥은 천천히 먹고, 길은 천천히 걷고, 말은 천천히 하고, 네 책상 위에 '천천히'라고 써붙여라."(피천득, 『인연』 '서영이에게' 중에서)

"족함을 알면 욕됨이 없고, 그칠 줄 알면 위태롭게 되지 않아, 가히 장구하게 된다."(노덕경 44장)

유명한 미래학자 토플러는 2005년 9월 산업자원부 주최로 열린 '미래산업전략 국제회의'에 참석해 '2015년 세계환경 변화와 산업발전전략'이라는 주제의 강연에서 "미래는 스피드, 개인 맞춤형 생산, 초복잡성, 경계붕괴의 시대"라고 전망했다.

필자는 스피드 업과 슬로우 다운이 음·양처럼 균형을 이루는 것이 중요하다고 생각한다.

돌이켜보자면, 수렵채취 시대는 별 변화가 없었다. 그러다가 농업혁명(기원전 1만년) → 세계문명과 문자발명(기원전 3000년) → 철학·종교혁명(기원전 6세기) → 기독교혁명(1세기) → 이슬람혁명(7세기) → 과학혁명(17세기 이후 계속) → 산업혁명(18세기) → 식민지전쟁(19세기) → 세계양차대전·공신혁명·정보혁명(20세기)을 거치면서 21세기는 총체적이며 전 방위적인 급속한 변화를 체험하고 있다. 21세기는 과학기술혁명 산업경제혁명 문화영성혁명 등이 공재한다. 한 손에는 광케이블 컴퓨터가, 다른 손에는 슬로우 명상이 필요하다. 빠름과 느림의 균형을 이루자.

수련하기

❶ **천천히 산다**. 태극권을 하듯이 천천히 움직인다. 슬로우 푸드를 천천히 먹는다. 김치와 된장이 슬로우 푸드의 대명사다. 건강잡지 『Health』(2006)는 김치를 세계 5대 건강식품의 하나로 꼽았다. "김치는 유산균, 비타민, 섬유질이 풍부하며 저열량으로 소화를 촉진하고 암 예방에 좋다."

여유 있는 곳에 간다. 공원도 좋고 성당 뜰도 좋다. 마음의 여유가 있는 사람들을 만난다. 천천히 말한다.

❷ **천천히 걷는다**. 평소보다 천천히 걷는다. 들판을 걷다가 멈춰 선다. 거기 서 있는 미루나무(poplar)가 되어 지내고 싶지 않은가?

❸ **천천히 숨쉰다**. 평소보다 천천히 숨쉰다. 숨쉬는 일마저 잠시 멈추자. 잠시 지식止息하면 고요와 평화가 깃든다.

❹ **에스키모인처럼 해보자**. 에스키모인은 다음과 같이 분노를 해소하는 관습이 있다. 화가 난 사람은 멀리 자연의 풍경을 바라보며 자연으로 걸어감으로써 자기의 심신에서 서서히 감정을 몰아낸다. 화가 풀린 지점을 지팡이로 표시하면 분노의 강도나 지속된 시간을 보여 준다.

❺ **라르고**(largo). 라르고로 노래하듯이 말하자. 라르고는 음악용어로서 '아주 느리고 폭넓게'라는 뜻이다. 라르고로 제스처를 취하자. "달은 윙크 한번 하는 데 한 달이 걸린다."

❻ **템포 가우스토**(적당한 속도로). 호노(Carl Honore)는 『느림을 찬양하며(In Praise of Slow)』에서 다음과 같이 말한다.

"'삶에는 그 속도를 높이는 것 보다 중요한 것이 있다.'고 간디가 말했다. 만약 우리가 이런 속도로 계속 살아간다면 속도숭배는 더욱 더 심각해진다. 모두가 빨리 가면 빨리 가는 이점이 사라지므로 우리는 더욱 빨리 가야 한다. 당신이 열차에서 창밖을 무심히 쳐다보는 사람을 마지막으로 본 것은 언제인가? 모두들 신문을 읽거나, 게임을 하거나, 노트북 작업을 하거나, MP3를 듣거나, 휴대전화에 대고 수다를 떠느라 여념이 없지 않은가? 빠르게 해야 하는 것이 마땅할 때는 빠르게, 느리게 해야 할 때는 느리게 하라. 음악가들이 말하는 '템포 가우스토' 곧 적당한 속도로 살자."

69. 메사추세츠 대학병원 종합명상

이해하기

존 카밧진(Jon Kabat-Zinn)교수는 1980년에 미국 메사추세츠 주립대학 메디컬 센터(the University of Massachusetts Medical Center)에 8주간의 '스트레스 완화 클리닉(Stress Reduction Clinic)'을 설립하여 수천 명의 환자들에게 불가의 수련법인 깨어있기(right mindfulness, 正念, 또는 마음챙김) 명상을 중심으로 심신수련법을 가르쳐서 효과를 보고 있다. 예컨대, 심신이 평안해지고 스트레스가 감소하고 건강이 증진되고, 만성병 환자가 그들의 증후를 보다 잘 조정한다.

이러한 수련의 기록이 카밧진의 저서 『풀 커태스트러피 리빙: 스트레스, 고통, 그리고 병을 대면하기 위해서 당신의 몸과 마음의 지혜를 사용하기(Full Catastrophe Living: Using the Wisdom of Your Body and Mind to Face Stress, Pain, and Illness)』(1990)와 『당신이 어디에 가든지, 당신은 거기에 있다: 일상생활에서의 깨어있기 명상(Wherever You Go, There You Are: Mindfulness Meditation in Everyday Life)』(2005)이다. 두 책 모두 우리말로 번역·출판되었다.

수련하기

카밧진의 8주 프로그램은 공식수련(깨어있기, 호흡명상, 정좌명상, 바디스캔,

요가, 걷기명상)과 비공식수련(자비명상, 일상에서 깨어있기 등)으로 구성된다. 아래의 수련은 8주 프로그램의 일부를 필자가 요약하고 가필加筆한 것이다.

❶ 바디스캔하며 깨어있기

잠들지 않는다면 누워서 명상하는 것은 좋은 방법이다. 잠들지라도 명상을 통해서 잠들었다면 잠이 더 갚고 편안할 것이다.

쾌적한 곳에 눕는다. 몸이 지구 속으로 녹아들어간다. 서거나 앉을 때보다 더 근육이 이완된다. 기초대사량만 사용한다. 몸 전체에 주의를 기울이는 것은 축복이다. 피부로 따뜻한 온기를 호흡하면서 머리부터 발끝까지 느낀다. 숨 쉬는 것도 몸 전체며 살아 있는 것은 몸 전체다. 몸 전체를 주시하면 자신이 두뇌 속에만 거주하는 존재가 아니라는 것을 스스로 깨닫는다.

누워서 몸의 여러 부위에 의식을 집중할 수도 있다. 이때는 당신이 하고 싶은 대로 자연스럽게 할 수도 있고, 체계적인 방식에 따라 할 수도 있다. 우리의 클리닉에 있는 사람들은 45분간의 송장자세로 바디스캔(body scan)을 한다. 누워서 당신 몸의 서로 다른 부위들을 차례로 느끼고 그 다음엔 그 부위에서 의식을 놓아준다. 의식을 머리에서 발쪽으로 훑어가거나, 발에서 머리 쪽으로 훑어가거나, 좌측에서 우측으로 할 수도 있다.

발가락이나 무릎, 또는 귀로 숨을 들이쉬고 내쉬는 것처럼 가정하고 내면으로 숨을 들이쉬고 내쉬자. 숨을 들이쉴 때 의식을 집중한다. 날숨에 그 부위의 의식을 놓아 버리면서 그 부분의 근육의 긴장을 푼다. 다음 부위로 이동하기 전에 잠시 고요함과 몸 전체에 대해 지각한다. 통증이나 특정한 부위에 집중할 수도 있다. 열린 마음과 관심과 수용적 태도를 가지고 그 부위 속으로 의식을 집중하는 것을 규칙적으로 수행한다면 치유가 일어날 수 있다. 이 수행은 마음과 몸, 세포와 신경 조직에까지도 깊이 양분을 공급하는 듯한 느낌을 준다.

누운 자세의 명상은 당신의 정서적 신체와 접촉하는 좋은 방법이다. 우리는 육체적 심장뿐 아니라 비유적 심장(정서적 생명이 있는 자리로서의 심장)을 갖고 있다. 심장부위에 집중할 때 가슴이 답답한가? 이러한 육체적 표면감각의 바로 밑에 놓여 있는 비탄, 슬픔 외로움 같은 감정을 자각하는 것이 유익할 수 있다. 다른 한편 우리의 가슴에는 사랑, 기쁨, 연민과 같은 긍정적 감정도 거주한다. 부정적 감정과 긍정적 감정에 공히 주의를 기울이자.

자애慧愛 명상과 같은 많은 특수한 명상법들은 이러한 비유적인 의미에서의 가슴을 넓게 하고 긍정적 정서 상태를 계발한다. 수용과 용서, 사랑과 친절 등은 모두 가슴 부위에 의도적으로 주의를 집중하고 유지함으로써, 그리고 그런 감정들을 불러일으킴으로써 강화될 수 있다. 좋은 감정들이 명상수행 중에 저절로 일어나는가? 그 일어남을 깨달아라. 그리고 깨어있는 마음으로 그 감정들을 만나라. 좋은 감정들이 강화된다.

가슴 이외의 다른 신체 부위들도 비유적인 의미를 지니고 있다. 예컨대, 목은 우리의 감정을 목소리로 표현하며 바짝 조여질 수도 있고 열려 있을 수도 있다. 느낌과 감정은 가슴이 열려 있더라도 목에서 걸릴 수 있다. 우리가 목 부위에 대한 자각을 연마하면, 말의 속도 크기 내용, 그리고 음색의 특성도 잘 느낄 수 있다.

❷ 호흡과 느낌에 집중하며 깨어있기

호흡에 의식을 집중한다. 숨이 몸 전체에서 움직인다. 발 무릎 등 여러 부위에서 숨과 함께 머물러라. 감각에 귀를 기울여라, 스스로를 맡겨라. 감각들이 변화하는 것을 느껴라, 감각에 대한 느낌이 끊임없이 변하는 것도 느껴라. 취침전후, 아무 때나 누워서, 들판 초원 또는 나무 밑에서, 비와 눈 속에서 해보라.
잠들려고 할 때, 잠에서 깨어날 때 몸에 특히 주의하라. 기지개를 켜고 몸 전체가 호흡하는 것을 느껴라. 문제가 되는 부위가 있으면 그 부위에 집중하여, 그 부위와 몸 전체가 일체감과 상호소속감을 느끼도록 한다.
정서적 신체에 유념하라. 본능적 느낌들을 존중하라.

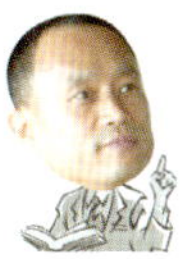

깨어있기와 치유

깨어있기(mindfulness, 정념正念)은 ① '깨어있기에 기초한 스트레스 감소'(Mindfulness-Based Stress Reduction: MBSR, 카밧진 박사가 주로 활용하는 방법), ② '깨어있기에 기초한 인지 치료'(Mindfulness-Based Cognitive Therapy: MBCT), ③ '깨어있기에 기초한 행동 치료'(Mindfulness-Based Behaviour Therapy: MBBT) 등에서 중요한 역할을 한다.
MBBT 중의 하나로서 최근에 발달된 수용-참여 치료(Acceptance-Commitment Therapy: **ACT**)의 알고리듬(algorithm)은 다음과 같다. ① 당신의 반응들을 받아들여라. 그리고 명상하며 현재에 머물러라.(**Accept** your reactions and be present in meditation.) ② 헌신 혹은 참여할 가치를 알고 선택하라.(Know and **Choose** a value to commit to.) ③ 행동하라.(**Take** action.)
참고로, ①번 단계에서 경우에 따라 반응들을 ㉠ 받아들이지도 않고 통제하지도 않는(**neither** accept, **nor** control) 방법, ㉡ 받아들이면서 통제하는(**both** accept **and** control) 방법, ㉢ 받아들이거나 통제하는(**either** accept **or** control) 방법도 사용해 봄직하다.
㉠㉡㉢의 3가지 논리를 '행동/무위(action/non-action)' 또는 '싸움/도망(fight/flee: 심리학적 용어로서, 동물이 위협에 대응하는 본능적 행동양태)'에도 활용할 수 있다.

70. 하버드 의과대학 종합명상

이해하기

벤슨(하버드대 교수)은 명상을 자기변화(self-transformation), 전인치유, 전인건강 등에 활용하고 있다. 벤슨은 명상에 대해 다음과 같은 책들을 썼고 이러한 내용들을 하버드대학교에서 가르친다.

❶ 벤슨이 쓴 『이완반응(The Relaxation Response)』(1976)은 심신의학의 고전이 되었다. 이 책은 스트레스 반응에 대응하는 이완반응법을 논한다. 이완반응을 얻기 위해 벤슨은 인도의 초월명상에서 수련하는 만트라 명상을 활용한다.

❷ 벤슨과 프락터의 『이완 반응을 넘어서(Beyond the Relaxation Response)』(1985)는 이완반응을 넘어서 '이완반응+믿음'의 효과에 대해 논한다.

❸ 벤슨은 『영원한 치유: 믿음의 힘과 생물학(Timeless Healing: the power and biology of belief)』(1997)에서 믿음의 치유능력을 과학적 임상적으로 접근한다.

❹ 벤슨과 프락터가 공저한 『돌파원리: 어떻게 자연계기를 활성화하여 창의성, 운동수행능력, 생산성, 개인적 웰빙을 최대화할 것인가(The Breakout Principle: How to Activate the Natural Trigger That Maximizes Creativity, Athletic Performance, Productivity and Personal Well-Being)』(2003)은 위의 책들의 내용과 그 외의 수련방법들을 종합적으로 제시하면서 돌파체험에 초점을 맞춘다. 이 책의 내용

에 기초하여 필자가 다음과 같이 수련을 구성했다.

수련하기

❶ **4단계 변화를 이해하자.** 스트레스/고투(stress/struggle) → 풀기(release, 파괴적 또는 부정적 사고패턴을 버린다) → 돌파/정상 체험(break-out/peak experience) → 새로운 정상상태('new-normal' state).
이 4단계를 재구성하면 다음과 같다.
"집착 → 스트레스, 풀기 → 돌파와 새 삶"
이는 싯달타의 4성제 패턴(집착 → 고통, 8정도 → 깨달음과 새 삶) 을 연상시킨다.

❷ **풀기.** 스트레스를 '풀기' 위해서 다양한 수련이 도움이 된다. 예컨대, 이완반응(relaxation response), 만트라명상, 정신적 또는 신체적 반복행위(repetitive mental or physical activity), 이타적 봉사행위, 자신의 취향에 맞는 감각적 느낌으로 마음을 채우기, 강렬한 체험에 온통 빠지기(total abandon to an intense experience), 기도 예배 등으로 개인의 신념체계를 표현하기(expression of your personal belief system) 등이다. 이들 중에서 자신에게 맞는 것을 찾아 실천하자.

❸ **돌파.** 돌파는 강력한 심신의 충격(a powerful mind-body impulse)이다. 돌파는 과거의 마음패턴(mental patterns)을 끊고, 심지어 스트레스가 심하거나 정서적 상처가 있는 상황에서도, 내면의 문을 열어 많은 개인적 이득으로 안내한다. 돌파는 자기인식(self-awareness), 창조성·생산성·운동력 향상, 회춘이나 원기회복(rejuvenation), 또는 초월(transcendence)을 선물한다.
돌파는 불가의 '깨달음', 요가의 '목샤(moksha, 대자유)', 도가의 '조철朝

徹', 또는 유가의 '활연관통'을 닮았다.

❹ **새 삶·새로운 정상 상태**('new-normal' state). 돌파체험은 수련자의 지속적 변화를 유도하며 수련자로 하여금 '새로운 정상 상태'를 살 수 있도록 돕는다. '돌파'가 돈오頓悟(sudden enlightenment)라면 '새로운 정상 상태'는 점수漸修(gradual cultivation)다.

❺ **나눔**. 수련방법, 돌파체험, 새 삶의 경험 등을 서로 나누자.

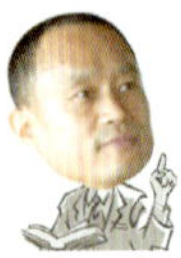

어울림과 변용

전인적 치유와 건강, 성장과 성숙을 위해 필자가 개발한 '어울림 변용'(Harmony Transformation: HT)의 알고리듬은 다음과 같다.

① 명상하라. 예술활동이나 기도도 좋다. 한마음에 접속하라 그리고 흔마음과 어울려라. 마음이 맑고 밝고 따뜻해진다. 스트레스나 불협화음같은 부정적인 것이 마음에 찾아오면 그 반대의 긍정적인 것을 명상하라. 불협화음도 활용하며 '살라 먹는' 큰 화음과 무한 어울림을 명상하라. 심신수련으로 심신의 어울림을 꾀하라.

② 지정의知情意를 활용하라. 삶의 존재·인식·가치 등이 어울리는 패턴을 감지하고 이해하고 느끼며, 기억하고 상상하며, 바람직한 내용과 진행방향을 의지적으로 선택하라.

③ 행동하라. 천지인과 어울리게 행동하라. 노장의 무위(無爲, non-action)도 활용하라. 몸·숨·감·맘·삶·터(천지인 환경)를 아우르자. 아우름은 어울림을 낳는다. 어울림은 무한한 치유·생명력이며 창조적 변용 능력이다.

흥미롭게도, 위의 세 단계는 상입·상보하며 그 순서가 바뀌거나 동시발생하기도 하며 나선형으로 발전해 나아간다.

에필로그: 필자의 수련여정

초등학교 때 필자는 태권도를 수련하면서 명상을 시작했다. 나중에 시작한 합기도, 유도, 수영, 그리고 학교 체육관과 헬스클럽에서의 근력운동과 다양한 유산소운동들도 좋은 수련이 되어 오고 있다. 초등학교 때 누나를 따라 약현성당을 다니면서 가톨릭영성을 호흡했다. 성당주변을 산책하곤 했는데 이는 즐거운 명상의 추억이다.

중학교 3학년 말기부터 삶과 죽음, 삶의 의미와 진리 등에 관한 질문이 싹트기 시작했다. 서울고등학교 불교반에 들어갔으며, 서울시 청소년불교교화연합회 회장이 되어 불교 공부・활동・수련에 정신했다. 그 당시 성경도 읽었다. 서대문중학교 언덕을 걸어 올라가며 보던 파란하늘, 그리고 서울고등학교 경희궁터에 떠오르던 해와 숲은 '자연명상'이었다.

성균관대학교 철학과에 들어가던 1977년에는 도가道家의 선도수련을 시작했다. 1978년에는 기독교 영성수련도 시작하여 유불도와 기독교의 지평융합이 일어났다. 우리나라가 역사적으로 동서양의 문화교차로였듯이, 필자의 삶도 이를 닮았다. 명륜당을 비롯한 성대 캠퍼스와 주변의 자연풍광은 성대인의 심신을 풍요롭게 했다.

1987년~1999년까지 미국에서 석・박사를 하고 교수하면서 동서양의 영성, 그리고 명상을 비롯한 심신수련을 연구하고 실천하고 가르쳤다. 이 때 필자는 기공, 태극권, 소림권, 요가 등을 한국에서부터 해오던 수련에 접목시켰으며 여러 학자, 수도사, 수련가 등을 만나 서로 배웠다.

필자는 1999년 여름에 귀국하여 한국적이며 세계적인 수련체계를 빚어가고 있다. 한류와 난류가 만나는 곳에 어족이 풍부하다. 동서양의 수련

전통과 인문사회학 그리고 과학 · 의학이 만나 21세기 지구촌 수련문화를 만들어 가고 있다.

저자 **박영만** youngmanpeace@hanmail.net

성균관대학교 철학과를 졸업하고, 미국 프린스턴 신학대학원 졸업(신학석사), 미국 GTU (Graduate Theological Union) 졸업(철학박사: GTU와 버클리대학교에서 공동수학), GTU 강사, 버클리대학교(UC Berkeley) 연구교수, 포담대학교(Fordham University) 연구교수, 멀시대학교(Mercy College) 교수를 거쳐 현재 건강명상영성센터 원장으로 재임중이다. 연락처는 010 9992 5067.
저서로는 Holistic Learning and Spirituality in Education: Breaking New Ground (공저, SUNY Press 뉴욕주립대학교출판사), 통합교육과정과 전인교육(공저), 영어 속담과 금언(편저), 박영만 박사의 톡톡튀는 심신수련, 성경산책, 기도: 생명의 호흡, 전인적 묵상, 님은 숨바꼭질하는 장난꾸러기(영성시집), 기독교 영성의 뿌리와 열매들 등이 있다.

동서양의 심신수련과 21세기 과학이 만나는

건강명상

70가지 명상법으로 몸과 마음 업그레이드하기

2006년 12월 15일 초판 인쇄
2006년 12월 20일 초판 발행

지 은 이 박영만
펴 낸 이 이찬규
펴 낸 곳 **북코리아**
등록번호 제03-01240호
주 소 121-802 서울시 마포구 공덕2동 173-51
전 화 (02) 704-7840
팩 스 (02) 704-7848
이 메 일 sunhaksa@korea.com
홈페이지 www.ibookorea.com

값 15,000원

ISBN 89-89316-88-X 03310
ISBN 978-89-89316-88-6 03310